MARION GRILLPARZER

I FEEL GOOD

südwest

Inhalt

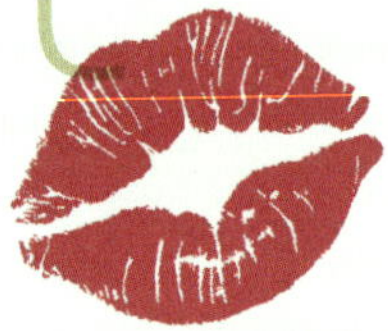

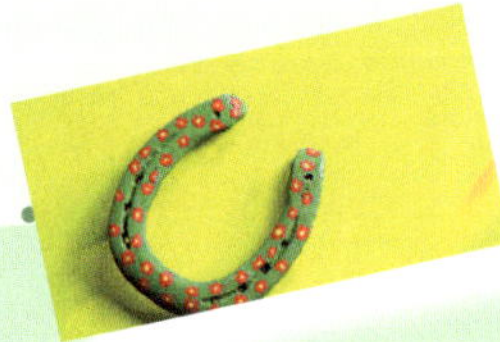

1.

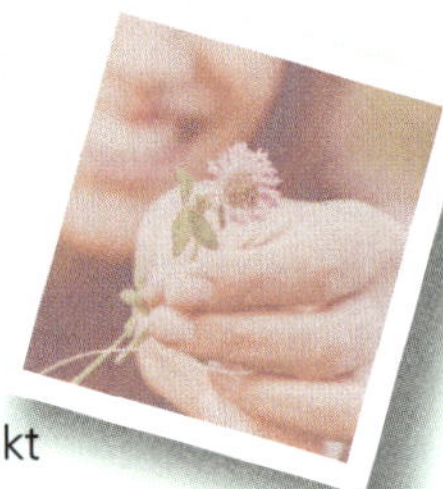

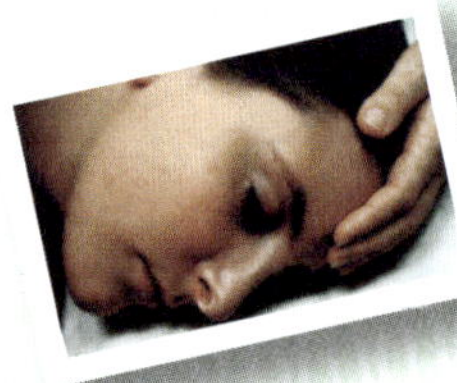

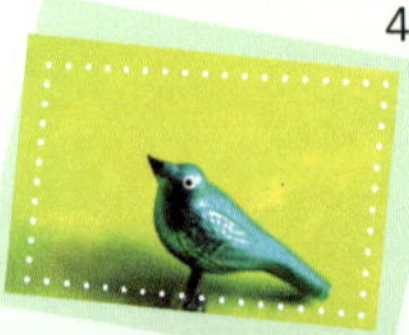

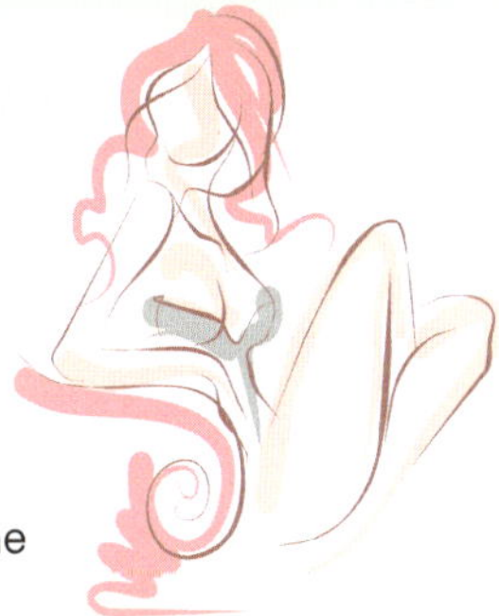

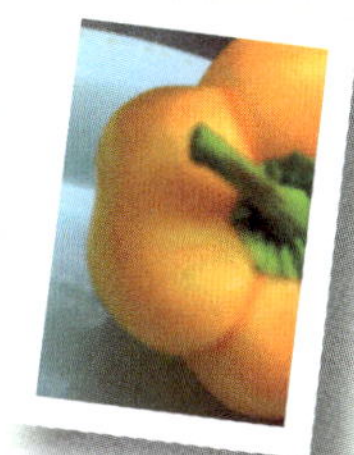

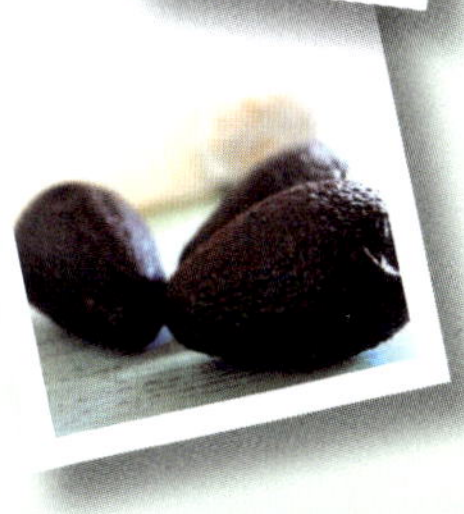

3.

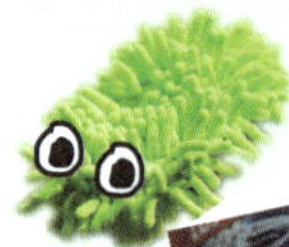

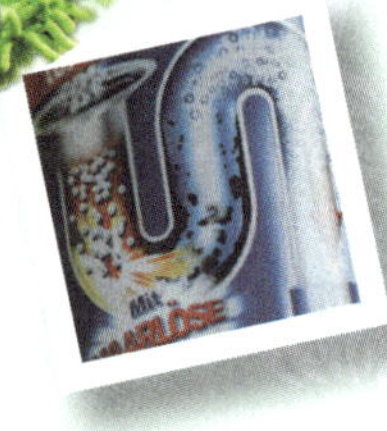

4.

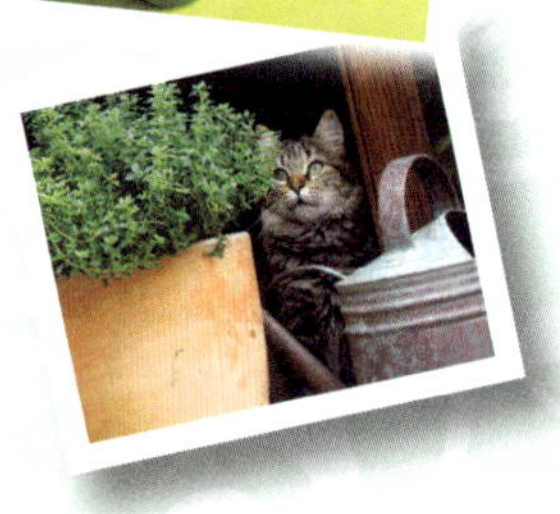

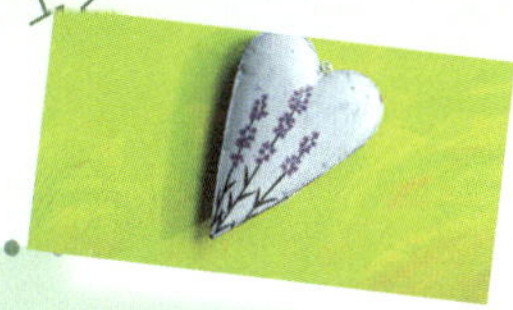

5.

140 Geh mal offline!

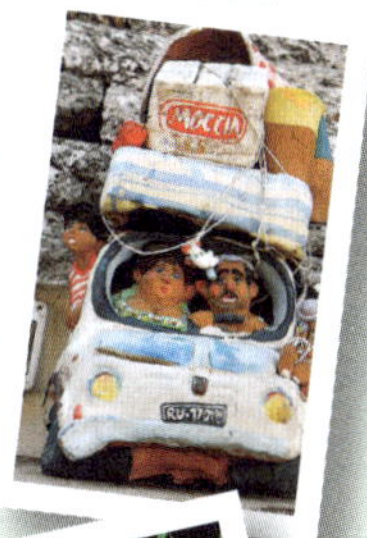

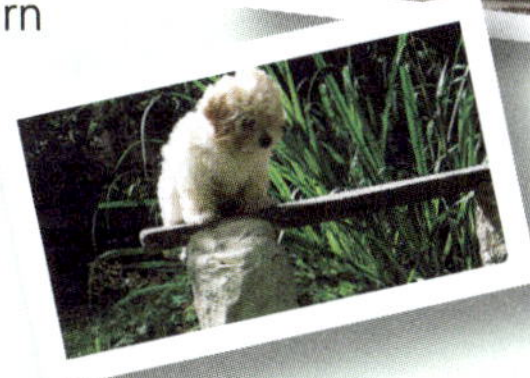

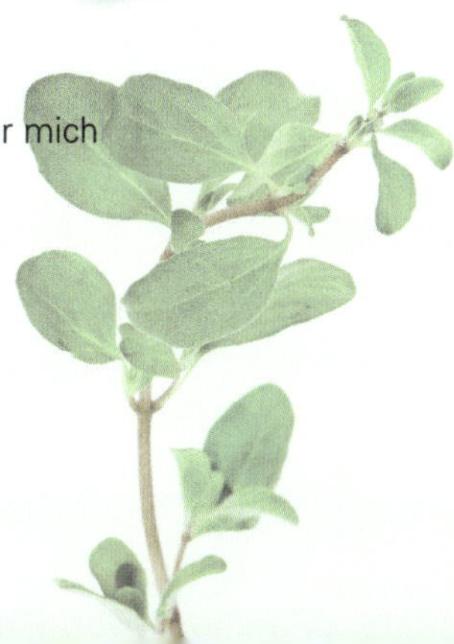

6. 176 Beweg dich!

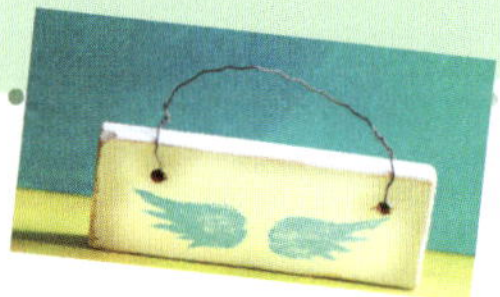

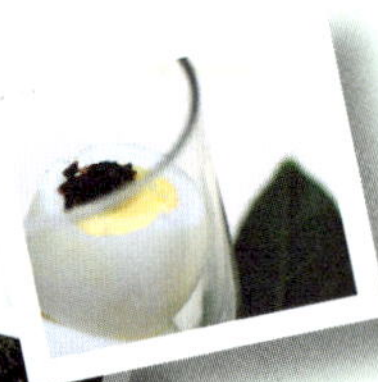

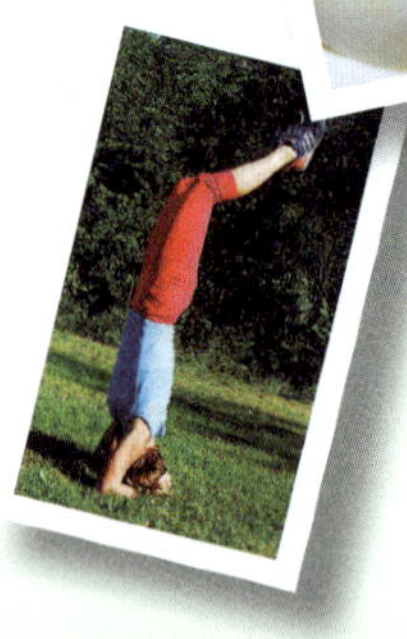

7.

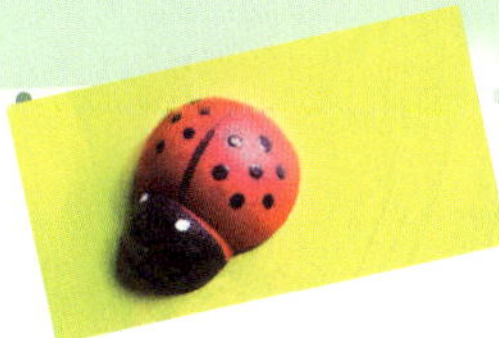

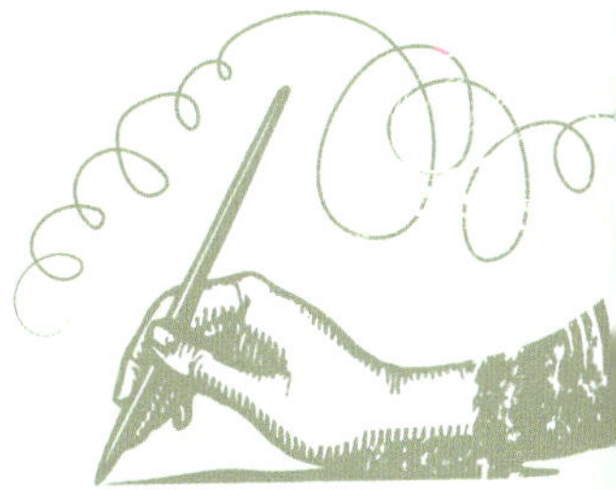

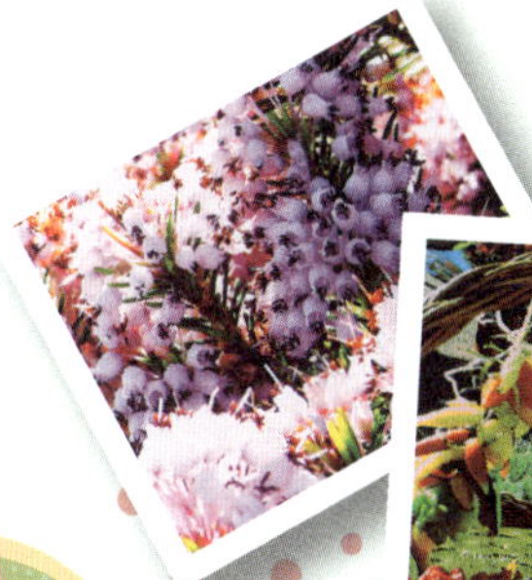

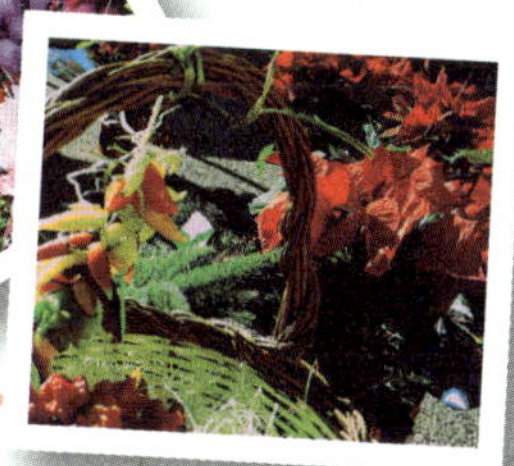

Wer rät denn da?

Kleine Geschichte über den Menschen, der dieses Buch schreibt.

Wenn ich mich ärgere, dann patsche ich völlig automatisch rechts und links auf meine Schultern. Quält mich der Novemberblues, mach' ich mir einen Pott Serotonin mit Milchschaum, Akazienhonig und Bitterschoko. Grantig? Ich drück' die kleinen Halbmonde beider Mittelfinger. Unser Körper ist Magie. Wir brauchen nicht mehr als unseren Körper, um Zufriedenheit herzustellen – Wohlgefühl, Gesundheit, Selbstsicherheit, ja sogar Glück. Wir müssen nur wissen, wie. Der Körper ist es nämlich, der uns Freunde gewinnen lässt, der uns Charisma schenkt, uns mit Energie auflädt, der uns fröhlich macht, von morgens bis abends. Wir sollten ihn halt nicht nur besitzen, sondern auch benützen.
Sprich: die Knöpflein drücken, die uns genau die Drogen mixen, die wir brauchen – um wach zu sein, um fit zu sein, um glücklich zu sein, um gut zu schlafen, um fröhlich Leistung zu bringen. Drogen? Genau. So nennt man biochemische Substanzen, die wirken. Und die gibt's nicht nur in der Apotheke. Die wachsen auch auf der Wiese, im Kräutertopf – und die mixt uns unser Körper. Dann, wenn wir ihn wahrnehmen, wertschätzen, verwöhnen. Eine Streicheleinheit, ein Feldsalat mit Honig-Senfsauce, ein grüner Drink, eine sinnvolle Bewegung, ein Lächeln, der richtige Akupressurpunkt zur richtigen Zeit, ersparen uns den Gang in die Apotheke.
In diesem Buch lesen Sie, wie der Darm zur sprudelnden Quelle des Glücks wird. Wieso Grün der absolute ifeelgood-Faktor ist. Wie man Muskeln gegen schlechte Laune einsetzt, welche Gute-Laune-Drogen auf dem Teller liegen. Wie man sich mit Mini-Meditationen ein neues Hirn macht. Und was ein Y auf dem Rückenschmerz zu suchen hat … Klar, ein bisschen Magie gibt's auch ;).
Das Ziel: einfach gut drauf! Machen Sie sich auf den Weg – es sind nur sieben Schritte.

Einfach gut drauf

Ich schreibe seit 30 Jahren über den Körper. Über Essen und Trinken. Das hab' ich studiert. Ich schreibe natürlich auch über Bewegung. Über die Kraft der Gedanken … Darüber, wie wir unseren Körper so wertschätzen und pflegen, dass wir gerne mit ihm leben, weil er gerne mit uns lebt. Und da bediene ich mich aus dem Wissensschatz der Schulmedizin, aus dem meiner Großmutter und dem der alternativen Medizin. Ich schreibe natürlich vor allem über das, was ich selbst ausprobiert habe – und für gut befinde. Meine Lebens-, ifeelgood- und Gesundheitsrezepte müssen wirkungsvoll sein, simpel und in den Alltag integrierbar. Ich bin halt auch eine vielbeschäftigte Frau. Und ich liebe das Leben, für das ich viel Zeit brauche.

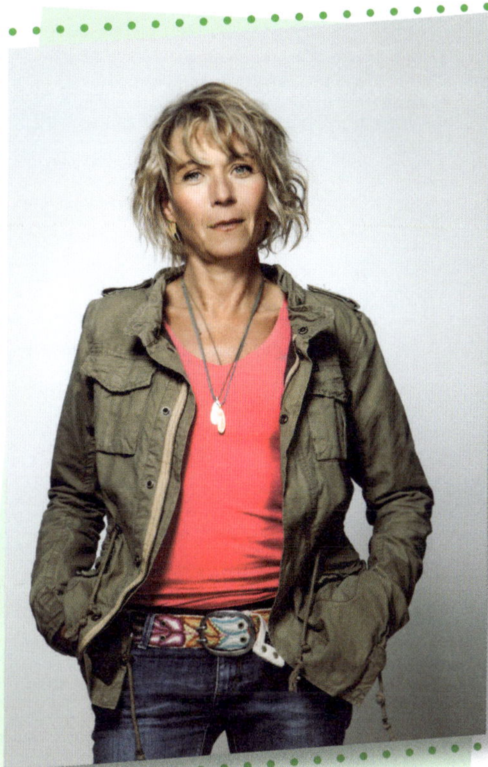

Esoterik und Exoterik

Immer mal wieder werde ich gefragt, ob ich eigentlich „esoterisch" sei. Esoterisch? Was ist das? Okkultismus? Orakeln? Astrologie? Spiritismus? Fernöstliche Heilslehren?

Mal das Lexikon fragen: „Esoterik" kommt aus dem Griechischen und bezeichnet ursprünglich in der Philosophie höchste Einsichten, „Geheimwissen", das nur einem eng begrenzten „inneren" Personenkreis zugänglich ist, weil es ohnehin nicht jedermann geistig erfassen kann und es nicht durch die Weitergabe an Außenstehende „entweiht" werden soll – im Gegensatz zur Exoterik als allgemein zugänglichem Wissen.

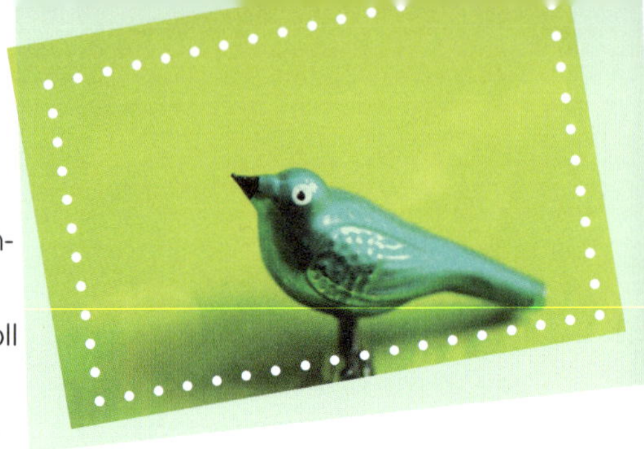

Andere traditionelle Wortbedeutungen beziehen sich auf einen inneren, spirituellen Erkenntnisweg, soll heißen, Exoteriker vertreten eine offene, für jeden zugängliche Lehre: Naturwissenschaft. Exoteriker konzentrieren sich auf die fünf Sinne des Menschen und seinen Verstand – und lehnen alles Spirituelle ab.

Wenn das so ist, dann bin ich wirklich ein bisschen esoterisch. Ich weiß zwar nix von einer Geheimlehre und halte nichts vom Gläserrücken. Hege leise Zweifel an der Wirkung eines Edelsteins gegen elektromagnetische Strahlung. Aber ich glaube auch an Dinge, deren Wirksamkeit man noch nicht in einer klinischen Studie überprüft hat. An den Kartoffelwickel für den wehen Rücken. Daran, dass richtiges Atmen Verspannungen – auch seelische – lösen kann. Daran, dass natürliches Salz aus Berg oder Meer besser ist als das chemisch gereinigte aus der Industrie.
Und ich glaube an Traditionen. An die Kräuterliesl. An Handauflegen. An Ingwerwasser. An Ölziehkuren. An Heilsymbole. An das, was über Jahrtausende hinweg überliefert wurde, weil es sich in der Praxis bewährt hat – ganz ohne Wirknachweis durch Doppelblindstudien mit Scheinmedikamenten und klinischen Experimenten mit Mäusen. Und da mache ich – ehrlich gesagt – keinen Unterschied, ob das Mittel aus dem fernen Osten kommt oder von der Gelsenkirchner Kräuterwiese. Nein, halt!, schon einen Unterschied: Das, was in unserer Kultur Tradition hat, ist für uns viel besser als das, was in anderen Kulturkreisen Tradition hat. Unsere Kräuter helfen uns besser als chinesische. Unser Protein kommt besser von der Erbse als aus der Sojabohne.

Die (un)glaubwürdige Wissenschaft

Natürlich glaube ich auch an die Wissenschaft. Manchmal wünsche ich mir, sie wäre ein bisschen schneller, weil es 15 Jahre dauert, bis die Forschung in die Praxis durchdringt, bis auch jeder weiß: Wir dürfen an den richtigen Pflanzenfetten nicht sparen. Man sollte seinen hs-CRP-Wert mal messen lassen – und etwas gegen möglicherweise vorhandene schwelende Entzündungen im Körper tun. Nur: Was die Studien selbst betrifft, die sind leider nur selten das Gelbe vom Ei. Wer hat sie denn bezahlt? Zu 80 Prozent die Industrie. Da steckt selbstverständlich ein Interesse dahinter. Aber es gibt natürlich auch ehrliche Studien, ehrliche Wissenschaft – und die ist einfach toll. Also: Im Grunde bin ich eine Exoterikerin, die auch an den sechsten Sinn glaubt. Und nicht die Augen verschließt vor allem, was nicht doppelblindstudienmäßig einen Stempel der Wissenschaft trägt. Insbesondere glaube ich an die Wissenschaft, die jetzt den Körper und den Kopf und die Seele als Ganzes betrachtet. Wie die Psychoneuroimmunologie. Das Gehirn im Darm. Dass Operationen ohne Narkose, allein unter Hypnose machbar sind. Dass man sich mit Meditation ein völlig neues Gehirn erschaffen kann. Denn daran glaube ich ganz fest: an den Körper. Und an den Willen. Und dass man mit beiden ganz viel erreichen kann: gesund, glücklich und zufrieden zu leben. Was will man mehr?

Und dabei möchte ich Sie mit diesem Buch ein wenig unterstützen. Und ich wünsche Ihnen viel Spaß beim Entdecken des Wunders, das Sie besitzen. Beim Entdecken Ihres Körpers.

„Wissenschaft ohne Religion ist lahm, Religion ohne Wissenschaft ist blind.“

Albert Einstein

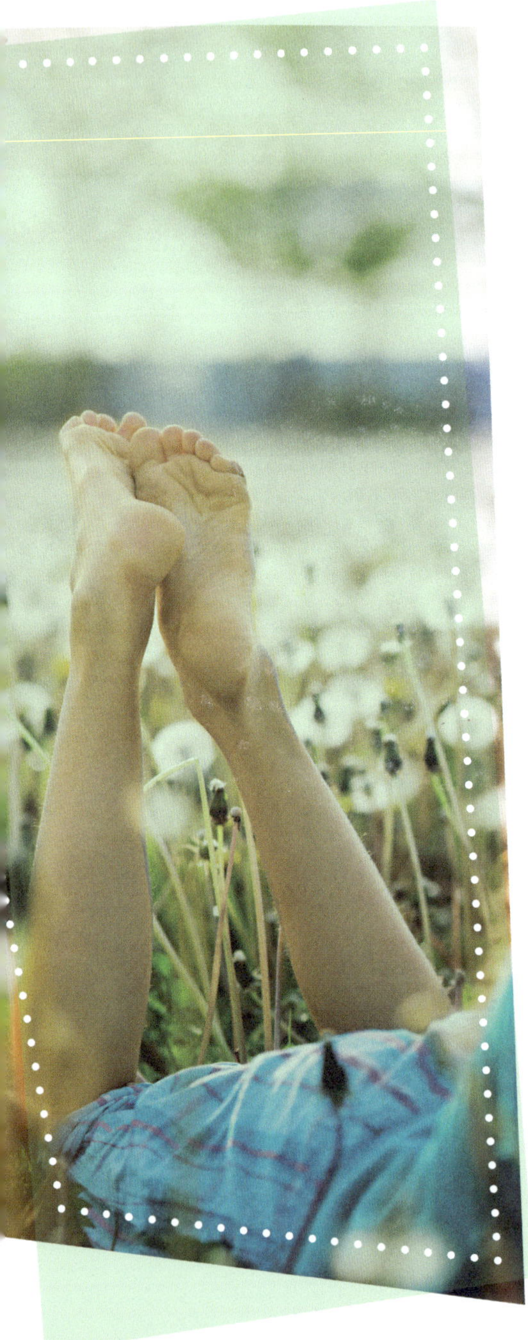

Das Lebebuch …

Ich habe übrigens einen großen Bruder zu diesem Buch veröffentlicht: „Der Feelgood-Faktor". Unbedingt lesen, wer mehr wissen will. Dies hier ist die spielerische kleine Schwester. Das Lebebuch. Dies ist eine neue Buchform. Kein gewöhnlicher Rat-Geber. Denn hier geht es nicht um die Autorität eines Autors. Es geht um Sie. Sie sind einzigartig. Jeder Mensch ist einzigartig – und läuft seinen ganz persönlichen Weg zum Erfolg. Den läuft er gerne, unverbissen, fröhlich, wie von selbst …

Genau dazu stupse ich Sie an, weil ich nämlich weiß, wie das geht. Ich weiß, wie man das Gedankenkarussell mit einer einfachen Technik stoppt, das Serotonin mit ein paar Bausteinen auf dem Teller hochkriegt. Ich weiß, wie sich Mitgefühl in der Fingerspitze anfühlt. Wie sich die Laune mit einer einzigen Armbewegung hebt. Und das erzähle ich Ihnen. Und Sie können es ausprobieren und dokumentieren – denn dies ist ein Lebebuch …

Sie leben damit. Sie legen es unter Ihr Kopfkissen, weil auch Ihre Träume und Wünsche drinstecken. Sie wachen damit auf, schreiben Ihre ersten Notizen hinein. Es liegt in der Küche, während Sie einen Greenie zubereiten. Gemütlich auf dem Sessel machen Sie sich wertvolle Gedanken über ein kluges Zitat. Und Sie können mit einer kleinen ifeelgood-Aktion Ihre inneren Welten entdecken. Und sofort etwas merken. Sicher, manchmal dauert es ein wenig länger, bis der Körperkompass auf „ifeelgood“ zeigt. Aber er tut's. Norden Sie sich einfach ein auf den folgenden Seiten.

Alles neu …

Sie können, wenn Sie wollen, ein neuer Mensch werden. In nur einem einzigen Jahr sind wir rundum erneuert. So gut wie neu. Ein Jahr, da tauscht der Körper den Großteil seiner Zellen aus. Macht den Darm neu, den Magen neu, die Haut neu, das Blut neu … und die Gedanken neu. Auch wenn man ein unglücklicher, pessimistischer, stets unzufriedener, ständig kränkelnder Mensch ist: Man kann alles ändern. Sogar die Gene. Und sogar die Anzahl der Spiegelneuronen in seinem Gehirn. Die uns lieben lehren, mitfühlend machen, charismatisch, zufrieden, Freunde finden lassen … Das Gehirn reagiert plastisch, das heißt, es passt sich den Gegebenheiten an – wir können uns dort innerhalb von sechs Wochen neue Pfade bahnen. Anders denken, zufriedener denken – und was viel wichtiger ist: fühlen, anders fühlen, zufriedener fühlen … Wenn Sie glücklich sind, dann erhöhen Sie auch noch das Glückskonto anderer Menschen – das sagt die Wissenschaft. Darüber lesen Sie in diesem Buch. Und ich möchte, dass Sie jeden Tag ein mal öfter sagen: „Ich fühl mich wohl.“ Neudeutsch: „Cool, i feel good!“

Viel Spaß dabei, herzlichst
Marion Grillparzer

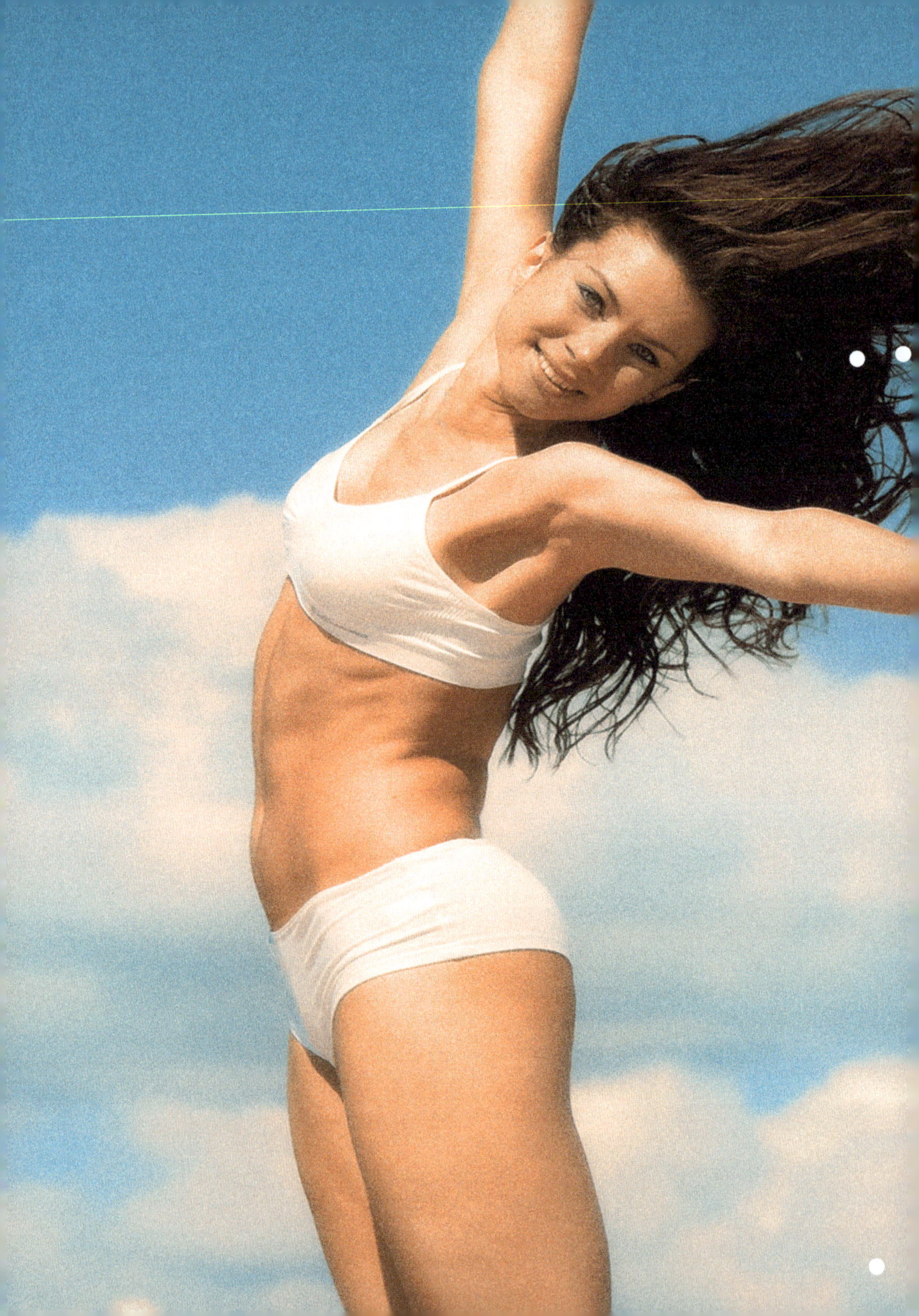

Wunder Körper ...

Wir nehmen 600.000 verschiedene Farbstufen wahr und können 30.000 Düfte unterscheiden. Können 1000 Seiten dicke Telefonbücher auswendig lernen oder geniale Gedanken ausbrüten – mit nur 1,5 Kilo Gehirnmasse. Würde man unsere Nerven zusammenknoten, reichten sie ein Mal von der Erde bis zum Mond und zurück. 2 Kilo wiegt unser Immunsystem, es arbeitet Tag und Nacht gegen Umweltgifte und andere feindliche Eindringlinge. Schenkt unserem Körper die Kraft, sich selbst zu heilen. Eine Frau trägt Eizellen für 450 Kinder im Bauch. 30 Tonnen Nahrung verwandelt unser Stoffwechsel im Lauf unseres Lebens in Jugend, Gesundheit und Energie.

Unser Herz schlägt 3 Milliarden Mal im Lauf unseres Lebens – in der Regel, ohne auszusetzen. Unser Skelett von 215 Knochen bewegt 30 Kilo Muskulatur. Wir können 179,5 Kilo stoßen oder einfach die süßen Früchte von den Bäumen pflücken.

Stabil und gleichzeitig mobil sind auch alle unsere Gelenke. Sie tragen uns auf einem Seil durch die Lüfte, lassen uns Saltos schlagen, Pirouetten drehen, einen Marathon laufen ... Normalerweise. Eine Ausdauer haben wir – unglaublich! Wir können 50 Kilometer am Tag laufen. Können! Laut unseren Genen. Wir haben einen perfekten Körper. Und der mixt uns all das zurecht, was wir brauchen, um uns wohlzufühlen, wach zu sein, Glück zu empfinden, Schmerzen zu dämmen, einzuschlafen ... Endorphine, Serotonin, Dopamin, Melatonin, Testosteron ... und wie die Drogen alle heißen.

Da sollte man gleich mal „Danke!" sagen.

Schön, lieber Körper, dass es dich gibt!

I feel good Aktion

Wer bin ich?

Bitte füllen Sie diese Seite aus und kleben Sie hier ein Foto ein, auf dem Sie sich so richtig wohlfühlen. Wenn Sie Lust haben, dürfen Sie ruhig auch eine kleine Kollage machen.

Wer bin ich am .... 20 ....

„ifeelgood" heißt für mich ....

Meine Familie ist für mich ....

Meinen Job finde ich ....

Einsamkeit ist für mich ....

Bewegung ist für mich

- Energie
- Freude
- Pflicht
- Zeitvertreib
- Einfach nur Qual

Meine Maße:

Oberarm .... cm Bauch .... cm

Hüfte .... cm Oberschenkel .... cm

ich wiege .... kg ....% Fett

Was tut mir gut, was nicht?

Total stressen tut mich

....

Mich freut richtig, wenn

....

Entspannung heißt für mich

....

Wenn ich unglücklich bin, rufe ich an

....

Tel.:..

Was mag ich an mir?

....

....

Was mag ich nicht an mir?

....

....

„Ich bin wer. Ich bin ich.
Ich mag mich. Und ich brauche
niemanden, um wer zu sein."

Louis L'Amour (1908-1988), amerikanischer Schriftsteller

Einfach gut drauf …

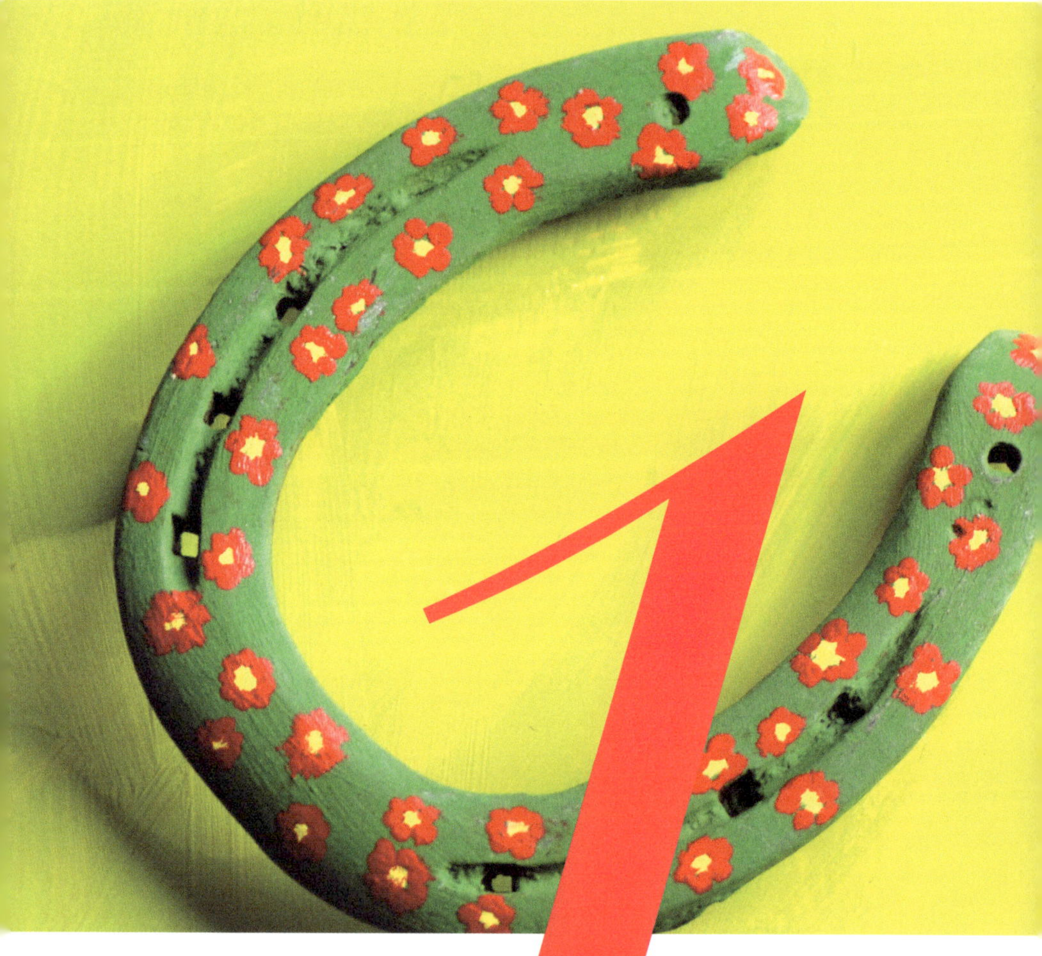

1.

Begreif das Glück!

Unser Körper ist ein Drogenköfferchen. Wir brauchen nicht mehr als unseren Körper, um Zufriedenheit herzustellen, Wohlgefühl, Selbstsicherheit und Glück. Wir müssen als Grundlage nur eines verstehen: Glück ist nix anderes als Biochemie. Und die kann man machen. In der Regel. Wenn wir dem Körper das schenken, was er braucht, um seine Drogen zu basteln: gesundes Essen, gute Gedanken, genug Bewegung – und Streicheleinheiten.

Der Körper und die Wahrnehmung

Nehmen Sie Ihren Körper eigentlich wahr? Fühlen Sie, wenn er Ihnen erzählt, wie es ihm gerade geht? Dass er müde ist und Lust hat auf ein kleines Nickerchen, dass er hungrig ist, aber nur auf Erdbeeren Appetit hat, weil ihm Vitamin C fehlt. Dass sein Herz schmerzt, weil Nachbars Pudel gestorben ist, dass im Bauch Schmetterlinge fliegen, weil ein geliebter Mensch gerade angerufen hat. Dass der Puls rast, weil er fürchtet, dass er zu spät kommt. Dass sein Atem ganz ruhig geht, weil er sich so wohlig entspannt fühlt. Dass das Becken locker mitschwingt und uns die Kraft der Mitte verleiht. Dass das „Ich" den ganzen Körper mit Glück ausfüllen kann. Machen Sie gleich mal die Augen zu und atmen Sie tief ein und denken Sie beim Einatmen „SO" und dann atmen Sie tief aus und denken beim Ausatmen „HAM" und das machen Sie einfach mal fünf Minuten lang. Erleben Sie diesen magischen Moment mit Ihrem Körper. Er ist unbeschreiblich. Man kann ihn nur fühlen. „SOHAM" heißt: „Ich bin DAS". Körperwahrnehmung ist die Grundlage dafür, einfach gut drauf zu sein. Die kann man schulen, indem man im Leben wieder all seine Sinne einsetzt. Nicht nur guckt, sondern in sich reinhorcht, spürt, fühlt, schnuppert und gut hinschmeckt.

Die Gene und das Glück …

Es gibt ein Pechvogel-Gen. Ein Misanthropen-Gen. Ein Pessimisten-Gen. Und nun haben Wissenschaftler der Columbia Universität in Florida gerade ein ifeelgood-Gen gefunden. Es sorgt dafür, dass der Körper viel oder wenig Monoaminoxidase A bildet. Dieses Enzym

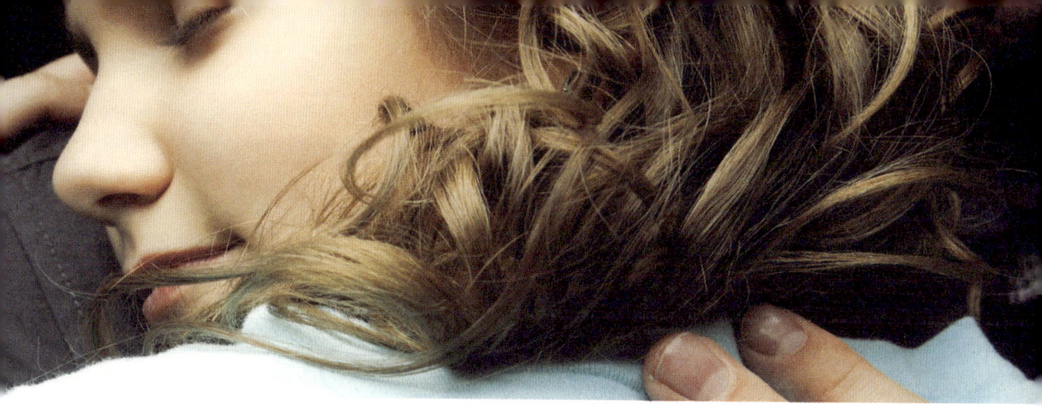

baut im Hirn unsere Gute-Laune-Botenstoffe wie Serotonin und Dopamin ab. Heißt: viel Enzym, wenig Fröhlichkeit. Das Gen haben Männer und Frauen. Bei Männern wirkt es aber nicht. Man vermutet, das liegt am Hormon der Dynamik, dem Testosteron. Und wie aktiv dieses Gen in unserem Frauenkörper wirkt, das haben wir – der Epigenetik sei Dank – selbst in der Hand. Wir können nämlich alles verändern, wir können uns sogar ein neues Gehirn machen.
Eines, das uns die Welt viel doller sehen lässt – und das Weinglas halb voll … Außer freilich, es handelt sich um billigen Wein …

Die Epigenetik – eine neue Wissenschaft

Eine Raupe und ein Schmetterling haben das gleiche genetische Erbgut. Und sind doch völlig unterschiedlich. „Verpuppen" heißt: Die einen Gene werden an- und andere ausgeschaltet. Auch welche Bienenlarve später zur Königin wird, entscheidet nicht die Genetik, sondern das Futter. Das Königinnenfutter Gelée Royale schaltet Gene um – diese Biene wird doppelt so groß. Der genetische Code sagt noch gar nix über Aussehen und Entwicklung eines Organismus. Schließlich besitzen wir nicht mal viel mehr Gene als ein Regenwurm. Und weniger als zwei Prozent unterscheiden uns vom Schimpansen. Wichtig ist, welche Gene wie aktiv sind. Und das untersucht die Epigenetik. Und sie zeigt auf, wo die Unterschiede zwischen uns Menschen herkommen und was uns so einzigartig macht. Und die gute Nachricht: Der epigenetische Code wird von unseren Erfahrungen beeinflusst, die wir im Lauf unseres Lebens machen. Heißt: Das Ganze lässt sich beeinflussen.

Mutig und selbstbewusst …

Unter Ratten existieren – wie unter Menschen – mutige und ängstliche Zeitgenossen, je nachdem wie viel Zuwendung sie bekommen. Rattenmütter lecken, putzen und kraulen ihre Jungen nach der Geburt intensiv. Solche Jungen sind später mutiger und gelassener als Jungen von Ratten-Rabenmüttern, sogenannten non-licking-mothers. Vernachlässigte Rattenkinder werden aggressiver und ängstlicher.
Fehlt Zuwendung, wird ein Gen nicht mehr abgelesen, das verantwortlich ist für eine Andockstelle für das Stresshormon Cortisol im Gehirn. Heißt: Cortisol kann nicht andocken, bleibt im Blutkreislauf, Stress steigt. Und unsere Hirnanhangdrüse schüttet bereits bei vergleichsweise geringen Belastungen viele Stresshormone aus.
Französische Forscher von der Universität Straßburg fanden weitere epigenetische Veränderungen im Gehirn, und zwar im sogenannten Nucleus accumbens, unserem „Wohlfühlzentrum". Ratten, die längere Zeit alleine leben, schütten weniger Dopamin aus, das macht antriebsschwach und ängstlich. Die gute Nachricht: Dieser epigenetische Code kann auch umprogrammiert werden. Gelangen die Ratten in ein schönes Umfeld, bekommen sie mehr Fürsorge und körperlichen Kontakt, kann sich die epigenetische Struktur in den Zellen wieder ändern.
Gilt das nur für Ratten? Nein. Studien zeigen, dass Menschen dasselbe passiert: Wenn sie als Kinder zu wenig Nähe erleben, neigen sie später eher zu Depressionen und Ängsten. Aber die kann man auch wieder wegstreicheln.

Lebensstil und Gene

Auch wie wir essen, wie wir uns bewegen, schaltet unsere Gene an und ab. Sogar Gedanken können über das An- und Abschalten bestimmter Gene unsere Gesundheit und sogar unsere Lebensdauer drastisch beeinflussen.
Der Körper liest die Gedanken. Und er bastelt sich ein Anti-Stresssystem, mehr Fröhlichkeit, mehr Fitness und ein anderes, ein glücklicheres Gehirn. Mehr dazu an späterer Stelle.

I feel good Test

Das Glücks-barometer

Eine weltweit einzigartige Sammlung von Lebensgeschichten: Seit mehr als 70 Jahren begleiten Forscher der Harvard University 268 Menschen. Sie suchen Antworten auf die Frage: „Gibt es eine Glücksformel?“ Die bisherigen Ergebnisse zeigen, dass nicht etwa Millionen auf dem Konto, sondern menschliche Bindungen den höchsten ifeelgood-Faktor haben.

		Punkte
☐	Ich habe mindestens eine/n wirklich guten Freund/Freundin	20
☐	In meinem sozialen Umfeld (z. B. Partnerschaft, Familie, Nachbarschaft, Kollegen, Freundeskreis) fühle ich mich überwiegend wohl und geborgen	15
☐	Für andere Menschen da zu sein, macht mir Spaß	15
☐	Auch in schweren Krisen kann ich noch Schönes sehen	10
☐	Probleme verdränge ich nicht, sondern löse sie	10
☐	Ich habe eine Aufgabe, die mich begeistert	10
☐	Ich bewege mich täglich mindestens 30 Minuten	10
☐	Ich esse überwiegend gesund	5
☐	Mit meinem Körper bin ich im Großen und Ganzen zufrieden	5
☐	Ich rauche nicht oder selten	5
☐	Alkohol? Ja, mal ein Gläschen Wein, aber nur selten mehr	5
☐	Ich kann meistens gut schlafen	5

AUSWERTUNG: ÜBER 100: Glückwunsch, Sie Glückspilz! 80 BIS 100: Ihr Glückskonto ist überdurchschnittlich voll. UNTER 80: Auch Sie können wunderbar an Ihrem ifeelgood-Faktor arbeiten, Ihr Glückskonto füllen.

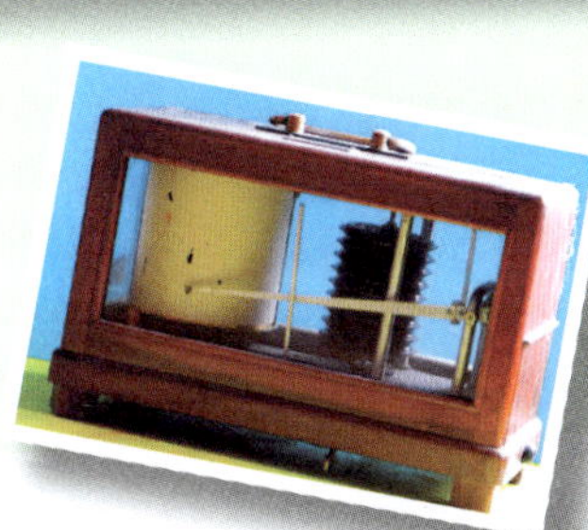

Die Moleküle der Streicheleinheit

Chemie. Furchtbar. Da verstehen wir Allergie drunter. Düngemittel. Gift im Essen. Chemie. Schrecklich. Und dann soll genau das, was wir so schätzen, wie Glück, Wohlfühlen, Zufriedenheit, pure Chemie sein. Ja. Das ist so. Ich möchte dieses Buch beginnen mit einem einfachen und sehr persönlichen und sehr effektiven Glückscocktail, den man sich jederzeit mixen kann. Und der kostet nix. Er entsteht in unserem Körper durch die Streicheleinheit. Berührt uns ein lieber Mensch – idealerweise liegen wir dabei faul rum – schütten wir jede Menge Drogen aus.

Berührung verbindet

Berührt uns ein Verkäufer, schenken wir ihm (in der Regel, natürlich nicht immer) Vertrauen, berührt uns ein Arzt, wacht unser innerer Doktor auf. Berührt uns ein Mensch, den wir lieben, entwickeln wir chemische Tentakel. Wir wollen uns mit ihm verbinden. Wachstum, Immunsystem, seelische Balance, Aufmerksamkeit – all das wird durch eine richtige Berührung gestärkt.

Auf sanfte, willkommene Berührungen reagiert unser Körper mit der Produktion von Oxytocin, dem Bindungshormon, das beruhigt, entspannt, Präriewühlmäuse monogam macht und auch uns an unseren Partner bindet. Dazu gesellen sich Serotonin und Endorphine. Gemeinsam senkt das den Spiegel an Stresshormonen, zusammen mit dem Adrenalin und Cortisol schwinden Ängste, wir fühlen uns behaglich und schöpfen Vertrauen zu unserem Gegenüber.

Unser Gehirn schüttet unter erfreulichem Hautkontakt auch Dopamin aus – und das vermittelt in Gemeinschaftsarbeit mit dem Oxytocin emotionale Intelligenz, befähigt uns, soziale Kontakte zu knüpfen.

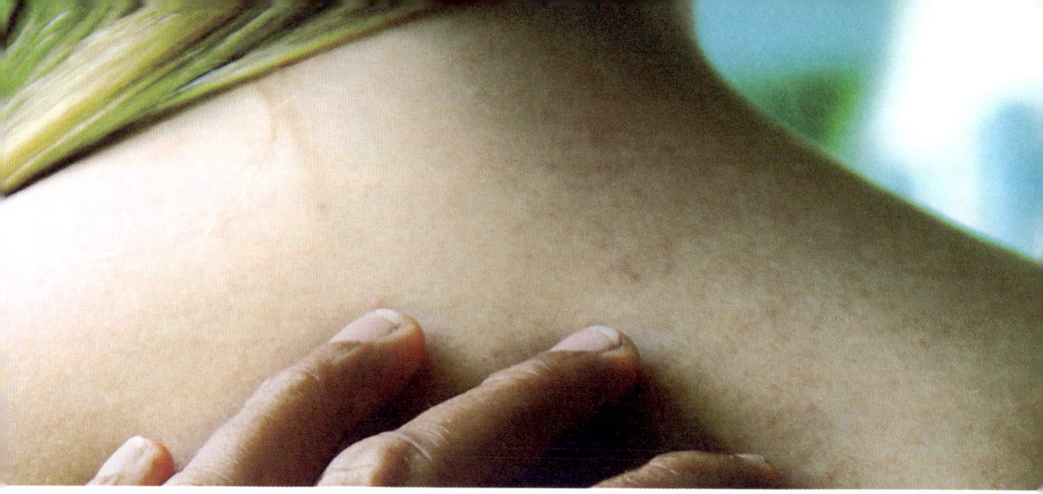

Oh wie schlau!

Dass unser Gehirn durch Berührungen wesentlich mehr aufnimmt und lernfähiger wird, dafür sorgt ein niedriger Cortisolspiegel in Kombination mit dem Wohlfühlhormon Oxytocin und der allgemeinen Aktivierung unseres parasympathischen Nervensystems. Da auch das Noradrenalin mitmischt, macht uns Berührung sogar aufmerksam, lässt uns leichter im Hier und Jetzt leben – Berührung fördert Achtsamkeit.
Und außerdem hilft eine berührende Hand, eine intensive Situation zu ertragen, den Zahnarztbohrer, die Achterbahn, die Schwiegermutter … Sie wird durch das Oxytocin als weniger gefährlich erlebt. Auf den Gipfel unserer Leistungsfähigkeit hievt uns dann die angekurbelte Endorphin-Produktion; Noradrenalin hält wach; Dopamin macht uns zufrieden. Das alles können wir mit einer Berührung in Gang setzen. Das ist doch unglaublich! Ist aber wahr. Steht im Handbuch der Körperpsychotherapie auf Seite 535. Im Aufsatz von Lisbeth Marcher, vom Bodynamic Psychology Institute Kopenhagen, die sich dem Thema der „therapeutischen Berührung" verschrieben hat.

4 8 12

Wir brauchen vier Umarmungen am Tag zum Überleben, acht zum Leben und zwölf zum Wachsen.

Berührung brauchen wir zum Leben

Einen Menschen nicht zu berühren, ist Körperverletzung, ja Mord! Kaiser Friedrich II. (1194–1250) machte ein grauenhaftes Experiment: Er hieß Ammen Babys stillen, verbot ihnen jedoch, mit ihnen zu sprechen, sie zu streicheln, zu herzen, auf den Arm zu nehmen. Er wollte herausfinden, welche Sprache die Babys entwickeln würden. Ergebnis: keine. Alle Babys starben.

Wir brauchen direkten Körperkontakt zum Überleben – wie Wasser. Und damit wir ihn auch richtig genießen können, verfügen wir über ein eigenes Fasersystem – bestehend aus C-Fasern. Sie leiten nur solche Nervenimpulse weiter, die durch leichtes und langsames Berühren unserer Haut erzeugt werden. Sie schicken sanfte Streichelbewegungen ins limbische System unseres Gehirns – in den alten Komplex, wo Gefühle die Hauptrolle spielen. Dieser Bereich sorgt dafür, dass viel Oxytocin durch unsere Adern strömt.

Berührung mit Fernwirkung

Überall im Körper, an jeder Zelle, gibt es Antennchen, sprich: Rezeptoren, für Neuropeptide. Und eine Berührung kann die lokale Produktion dieser Botenstoffe anregen, die dann ihre Wirkung überall im Körper verteilen. Das erklärt auch, warum Handauflegen Wunden heilt, Akupunktur die inneren Organe stärkt, Massage den ganzen Menschen entspannt und gesünder macht – und es erklärt die Wirkung eines Kusses auf das Immunsystem, einer Katze auf die Ehe.

Auch wenn wir jemanden berühren, profitieren wir von einem intern angemixten Wohlfühlcocktail. Darum streicheln wir auch so gerne die Katze oder den Hund. Therapiehunde reduzieren sowohl Einsamkeit als auch Medikamenten-Dosen in Krankenhäusern und Seniorenheimen, Bürohunde dimmen Aggressionen und Mobbing.

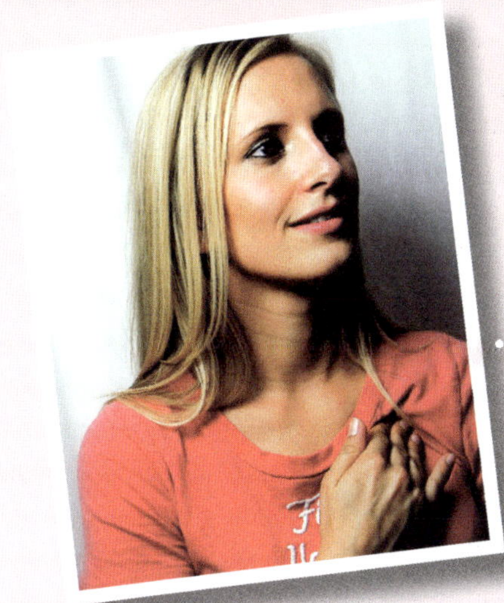

I feel good Aktion

Der Selbstakzeptanzpunkt

Grundlage für alle schnellen Therapien ist: Liebe dich selbst. Sonst funktioniert gar nichts. Und das ist ja auch schön, wenn man den, der einem ja wirklich am nächsten steht, auch lieb hat. Nur: Das fällt vielen mehr als schwer. Dafür gibt es den „heilenden Punkt". Wenn wir diesen Selbstakzeptanz-Punkt aktivieren, stärkt das unsere Selbstliebe. Er liegt einige Zentimeter unterhalb des Schlüsselbeins auf der linken Körperseite über dem Herzen. Man kann ihn spüren, als empfindliche kleine Erhebung oder Vertiefung. Dort laufen Lymphbahnen zusammen, zuständig für den Abtransport von Schadstoffen aus dem Körper – und anscheinend fließen Unstimmigkeiten mit der eigenen Person auch gleich mit davon. Es heißt: Wenn man den Punkt sanft kreisend reibt, hilft das, negative Gedankenmuster aufzulösen – und sich selber zu lieben und zu akzeptieren.
ifeelgood pur! Ausprobieren kostet nix ...

Ein Selbstakzeptanz-Video können Sie ansehen unter: www.mybooks-suedwest.de

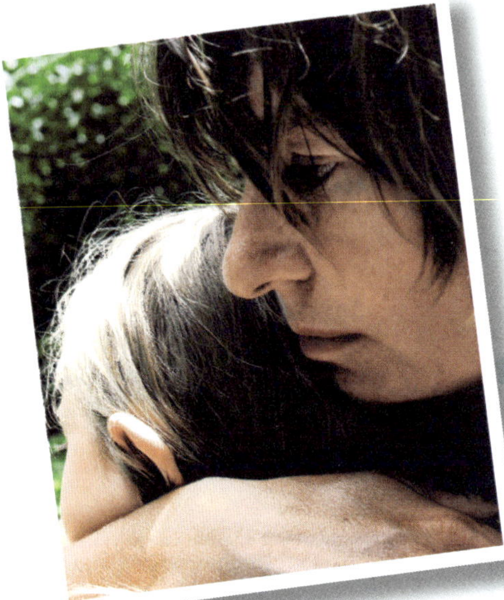

Die Magie der Berührung

Jede Berührung vollbringt ein kleines Wunder: Sie heilt, entstresst, macht gute Laune, verändert auch langfristig die Chemie im Körper.

Therapeutical Touch ist die in den USA von der Schulmedizin abgesegnete Form des „Handauflegens". Stopp! Handauflegen? Ja! Handlauflegen. Therapeutical Touch ist eine alte Heiltradition. Auch in der berühmten Charité in Berlin wird therapeutically getoucht. Die Pflegepersonen unterstützen erfolgreich die Heilung, indem sie Patienten die Hand auflegen. Nein, nicht massieren. Hier wird nicht mal berührt. Nur die Energie heilt. Therapeutical Touch lindert den Schmerz, entspannt tief, erhöht die Vitalität, beschleunigt die Wundheilung nach Operationen. Es verbessert das Wohlbefinden bei chronischen und akuten Krankheiten, lässt Chemos und Bestrahlung besser vertragen und Knochen schneller zusammenwachsen.

Umarmen: Man umarmt wieder mehr. Mein Freund, der Psychologe Tibor Trautmann aus Berlin, sagt: „Heute umarmt man nicht nur, weil man jemanden mag oder jemanden trösten will. Sondern man umarmt, um sich selbst gut zu fühlen. Jugendliche umarmen sich heute mehr. Und Erwachsene suchen vermehrt bezahlten Körperkontakt, den sie in der Laptop-Isolation vermissen."
Je mehr man sich auf die Umarmung einlässt, desto mehr vom Glückshormon Endorphin schüttet der Körper aus. Jede Berührung wirkt auf den Körper, dann auf die Seele – und die wiederum wirkt auf jede Körperzelle ein.

Selbstberührung: Wenn uns etwas stresst, dann langen wir uns an den Nacken oder an die Nase. Und Forscher haben herausgefunden, dass diese Selbstberührung auch wirklich entstresst. Und: Wenn etwas wehtut, berühren wir uns automatisch mit der Hand an der schmerzenden Stelle – und verringern damit den akuten Schmerzreiz. Denn die Berührung hemmt seine Übertragung ins Gehirn.

Handschlag: Wer Menschen für sich gewinnen will, sollte sie mit dem Herzen begrüßen. Wie das geht? Man freut sich über diesen Menschen, der einem die Hand drücken will. Schenkt ihm alle Aufmerksamkeit. Mit allen Sinnen. Dieser Augenblick gehört ihm. Der Händedruck ist oft die erste Berührung, die wir mit einem fremden Menschen teilen. Es lohnt sich, diese Geste immer wieder neu zu zelebrieren.

Akupressur: Mithilfe der Akupressur können wir uns gut selbst behandeln – überall, immer und ohne Geräte verändern wir die Chemie in unserem Körper. Wir schaffen uns ein wohliges Befinden, bauen Stress ab, werden wach und beugen Krankheiten vor. Ein guter Therapeut kann noch mehr. Schmerzende Punkte und Verspannungen zeigen ihm: Da stimmt was nicht mit der Energie – und das beeinflusst unsere Organe. Vielleicht schon so stark, dass sie nicht mehr richtig funktionieren.
Bringt er mit Akupressur die Energie wieder ins Gleichgewicht, löst er Blockaden, dann kann auch ein hoher Blutdruck verschwinden, Menstruationsbeschwerden, Schlafstörungen, Angstzustände, Rückenschmerzen, Depressionen …

Massagen: Nichts Neues, Massagen heilen Körper, Geist und Seele. Der ganze Mensch profitiert von jeder Berührungsminute. Neu ist: Wer gibt, kriegt … Nicht nur derjenige, der eine Massage bekommt, profitiert von der Berührung. Auch jegliche Form der Berührung, die man selber gibt, trägt zu Heilung und guten Gefühlen bei. Studien zeigen: Wer massiert oder streichelt, leidet weniger an Depressionen, Stresshormone sinken, das Selbstbewusstsein steigt.

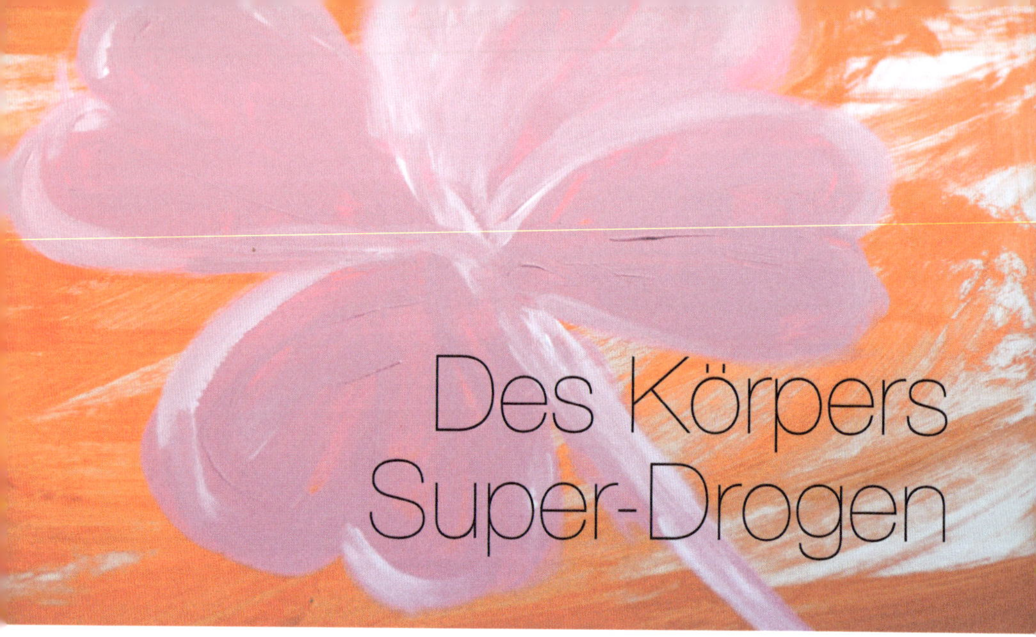

Des Körpers Super-Drogen

Endorphine machen high

Der Philosoph René Descartes hat vor 300 Jahren einmal gesagt, Körper und Seele seien getrennt. Mit dieser Ansicht ist er in den letzten Jahren ziemlich angeeckt. Vor allem seit der Entdeckung der Neuropeptide, des Bindeglieds zwischen Bewusstsein, Psyche, Körper und Immunsystem. Neuropeptide bastelt sich der Körper, wenn man den Muskel bewegt, wenn einen jemand berührt, aber auch in Reaktion auf Gedanken und Emotionen. Sie transportieren Infos zwischen Organen, Gehirn und Immunsystem – und koordinieren alle Körperaktivitäten. Außerdem beweisen Neuropeptide, dass Seele und Körper, Denken und Immunsystem unzertrennlich miteinander verbunden sind und immer gemeinsam agieren. Kennen wir aus der Psychoneuroimmunologie. Frisst jemand seine Wut in sich hinein, fließen die chemischen Moleküle der Wut durch seinen Körper und docken an unendlich vielen Zellen im Körper an – und beeinflussen sie. Irgendwann macht das ein Organ tatsächlich zornig: Eine Laus läuft über die Leber, und diese funktioniert dann nicht mehr richtig. Ist jemand glücklich, bilden die Zellen überall im Körper eine Flut von Neuropeptiden namens Endorphine. Die rauschen als Glück durch den Körper, sie feien uns gegen Schmerzen und lassen uns den Marathon durchhalten („Runner's High").

Die Bezeichnung „Endorphine" ist eine Kombination der Begriffe „endogen" und „Morphin" – also interne, vom Körper gebildete Morphine. (Am meisten schütten wir davon bei einer Geburt aus.) Ihre Wirkung ist so gewaltig, dass sie uns sogar schwere Unfälle überstehen lassen.

So kommt man an mehr Endorphine

1. Bewegung! Besonders bekannt ist das „Runner's High", das Läufer wie schwerelos über die Wege fliegen lässt.

2. Verliebt sein! Dieses Kribbeln im Bauch … daher kennen wir alle dieses Schweben auf Wolke sieben. Man kann sich aber auch ins Leben verlieben. In ein Gänseblümchen im November. Ins Abendrot. Ins Lachen des Kindes. In eine nette Facebook-Nachricht. In die Lieblingsmusik im Radio. In den eigenen Partner :o), immer wieder. Auch die kleinen, großen Alltags-Wunder schicken Endorphine ins Blut.

3. Neues wagen! Schon mal auf einer Slackline oder einem Snowboard gestanden? Ausprobieren! Sowohl der Nervenkitzel beim zittrigen Anfangen als auch die Freude, wenn man´s dann kann, locken die Seelen-Sonnenscheinmacher. Wer neugierig bleibt, bleibt glücklich!

4. Reisen! Es muss nicht gleich die Backpacker-Tour über die Anden sein – auch ein Wochenende in Berlin, Paris oder in irgendeiner Stadt, in der Sie noch nie waren, regt die Glücksstoff-Produktion an.

5. Beten! Gläubige Menschen haben mehr Endorphine im Blut. Wahrscheinlich, weil sie weniger Angst haben, sich in einem größeren Plan aufgehoben fühlen. Ein bisserl meditieren, hin und wieder „Danke, lieber Gott!" oder „liebes Universum!" sagen, macht uns Menschen also glücklicher.

Das Glück, das in der

Wer weiß, was „priming" ist? Etwas, das Sie jeden Morgen machen. Und zwar, sich mit Ihren Gedanken schon mal auf den Tag einstimmen – und ihn sozusagen vorherbestimmen. Am Spiegel, in etwa folgendermaßen: „Mensch siehst du grauenhaft aus. Total müde. Das geht gar nicht ... Du kriegst doch so nix auf die Reihe. Das wird ein Tag! Den möchte ich nicht teilen!" So, wie wir schon morgens mit uns umgehen, würden wir mit keinem anderen reden!

Geht auch anders: „Hallo, du wunderbares Geschöpf da! Hübsch, wach, fröhlich, xunt ... du passt gut in diesen herrlichen, sonnigen, Erfolg versprechenden Tag. Das wird ein Tag – einfach wunderbar!" Ganz besonders, wenn dann neben der Morgenzeitung noch eine Tasse Kaffee steht.

Wir wissen ja: Zwei, drei Tassen Kaffee machen uns munter – und heben die Laune. Koffein hat nachweislich einen aufhellenden Effekt.

Kürzlich fanden zwei deutsche Forscher noch etwas ganz Spezielles heraus: Koffein schärft unseren Blick, unsere Wahrnehmung für positive Wörter. Negative oder neutrale Wörter verschwimmen dann eher. Wir gucken uns also einen Text an – während wir unseren Kaffee nippen, und alles Schöne, Positive, Fröhliche springt uns in den Kopf und ins Herz. Und all das Negative nehmen wir nicht so richtig wahr. Warum ist das so? Koffein beeinflusst die Hirnfunktionen, die auf dem Neurotransmitter und Belohnungsstoff Dopamin beruhen. Dopaminbasierte Systeme sind an der Verarbeitung positiver Eindrücke besonders beteiligt.

Tasse Kaffee steckt

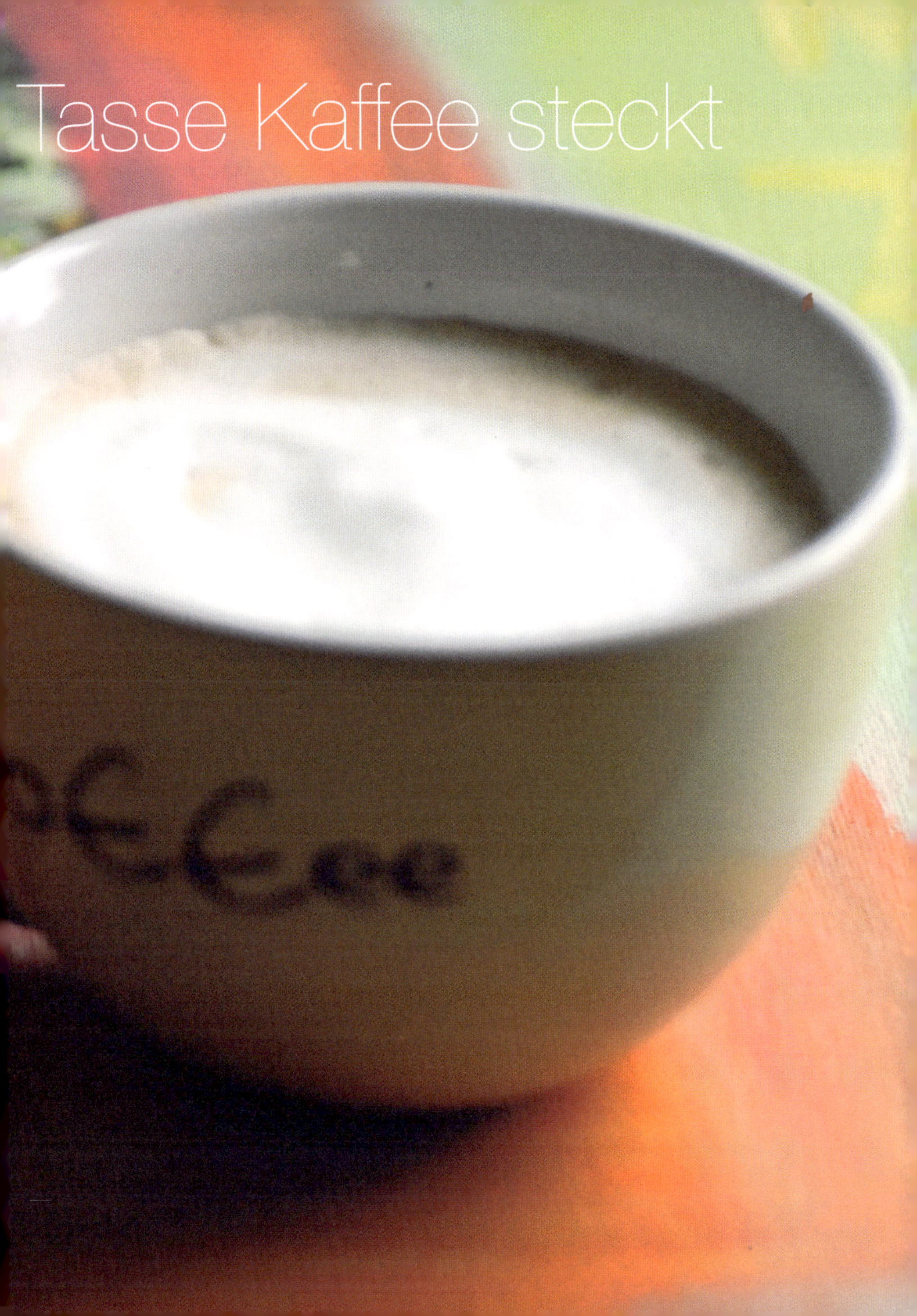

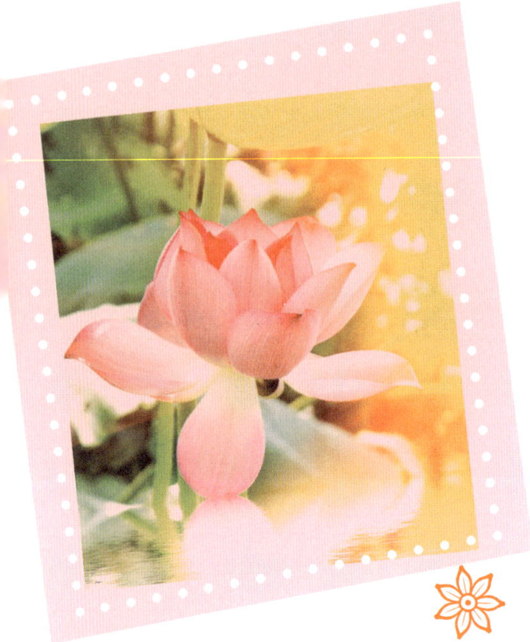

Dopamin: Lust auf mehr

In der Badewanne mit Mankell, ein Walzer mit Wolf, ein fertiges Manuskript wegschicken, Moonys Nüstern an meinem Hals ... das macht mir Dopamin. Einer der Botenstoffe, der wirkt wie ein Filter für das Graue im Leben. Der Nucleus accumbens, eine Region unseres Vorderhirns, schüttet Dopamin aus, wenn wir Dinge tun, die uns guttun. Und das wollen wir dann natürlich gerne immer wieder haben.

Uns gut fühlen, high fühlen, wach fühlen, glücklich fühlen. So, wie wenn uns Mama über den Kopf gestrichen hat, weil wir eine gute Note bekommen haben, so, wie uns das Herz bis zum Hals schlägt, wenn die erste große Liebe auf der Matte steht, um uns abzuholen. Dopamin lässt uns schärfer denken, fröhlicher erleben, motivierter und dynamischer wollen. Dopamin ist der Botenstoff des Antriebs, weil er uns belohnt. Dopamin ist zwar auch die Triebfeder, die uns antreibt, immer wieder zur Zigarette zu greifen, zum Zucker, zum Wein. Nun macht dieser Neurotransmitter der Lust Lust auf mehr – auch Lust auf gute Dinge, wie mehr Sport, mehr Aktion, mehr Sex. Und: Mangelt es uns an Dopamin, haben wir eine graue Brille auf und die Trägheit in jeder Körperzelle – null Bock auf gar nichts.

Vorsicht 40/60!

Also: Man weiß heute, die Kombination Fett/Zucker im Verhältnis 40/60 Prozent macht über unser Dopaminsystem im Gehirn regelrecht süchtig. Denn kurzfristig entstehen halt fröhlich machende, uns belohnende Nervenbotenstoffe. Nur: Langfristig züchten wir uns eine ausgewachsene Depression heran. Der Blick aufs Etikett zeigt's: Die meisten Fertigprodukte, Riegel, Kekse, Schlemmermenüs haben 40 Prozent Fett und 60 Prozent Kohlenhydrate drin. Das ist auch das Geheimnis, das hinter Chips steckt und hinter Nussnougatcreme …

Fünf Tipps für mehr Dopamin

Dopamin bastelt uns der Körper auf Anfrage selbst. Dafür braucht er die beiden Eiweißbausteinchen Phenylalanin und Methionin sowie Vitamin C, Magnesium, B-Vitamine.

1. Genug Eiweiß. Zu jeder Mahlzeit eine Portion Eiweiß essen. Hülsenfrüchte, Milchprodukte, Eier, Soja, Geflügel, Fisch, Wild. Aus Phenylalanin macht der Körper Tyrosin und daraus Dopamin.

2. Auf Vitamin C achten. Obst und Gemüse frisch! Täglich dopen mit den grünen Smoothies von Seite 130 f. Oder: Ascorbinsäure tanken, gibt's günstig in der Apotheke.

3. Magnesium hoch. Nur wenn Ihr Magnesiumspiegel hoch ist, können Sie auch genug Dopamin produzieren. Essen Sie Nüsse, Samen, Vollkornprodukte, Gemüse.

4. B-Vitamine. Neurotransmitter wie Serotonin und Dopamin kann man in einer Urinprobe messen lassen. Fehlt auch nur einer, liefert ein gutes Vitalstoffgranulat mit Tryptophan und B-Vitaminen die Baustoffe für unser biochemisches Glück.

5. Vorsicht, Sucht! Dopamin ist auch der Grund, warum wir immer wieder zur Zigarette, zur Schokolade greifen. Statt Schokolade zu naschen, macht man sich lieber den Zaubermilchschaum mit Akazienhonig und Kakao (Rezept: 1 TL echtes Kakaopulver auf 200 ml Milchschaum, dazu 1 TL Honig). Oder trinkt ein gemütliches Tässchen Kaffee – und das Dopamin steigt an.

I feel good
Aktion

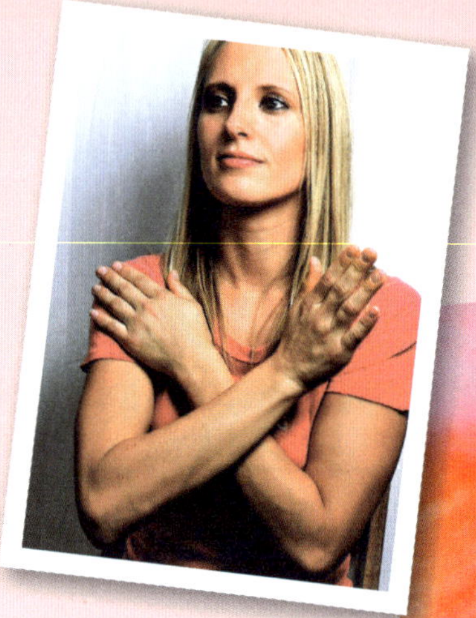

Die Wut weg-tappen

Tapping entstresst, macht fröhlich und baut Wut ab. Einfach mal ausprobieren. Wer oder was ärgert Sie gerade besonders? Das holen Sie sich jetzt mal vor Ihr geistiges Auge. Und Sie lassen diesen Ärger so richtig hochsteigen. So richtig!

Denken Sie an diesen Menschen, die Sache – und konzentrieren Sie sich auf das Gefühl. Nun wenden Sie die sogenannte Butterfly-Technik an: Überkreuzen Sie die Arme vor der Brust, sodass Ihre Fingerspitzen auf Ihren Schultern liegen. Und nun abwechselnd im eigenen Rhythmus (z. B. im Sekundentakt) mit den Händen auf die Schultern klopfen – links, rechts, links, rechts, links, rechts ... Das können Sie im Sitzen oder im Liegen machen – wichtig ist nur, dass Sie dabei Ihre Beine nicht überkreuzen. Machen Sie das etwa 30 bis 60 Sekunden lang und dann atmen Sie tief durch. Jetzt spüren Sie mal der Veränderung nach. Nagt da noch dieselbe Wut an Ihnen? Oder ist da vielleicht ein neues Gefühl aufgetaucht? Wenn die Wut immer noch nagt oder ein anderes unangenehmes Gefühl aufgetaucht ist, dann wiederholen Sie die Technik – so lange, bis Ihr Bauch frei ist.

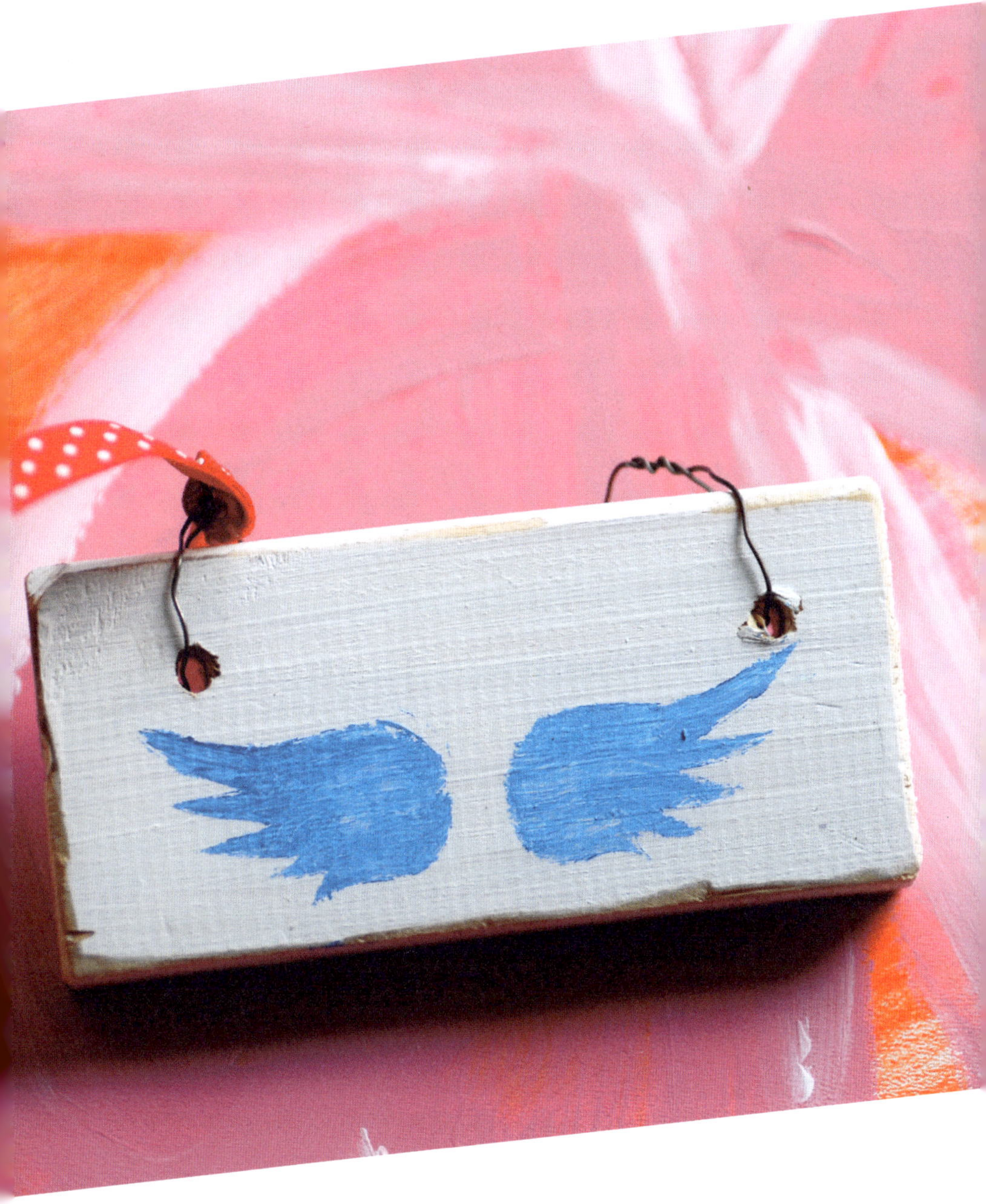

Serotonin macht zufrieden

Das kennt jeder: Schlechte Laune, dann hilft eines sicher, Schokolade. Man bringt sie kaum schnell genug aus dem Stanniolpapier. Das Zerschmelzen auf der Zunge begleitet eine Schokoaromenexplosion – und Glück pur. Wissenschaftler erklären das ganz trocken: Schlechte Laune = Ebbe im synaptischen Spalt, uns fehlt das Gute-Laune-Hormon Serotonin. Der körpereigene Appetitzügler, der auch noch glücklich macht. Und den lockt Schokolade.

Tummeln sich dagegen viele Serotonin-Moleküle im synaptischen Spalt zwischen den Nervenzellen im Gehirn, rauscht das Glück durch den Körper. Das dämpft auch die Lust auf den Knödel mit Braten – denn die Seele ist ja bereits glücklich. Darum wirken Appetitzügler auf unser Serotonin. Wer sich hingegen müde, antriebsarm, lustlos, depressiv fühlt, dem mangelt es an diesem Glücksbotenstoff. Wer genügend Serotonin hat, leidet seltener an Schlafstörungen, Impotenz, Depressionen und Übergewicht.

Dummes Glück: Zucker & Fett

Schlechte Laune: Einfach Schokolade essen, der Neurotransmitter Serotonin im Gehirn steigt an – schlechte Laune weg. Glück da. Wie macht das die Schokolade nur? Mit der Kombination von Zucker und Fett – und mit L-Tryptophan. Diese Aminosäure wird im Gehirn zu Serotonin. Geht auch ohne Nebenwirkung auf der Hüfte. (Rezepte finden Sie ab Seite 88 f.)

Serotonin selber machen

Der Körper bastelt sich das Serotonin aus dem Eiweißbaustein Tryptophan in Kombi mit Zucker. Funktioniert natürlich auch mit Honig, mit Früchten …

1. Eiweiß und Früchte. Morgens ein Glas Buttermilch oder einen Eiweißshake und nach dem Frühsport eine kleine Schale Obstsalat mit einem Löffel Akazienhonig – und das Serotonin steigt an.

2. Vegetarier haben wesentlich höhere Serotonin-Spiegel. Das liegt daran, dass Obst, Gemüse und Getreide selbst Serotonin liefern.

3. Natürliche Glücklichmacher: Bananen, Tomaten, Ananas, Melonen, Auberginen, Kiwis, Nudeln, Vollkornprodukte, Walnüsse liefern Serotonin.

4. Laufen im Licht: Bewegung erhöht den Serotoninspiegel – und Licht auch. Sie können natürlich auch das Trampolin ans Fenster stellen! Das macht Sie nicht nur für 30 Minuten glücklich – sondern fürs Leben.

5. Lockt das Sandmännchen: Milch mit Honig (Eiweiß plus Kohlenhydrate) liefert Stoff für Serotonin. Und daraus bastelt sich der Körper dann Melatonin. Unser Schlafhormon.

Adrenalin macht schnell

Wenn es in meinem Kopf rattert: Mist, ich hab die Korrektur vergessen! Wenn es in meinen Beinen zuckt: schnell den sich wälzenden Maxxl da aus dem toten Maulwurf rausziehen. Unsere Nebenniere schüttet Adrenalin aus, wenn wir uns belasten – egal, ob Kopf, Körper oder Seele. Sprich: wenn wir Leistung bringen wollen. Adrenalin lässt Atemfrequenz und Puls ansteigen, das Herz mehr Blut pumpen. Und es sorgt dafür, dass Zucker und Fett aus unseren Speichern mobilisiert werden. Damit uns die Muskeln zuschlagen oder fliehen lassen können. Ganz schnell baut Bewegung das Adrenalin auch wieder ab. Nur – wenn wir ständig unter Stress sind, erhöht das Aktivitätshormon Blutdruck und Blutzuckerspiegel, belastet das Herz, schadet dem Immunsystem. Adrenalin zu niedrig haben wir dann, wenn es uns gar nicht gut geht, mit chronischer Müdigkeit oder Burnout. Da hat uns dann der

Stress das ganze Adrenalin-System aus den Angeln gehoben. Und das fühlt sich sehr, sehr unangenehm an. Weit abseits von ifeelgood. ifeelgood-Adrenalinspiegel heißt: Wir schlafen genug, entspannen uns richtig, bewegen uns ausreichend. Und dann treibt uns das Hormon fröhlich durchs Leben.

Noradrenalin macht uns gut

Noradrenalin heißt mein Lieblings-Stressnervenbotenstoff. Der hilft mir nämlich jetzt gerade, sprich: beim Bücherschreiben. Er steigert meine Motivation, meine Aufmerksamkeit und meine geistige Leistungsbereitschaft. Er sorgt dafür, dass wir uns mental gut dem Stress anpassen – auch mit unserem Verdauungssystem. Dem zweiten Hirn. Dauerbelastungen können zu Noradrenalin-Mangel führen. Der macht mental schwach und depressiv. Ich kann ein Lied davon singen.

Bei mir war das Noradrenalin mit dem Serotonin und dem GABA mal tief. Da fließt auch in Grillparzer-Adern Blei. So lange, bis man Yoga macht, meditieren lernt … Bewegen lockt übrigens Noradrenalin. Den Wachmacher, der auch noch die Fettzellen entleert. Nach 30 Minuten Walken oder Joggen oder Trampolintraining hat man die zehnfache Dosis Noradrenalin im Blut.

GABA beruhigt

GABA muss mir mein Körper mixen, wenn mir jemand ein Mikrophon in die Hand drückt. Dann sag' ich ganz leise: „Liebe Hirnanhangdrüse, bitte eine Portion GABA!“ Gamma-Aminobuttersäure heißt der Stoff in unserem zentralen Nervensystem, der unsere Nerven pampert. Unser körpereigenes Baldrian. GABA löst Ängste, entspannt den Muskel, wirkt Krämpfen entgegen, stillt den Schmerz und stabilisiert den Blutdruck. GABA hilft uns – neben dem wunderbaren Melatonin – auch schlafen. Es lockt das Sandmännchen. Außerdem macht es indirekt jung und schlank. Denn es sorgt dafür, dass unser Körper Wachstumshormon ausschüttet, das Fett ab- und Muskeln aufbaut. Ein starker Mangel kann zusammenhängen mit Bluthochdruck, chronischen

Schmerzen, Reizdarm-Syndrom, Epilepsie, Schizophrenie und PMS (prämenstruelles Syndrom). Patienten mit GABA-Mangel haben häufig Heißhunger auf Süßes, leiden unter Muskelverspannungen, nächtlichem Schwitzen, Gedächtnisstörungen, Angstzuständen, Nervosität, Schlafstörungen.

Phenyletylamin holt Schmetterlinge in den Bauch

Phenyletylamin, kurz PEA, ist der Stoff, der uns im Körper Verliebtsein fühlen lässt. Er aktiviert gleich mehrere unserer Glücksbotenstoffe: Serotonin, Dopamin und Noradrenalin. PEA hellt die Stimmung auf – und motiviert. Es gilt als Antidepressivum, steigert unsere Aktivität, die mentale Energie und unsere Aufmerksamkeit. Es steckt übrigens in Schokolade. Und das nicht wenig. Hat man einen niedrigen PEA-Spiegel, geht das oft mit Depressionen, Burn-out oder chronischer Müdigkeit einher. Wie kriegen wir kalorienfrei mehr von dieser Droge in unseren Körper? Durch Bewegung!

Das Kuschelhormon Oxytocin

Wenn wir uns nahe sind, einander berühren, schüttet der Körper auch Oxytocin aus. Das Wort Oxytocin stammt aus dem Griechischen und bedeutet „schnelle Geburt". Während einer Geburt setzen Frauen diesen Stoff in höchsten Konzentrationen frei. Oxytocin ist auch für das Stillen wichtig. Und: Oxytocin stärkt die Bindung zwischen zwei Menschen: zwischen Mutter und Kind, zwischen Liebenden, zwischen Freunden. Verschiedene Forschungen zeigen, dass die Oxytocin-Wirkung bei Männern durch ihre Sexualhormone abgeschwächt wird. Deshalb wollen sich Frauen eher binden und haben meistens auch stärker und länger mit Liebeskummer zu kämpfen. Oxytocin ist das Hormon der Liebe, es weckt Vertrauen und sorgt gleichzeitig dafür, dass wir weniger stressanfällig sind.

Vorsicht Manipulation: Schweizer Forscher stellten in einer Studie mit 60 Freiwilligen fest, dass diese ihr Geld einem Treuhänder viel leichter für Investitionen überließen, wenn sie Oxytocin einatmeten!

Frederick Cook stellte bei einer Expedition in den Norden fest, dass seine Mannschaft wesentlich motivierter ans Werk ging, wenn sie mehrere Stunden an einem Lagerfeuer verbracht hatte. Licht lockt Serotonin und Noradrenalin, die Hormone, die uns fröhlich und munter machen. Und es bremst unsere Zirbeldrüse dabei, tagsüber das Gute-Nacht-Hormon Melatonin zu bilden. Im Winter lässt uns Lichtmangel ganz automatisch müde und antriebslos werden.

Normalerweise dringt morgens über die Augen Licht ins Gehirn und „strahlt" direkt auf den Hypothalamus. Der reguliert unseren Hormonhaushalt und damit Hirnfunktionen wie Appetit, Dynamik und Schlafzyklen. Im Winter reißt uns der Wecker aus dem Tiefschlaf, ohne dass ein einziger Lichtstrahl die Chance hatte, uns über unser Gehirn mit dem Tanz der Hormone sanft wachzukitzeln. Die Folgen: Süßhunger, Antriebslosigkeit, Depressionen und chronische Müdigkeit. Oft lindert das ein strammer Spaziergang an der frischen Luft. Schlimmere Symptome kann man mit einem modernen Lagerfeuer bekämpfen: einer Therapie-Lampe mit 10 000 Lux oder mit dem Dämmerungssimulator für die Schlafzimmersteckdose.

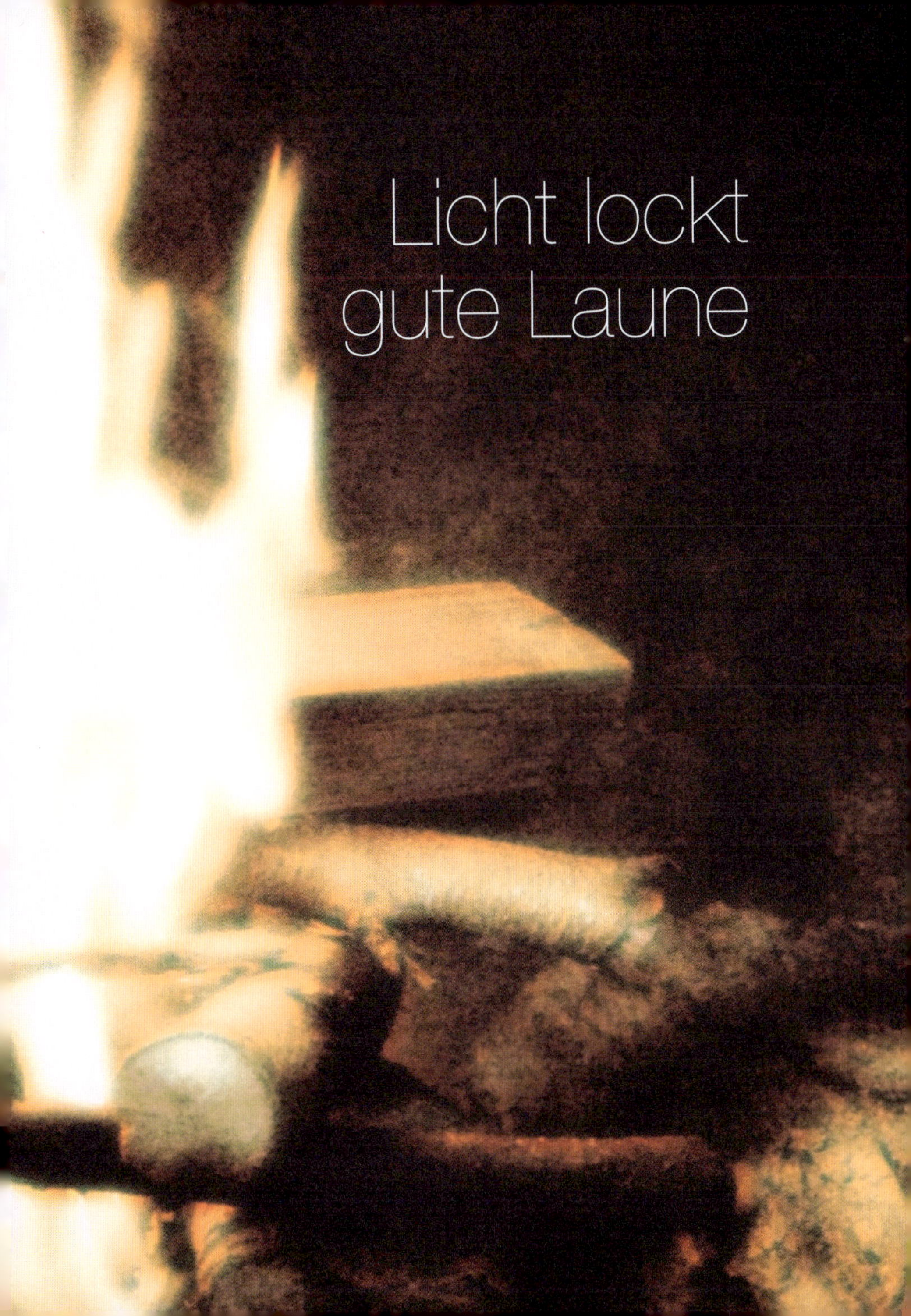
Licht lockt
gute Laune

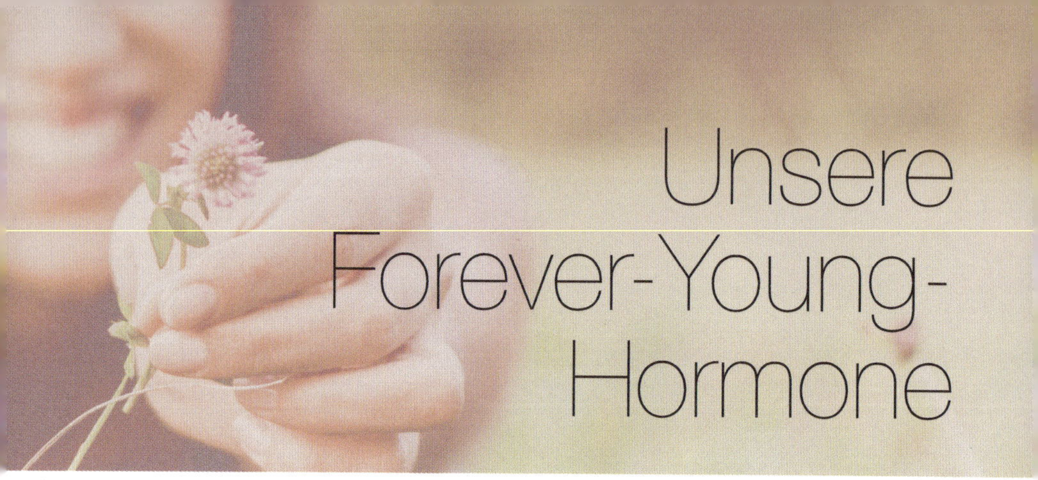

Unsere Forever-Young-Hormone

Es sind die Geschlechtshormone, die uns jung halten, die uns dynamisch halten, die uns leider mit zunehmendem Alter ausgehen … Wann, das bestimmen wir selbst. Gutes Essen, gute Laune, guter Sex und viel Bewegung lassen die Quellen länger sprudeln.

DHEA hält jung

Aus DHEA (Dehydroepiandrosteron) bastelt sich der Körper seine weiblichen und männlichen Geschlechtshormone. Die DHEA-Produktion nimmt mit dem Älterwerden ab. DHEA hält das dick machende Cortisol in Schach, hemmt Entzündungen, aktiviert das Immunsystem, fördert den Muskelaufbau und reguliert den Fettstoffwechsel. Es macht uns dynamisch, leitet depressive Verstimmungen ab, macht uns wach im Kopf. Und die Mangelliste liest sich wie ein Waschzettel für „menschliches Wrack": Müdigkeit, Antriebsschwäche, Muskelabbau, Gewichtszunahme (Fettanteil), Libidoverlust, Leistungsabfall, Schlafstörungen und Depressionen. Aus DHEA erschafft sich unser Körper die beiden Hormone Östradiol und Testosteron.
Wie kommt man an mehr DHEA? Täglich 30 Minuten Ausdauersport heben den Spiegel deutlich an. Vor allem, wenn man seinen Bauch los wird. Viel Alkohol senkt ihn – Teetrinker haben einen höheren DHEA-Spiegel. Denn schwarzer Tee enthält Chrom. Und ohne Chrom kann Ihr Körper kein DHEA bilden. Chrom steckt in Bierhefe, Vollkorn, Weizenkeimen, Brokkoli, Hummer, Krabben, Kakao.

Testosteron macht dynamisch

Meint man ja, hätte nur der Mann – für „das Eine". Völlig falsch! Testosteron hält auch die Frau jung und dynamisch. Sie hat halt nur ein Zehntel so viel. Aber das reicht uns. Nur: Testosteron nimmt von den Vierzigern an deutlich ab. Das ist zwar keine Erkrankung, aber mitunter schon bedauerlich. Denn jeder weiß, was mit dem Hund passiert, wenn man sein Testosteron ausbremst – er wird müde, gefräßig, dick. Beim Menschen sagt man dazu: fettleibig, antriebslos, depressiv, mit Libidoverlust. Testosteron hält also schlank, jung, dynamisch und fröhlich. Und wie behält man sein Testosteron? Indem man den Muskel benutzt. Sich bewegt. Gleich mal ausprobieren!

I feel good Aktion

Eine kleine Testosteron-Dusche gefällig?

Testosteron überall, auch am Schreibtisch! Und dazu muskulöse, straffe Beine – so gut wie cellulitefrei? Einfach kurz aufstehen und raffinierte Kniebeugen machen. Kniebeugen in der Mittelstellung. Also nicht ganz runter und nicht ganz rauf, sondern nur in der Mitte hin und her. Und das Ganze gaaaaaaanz langsam. Wenn Sie das 20 Mal schaffen, dann gut …

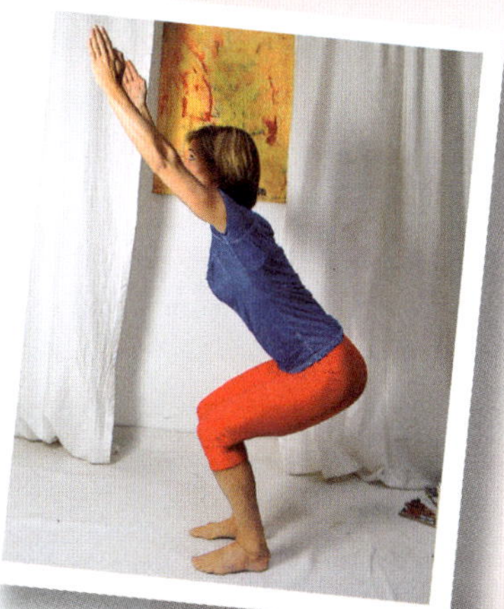

Östrogen macht schön

Zu den Östrogenen zählen 30 verschiedene Hormone. Die drei wichtigsten heißen: Östradiol, Östron und Östriol. Sie werden in den Eierstöcken gebildet, aber auch von Gehirn und Fettzellen. Wie viel Östrogen eine Frau im Blut hat, schwankt je nach Alter und Zyklusphase. Bereitet sich der weibliche Körper auf den Eisprung vor, kann man 320 Pikogramm Östradiol pro Milliliter Blut messen. Nach dem Eisprung oder nach den Wechseljahren sinken die Östradiol-Werte auf 10 Pikogramm ab. Östrogen senkt den Cholesterinspiegel, verhindert Wassereinlagerungen, macht die Haut straff und glatt. Es senkt den Blutdruck und unterstützt das Herz. Außerdem stimuliert Östrogen den Kalzium-Einbau am Knochen und hält das Gehirn fit. Östrogen beugt Depressionen und Alzheimer vor und senkt den Appetit. Darum kann sich seine schleichende Abwesenheit in den Wechseljahren durchaus auch sehr, sehr unangenehm bemerkbar machen. Östrogenmangel ist nämlich Stress pur. Das ist der Körper nicht gewohnt. Der hat 40 Jahre lang mit seinen Östrogenen in Saus und Braus gelebt. Sinkt Östrogen, steigt das Stresshormon Cortisol an, und das nimmt sofort das Insulin mit nach oben. Dieser stressentgleiste Zuckerstoffwechsel meldet dem Hirn immer: „Du bist am Verhungern." Wenn die Symptome stark sind, dann kann eine Hormonersatz-Therapie helfen. Ob, wie lange und wie, sollte jede Frau mit ihrem Arzt regeln.

Progesteron holt aus dem Stimmungstief

Progesteron ist eigentlich unser Heiterkeitshormon. Macht fröhlich und gelassen. Holt uns aus Stimmungsschwankungen heraus und schenkt uns ein behagliches Nestgefühl. Progesteron entspannt, beruhigt, macht friedlich. Und lässt uns tief schlafen. Es ist neben Östrogen das wichtigste Geschlechtshormon im weiblichen

Körper. Weil es im Gelbkörper (Corpus luteum) gebildet wird, nennt man es auch Gelbkörperhormon. Es bereitet die Gebärmutter auf die Schwangerschaft vor. Findet keine Befruchtung statt, sinkt der Progesteronspiegel. Manchmal so tief, das man direkt ins prämenstruelle Syndrom plumpst – oder in die Wechseljahre, mit sehr, sehr ähnlichen Symptomen: Reizbarkeit, Ungeduld, Stimmungsschwankungen, Kopfschmerzen, leichte Hitzewallungen, Müdigkeit, Schweißausbrüche, geschwollene Brüste, dicker Bauch, Haarausfall, Gewichtszunahme, Perioden-Schmerzen und -Unregelmäßigkeiten. Und da kann einen das Progesteron rausholen.

Hormonersatz-Therapie: Östrogen sollte man nur mit dem natürlichen Hormon Progesteron (kein synthetisches Gestagen) zusammen nehmen. Progesteron, das natürliche Gelbkörperhormon, hat den Vorteil, dass es das krebserregende Östron abbaut, das im Körper entsteht, wenn Östrogen abgebaut wird.

Manche Frauen sagen, das Progesteron mache so müde … Wer Progesteron oral einnimmt, hat den First-Pass-Effekt in der Leber, und 80 Prozent werden umgewandelt in schlafaktive Substanzen. Wer nicht müde werden will, nimmt den vaginalen Weg – mit vielfach höherer Wirkungsverstärkung.

Progesteron wirkt antidepressiv. Es sorgt neben guter Stimmung auch für Leistungsfähigkeit – und hält die Taille in Form. Wirkt gegen die Östrogen-Wülste. Und natürlich gegen den Süßhunger, den während der Wechseljahre sogar Frauen entwickeln, die es vorher nur herzhaft mochten.

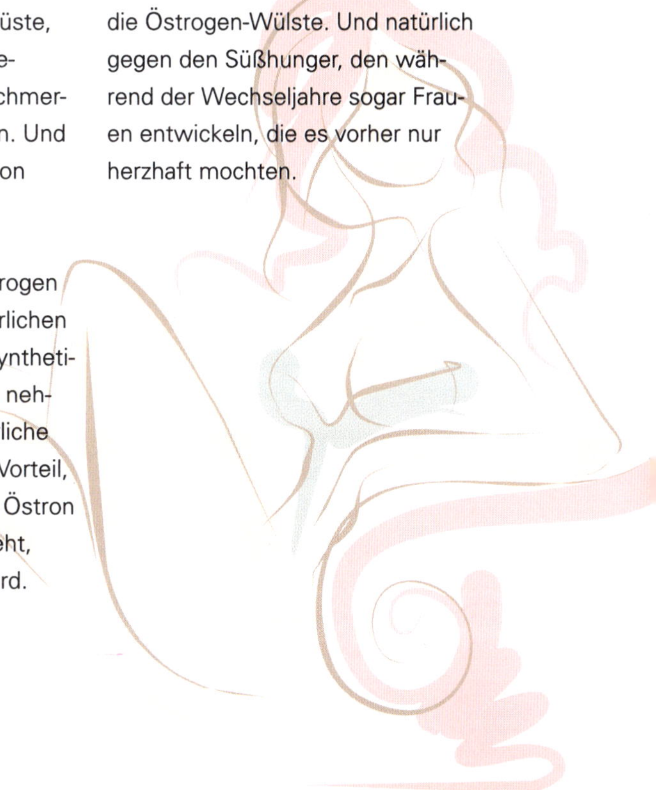

Auch das Unglück hat einen Namen: Cortisol

Cortisol ist unser wichtigstes, aber auch unser gefährlichstes Stresshormon. Der Körper bildet es, bevor wir aufstehen, sodass wir mit einer ausreichenden Dosis in den Tag starten. Und der Waage, dem Chef und dem Stau und der Nachbarin und allem gewachsen sind, was uns am Tag sonst noch so an Unangenehmem begegnet. Alles okay. Die gesunde Dosis Cortisol kann der Körper wunderbar verkraften.
Nur: Der dauergestresste Mensch wacht morgens mit einer viel zu großen Dosis Gift in den Adern auf. Cortisol ist ein langsam wirkendes Gift. Unser programmierter Zelltod. Dieses Hormon tut all das im Körper, was man nicht will: Es wirkt katabol, eiweißabbauend. Es schwächt das Immunsystem, erschöpft einen. Führt über kurz oder lang zum Burn-out-Syndrom. Cortisol zerstört Regionen im Gehirn, es schädigt die Augen, baut Muskelgewebe ab, also auch das Herz, es macht impotent, gereizt, depressiv. Cortisol lässt schnell altern – und Cortisol macht dick. Stress macht dick. Das kennt man gut, wenn man Cortison nimmt: den Wahnsinnshunger und das Mondgesicht.

Not am Mann? Kann man messen

Haben wir viel Stress, bleibt der Cortisolwert über Tage hinweg oben. Das raubt dem Körper DHEA. Der Noradrenalin-Spiegel steigt erst mal deutlich an, Adrenalin sinkt. Lassen wir uns weiter stressen, nimmt Noradrenalin zusammen mit Dopamin ab. Wir brauchen unser Serotonin auf, produzieren weniger. Macht müde und raubt jede Dynamik. Was tun? Botenstoffe messen lassen. Und auffüllen mit einer genialen Mischung aus Tryptophan, B-Vitaminen …

Cortisol ade!

So wird man sein Unglück los:

1. Insulin niedrig: Viel Zucker und Weißmehl im Essen heißt: viel Insulin, und viel Insulin heißt: viel Cortisol. Mit glyxniedrigen Lebensmitteln und viel Bewegung kriegt man den Insulinspiegel in den Griff, produziert weniger Cortisol.

2. Magnesium hoch: Täglich 600 Milligramm des Nervenminerals wappnen gegen Stress. Auch auf B-Vitamine achten. Stecken z. B. in Nüssen und Samen.

3. Atmen Sie aus. Immer wenn es stressig wird, atmen Sie automatisch tief ein. Tun Sie das künftig nicht mehr. Atmen Sie bewusst aus. Vier Sekunden tief ausatmen, vier Sekunden Luft anhalten, kurz einatmen, tief ausatmen … und der Stresshormonspiegel sinkt.

4. Lernen Sie sich zu entspannen. Entspannungs-Techniken wappnen Sie so, dass Cortisol schnell wieder abgebaut wird und keine Zeit hat, Ihren Körper zu schädigen. Auch wer gut und ausreichend schläft, reagiert gelassener auf Stress.

5. Bewegung vertreibt Cortisol: Wer sich regelmäßig bewegt, am besten täglich 30 Minuten, hat einen niedrigen Cortisolspiegel. Bewegung macht stressresistent: Jegliche Aufregung prallt an dem neu erworbenen Ruhepanzer ab.

6. Bauch rein: Mehr als 102 Zentimeter Taillenumfang bei Männern, mehr als 88 Zentimeter bei Frauen sind ein Zeichen für zuviel Cortisol – kaum Stressresistenz. Dann sollte man dem schlechten Fett schleunigst auf die Pelle rücken. Dann riskiert man sein Leben.

7. Stress nicht mit Süßem lindern. Das lindert nur kurz die Nervosität. Hoher Blutzucker sinkt schnell wieder, und dann braucht man noch mehr Süßes.

8. Nicht über Rot gehen. Wenn Sie trainierend einen roten Kopf bekommen, in Sauerstoffnot geraten, überfluten Sie Ihren Körper mit Milchsäure – und mit ihr strömen die Stresshormone Adrenalin und Cortisol durch den Körper.

Das Leben atmen

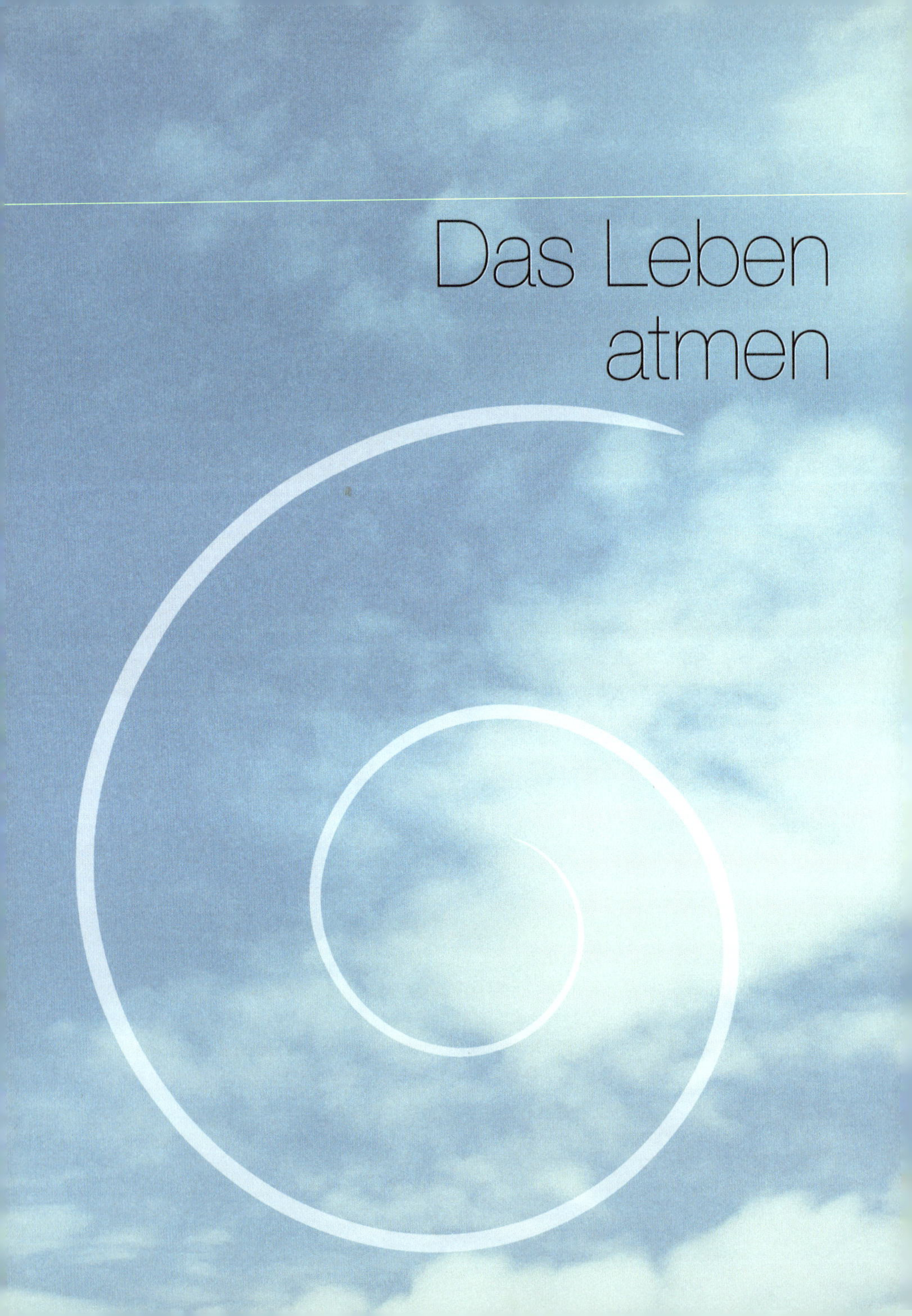

Sie fühlen sich unwohl in Ihrem Körper? Dann steigen Sie einfach raus aus dem verkrusteten, verspannten Korsett, das Ihre Seele einengt und Sie im Leben bremst. Das funktioniert relativ einfach: richtig atmen. Nix beeinflusst unser Wohlbefinden so sehr wie das Atmen. Ist schließlich das Lebenswichtigste. Und obwohl's so wichtig ist, tun wir das meist unvollständig. Dumm. Es ist unmöglich, ruhig zu atmen und gleichzeitig aufgeregt zu sein. Und genauso versetzt uns ein flacher, unruhiger Atem in eine andauernde ängstliche Grundstimmung. Beklemmend – beklommen. Mit Folgen für unser Wohlbefinden: Wer flach atmet, schiebt ständig verbrauchte Luft in den Körper zurück. Lungen und Blutkreislauf bekommen zu wenig Sauerstoff, zu wenig kommt an der Zelle an. Das drosselt den Zellstoffwechsel, schwächt die Immunabwehr, lässt das Gehirn schlechter arbeiten und schlägt auf die Laune. Macht depressiv. Falsch zu atmen, schadet also Körper und Seele. Und richtige Atmung ist Medizin, das weiß man schon seit 4000 Jahren. Die Atmung ist die einzige unbewusste Körperfunktion, die wir auch bewusst steuern können. Atmen Sie gleich, jetzt sofort, mal ganz ruhig tief in Ihren Bauch hinunter. Und tief ausatmen – drücken Sie den Bauch so richtig leer. Ziehen Sie die Schultern nach hinten-unten, machen Sie die Brust frei. Füllen Sie den Oberkörper bis tief zum Becken mit Luft. Atem anhalten. Dann ausatmen … Gaaaaanz laaaaang. Länger, als Sie einatmen. Tun Sie das eine Minute lang. Was fühlen Sie?

Messen: Ich im Glück?

Häufig krank, Nervenflattern, Gedankenkreisel, Schlafstörungen, Angst, Trägheit, Traurigkeit … All das kann von einem Ungleichgewicht wichtiger Nervenbotenstoffe kommen. Kennt man seine Werte, kann man gezielt dagegensteuern und die körpereigene Glücks-Produktion wieder auf Touren bringen.

Sie erfahren, ob einen Stress schon Richtung Burn-out schickt. Ob dem Körper die Basis fehlt, Glück und Zufriedenheit zu produzieren.

Wohlgefühl hängt an Nervenbotenstoffen

CRP ultrasensitiv: Das C-reaktive Protein steigt bei akuten oder chronischen Entzündungen im Körper an. Schwelen Entzündungen im Körper, lässt das Immunsystem nix mehr übrig für Neuropeptide. Wir produzieren viel weniger Glücks-Botenstoffe. Der CRP-Wert sollte unter < 1 mg/l Blut liegen.

Cortisol: Per Speicheltest kann man den Cortisolspiegel messen. Cortisol ist unser Hauptantriebshormon und wird sieben bis zehn Mal pro Tag freigesetzt. Schwimmt zu viel davon im Körper, ist das ein Anzeichen, dass man unter Dauerdruck steht. Aber auch Infekte und/oder chronische Entzündungen lassen das Cortisol hochschnellen. Der Cortisolspiegel sollte morgens unter 100 ng/ml liegen. Aussagekräftiger ist ein Test mit vier Proben über den Tag vereilt. Gut ist, wenn der Wert in der Tagessumme bei 17 – 39 nmol/l liegt.

DHEA: Man sollte auch immer den Gegenspieler des Cortisols, das DHEA (Dehydroepiandrosteron, siehe Seite 48), messen. Es stärkt das Immunsystem, hat einen positiven Einfluss auf Herz, Gefäße, Knochendichte, Stoffwechsel sowie Blutzucker und aktiviert den Fettabbau.

DHEA erhöht den Serotonin- und den Beta-Endorphin-Spiegel und wirkt so gegen Depression und Ängste. Außerdem verlangsamt es den Alterungsprozess. Zielbereich: 4 –16 µg/g Kreatinin (im Urin)

Noradrenalin: Eine Störung des Noradrenalin-Systems wird ebenso als mögliche Ursache einer Depression oder eines Burn-out gesehen wie ein Mangel an Serotonin. Noradrenalinmangel kann auch zu Heißhungerattacken auf Kohlenhydrate (Craving) führen. Zielbereich: 20 – 90 µg/g Kreatinin

Dopamin motiviert uns. Fehlt es, fehlen uns Antrieb und Dynamik, wir leiden unter Konzentrationsstörungen und depressiven Verstimmungen. Und wir essen mehr, weil das wohlige Sättigungsgefühl auch vom Dopamin ausgelöst wird. Zielbereich: 130 – 300 µg/g Kreatinin

Serotonin: Macht entspannt, ausgeglichen und gut gelaunt. Ein Serotoninmangel erzeugt Heißhunger auf Kohlenhydrate, dämpft die Lebenslust und kann uns nachts den Schlaf rauben. Zielbereich: 130 – 210 µg/g Kreatinin

Glutaminsäure: Diese Aminosäure arbeitet im zentralen Nervensystem als Botenstoff und ist wichtig für die Zellteilung. Zu viel (Glutamat!) wirkt nervenzellschädigend. Zielbereich: 8 – 30 µmol/g Kreatinin

GABA: Gamma-Aminobuttersäure (GABA) ist der wichtigste Stress dämpfende Neurotransmitter. GABA-Mangel kann Gier auf Süßes, Muskelverspannungen, Ohrgeräusche (Tinnitus), Schlafprobleme, Migräne, nächtliches Schwitzen, Gedächtnisstörungen, Ungeduld, Impulsivität, Angstzustände hervorrufen. Zielbereich: 1,5 – 8 µmol/g Kreatinin

I feel good-Tipp

Sie möchten einen Neurotransmitter-Test machen?
Kostet etwa 200 Euro. Dann schreiben Sie mir einfach eine Mail. Ich schicke Ihnen die Infos zu (Adresse: Seite 235).

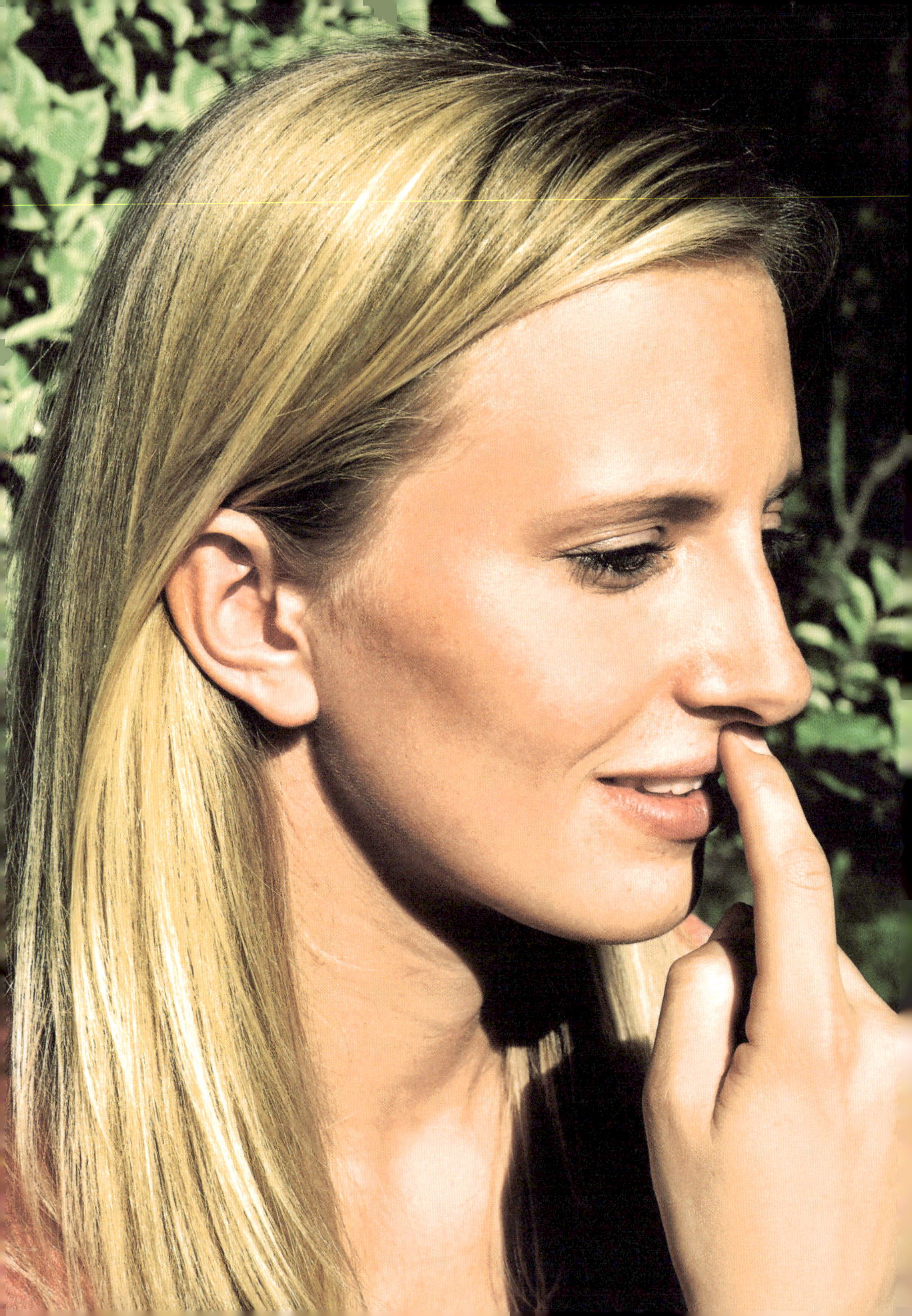

ifeelgood-Quickies: von Akupressur bis zum „magischen Y"

Akupressur zum Ausprobieren

Lust auf eine Entdeckungsreise? Das können Sie einfach mal ausprobieren:

Besser konzentrieren: Beide Ohrläppchen mit Daumen und Zeigefinger massieren und dann mehrmals am Ohrläppchen ziehen.

Darm in Schwung bringen: In der fleischigen Gewebefalte zwischen Daumen und Zeigefinger mit Zeigefinger und Daumen der anderen Hand massieren.

Schlechte Laune vertreiben: Mit den Daumen beider Hände fünf Mal fest auf den Punkt am Nagelbett des Mittelfingers drücken. Ruhig mehrmals am Tag.

Heißhunger bezwingen: Drücken Sie sanft mit dem Zeigefinger den Hungerpunkt, genau zwischen Nase und Oberlippe. Etwa ein bis zwei Minuten lang. Oft lassen die Gelüste nach. Der zweite Hungerpunkt liegt in der Mitte der Handinnenfläche, am oberen Rand des Handballens. Ebenfalls ein bis zwei Minuten drücken.

Balance-Akt

Triste-Tage-Grübeln abstellen, mit der kürzesten Meditation der Welt: Stellen Sie sich auf ein Bein! So konzentriert man sich automatisch auf die Balance, statt auf negative Gedanken. Und übrig bleiben? Richtig: die positiven.

Blitz-Lifting

Stress und schlechte Laune zeigen sich deutlich im Gesicht. Nicht mehr lange. Dank der Mini-Massage. Und: Ein freundliches, junges Gesicht wirkt sich auch auf die Drogenproduktion im Körper aus. Macht fröhlich. Mehr darüber steht auf den Seiten 63, 175 und 189.

>> Mund weit öffnen, mit dem Kiefer hin und her wackeln. Mund zu, aber den Unterkiefer locker hängen lassen.
>> Hände auf den Kopf legen, die Kopfhaut hin und her schieben.
>> Mit den Fingerspitzen beider Hände die Stirn glatt streichen, von der Mitte zu den Seiten.
>> Augenbrauen mit Fingerspitzen sanft von innen nach außen zwicken.
>> Dann mit leichtem Druck kleine Kreise zeichnen: von der Kinnmitte zu den Wangen, weiter zu den Schläfen, am Kiefergelenk ruhig ewas fester. Etwas zarter von der Nase zur Oberlippe streichen.
>> Dann mit den Fingerspitzen über das ganze Gesicht und den Nacken klopfen, nicht auf die Halswirbel.
>> Hände durch Aneinanderreiben wärmen, ein paar Momente über die geschlossenen Augen legen. In den Spiegel gucken.
Zehn Jahre weniger? 100 Jahre glücklicher?

Blitz-Siesta

Nur ein paar Minuten Zeit? Die Blitz-Siesta ersetzt eine Stunde Mittagsschlaf: Legen Sie sich an einem ruhigen Ort auf den Rücken, die Arme seitlich vom Körper, mit den Handflächen nach oben, die Beine leicht gespreizt, die Zehen fallen nach außen. Augen schließen, locker ein- und ausatmen. Nun jeden Körperteil bewusst spüren und entspannen – vom Kopf über Arme, Hände, Beine und Füße. Dann die gesamte Aufmerksamkeit auf den Bereich um den Nabel richten. Sich vorstellen, wie Energieströme über den Nabel eintreten und sich von dort im Körper verteilen. Hände aneinanderreiben. Auf die Augen legen. Hineingucken. Langsam aufwachen …

Carpe diem …

Pflücke den Tag. Ja, klar. Aber wer hilft dir donn dabei, den Tag zu pflücken? Wann haste dem, der da täglich hilft, das letzte Mal Danke gesagt? Ist mir heute früh wieder mal so richtig klar geworden, als ich den Carpe-diem-Zettel am Spiegel gesehen habe. Und gleich daneben den etwas müden täglichen Erfüller. Und dem hab ich dann gleich mal „Danke!" gesagt. Aus tiefem Herzen. Vor ein paar Jahren ist mir bewusst geworden, dass ich nicht etwa einen Körper besitze, den ich anleite, trainiere, forme, füttere, pflege, style – und leider manchmal auch ziemlich schlecht behandle. Da ist mir bewusst geworden, dass dieser Körper mein „Ich" ist. Dass er mein ganzes Leben spiegelt. Und dass er viel, viel mehr kann, als ich ihm jemals zugetraut hab'. Dass er 24 Stunden am Tag Einfluss nimmt auf mein Denken, auf mein Fühlen, auf mein Handeln. Und wenn man Danke sagt, tut er all das mit viel positiverer Einstellung.

Dinner in the Dark

Ein echtes Sinnes-Erlebnis – das glücklich und fröhlich macht! Laden Sie Freunde zum Essen ein. Servieren Sie ein Drei-Gänge-Menü. Solange Sie einen Gang auftragen, den Wein eingießen, tragen Ihre Gäste Augenbinden. Dann machen Sie die Lichter aus – und genießen das Abenteuer mit. Wenn Sie den Sehsinn ausschalten, schärfen Sie die vier anderen Sinne. Sie hören, tasten, riechen, schmecken viel intensiver. Und die Gespräche sind es auch. Restaurant-Adressen: www.essenimdunkeln.de

Drachen steigen lassen

Luft, Licht, Freude, Bewegung, Balance, Konzentration – mehr braucht Freude nicht …

Faul sein

Das Lieblingskochbuch meines Mannes heißt „Kochen für Faule". Und ich mag dieses Kochbuch auch sehr gern, aus einem einfachen Grund: Weil Wolf es benutzt. Und ich faul sein kann. Er steht in der Küche. Ich finde es herrlich, wenn Männer in der Küche stehen. Wolf tut das mit ganz viel Liebe. Zum Gemüse. Das schnippelt er stundenlang. Zu seiner Musik. Die hört man noch im angrenzenden Stadtteil. Zu mir: „Mäuslein, was ist Sambal Oelek? Wo haben wir Oliven? Kann man statt Joghurt auch griechischen Joghurt nehmen? Kannst du mir das Olivenöl holen, sonst brennt mir was an …?" Ich versuche also, faul zu sein, solange Wolf sein Drei-Gänge-Menü-Kochen-für-Faule zaubert. Und Faulsein ist sooooooo xunt. Darum sollte es viel mehr Bücher für Faule geben. „Gärtnern für Faule", „Putzen für Faule", „Gassigehen für Faule", „Bücherschreiben für Faule"… Die lege ich dann alle meinem Wolf hin und … Seien Sie auch täglich mindestens ein Mal bewusst so richtig faul!

Flexitarier werden

Antibiotika-Hühnchen, Gammelfleisch, BSE – wer diese Schlagzeilen liest, möchte sofort zum Vegetarier werden. Wenn das Grillfleisch nicht so lecker duftete, der Schinken nicht so saftig wäre. Verzichten und genießen – das klappt als Flexitarier. Davon gibt es in Deutschland bereits 42 Millionen. Diese Teilzeit-Vegetarier essen nur ab und zu Fleisch – und dann von guter Qualität. Denn für sie gilt: Klasse statt Masse! Das tut den Tieren, der Umwelt, dem Körper und vor allem dem Gewissen gut.

Glückstag einbauen

Nehmen Sie immer mal wieder einen Tag Urlaub von der Alltagshektik. Beim Bergsteigen, Meerluftschnuppern und Um-den-See-Radeln sind Arbeit, Kinder, Streit schnell vergessen. Stress ist der größte Gesundheitsräuber unseres Jahrhunderts. Zum Glück verdampft er in der Natur von selbst. Idealerweise hoch oben auf dem Glückspfad. Wie nennt man das, wenn man im Paradies, kurz unter dem blausten Himmel der Welt, auf der Blumenwiese oder im pulverigsten Schnee carpe diem lebt – und dazu glyxen kann. Klar: Glückspfad. Und das ist es: Im Vier-Sterne-Hotel Goldener Berg (Oberlech, Österreich) kommt man nicht einfach an, sondern man tut eine Reise. Zu sich selbst. Man regeneriert sich – nachhaltig, messbar und fundiert, also so, dass man es auch mit nach Hause nimmt.

Familien-Zeit einplanen

Familien in Deutschland sind laut der Vorwerk-Familienstudie oft gestresst, haben zu wenig Zeit für sich und die Lieben. 55 Prozent der berufstätigen Mütter geben an, in der Freizeit nur noch selten entspannen zu können. Unter berufstätigen Vätern liegt die Quote der Dauer-Gestressten bei 49 Prozent. Schnell dagegensteuern!

Jour fixe

Wer Freundschaften pflegt, lebt länger – und glücklicher. Machen Sie einfach ein Ritual draus: an einem festen Tag in der Woche mit der besten Freundin in der fernen Stadt telefonieren, am ersten Freitag im Monat die Nachbarn auf ein Glas Wein in der Eckkneipe treffen oder mit Freunden kochen.

Kalt duschen

Wer die letzten 10 bis 30 Sekunden die Dusche auf „kalt" stellt, wappnet sich mit Abwehrkräften, sorgt für mehr Lebens-Energie – und „schneidert" sich einen Bio-Mantel gegen Wetterumschwünge. Das verträgt aber nicht jeder. Mich kann man mit so was jagen! Ich nehm' echt lieber B-Vitamine.

Kneippscher Espresso

Zuerst den linken, dann den rechten Arm 20 Sekunden ins Waschbecken mit kaltem Leitungswasser tauchen. Danach das Wasser nur abstreifen, Arme nicht abtrocknen. Ein Kneippsches Armbad baut blitzschnell Stress, Müdigkeit und gedankliche Blockaden ab.

Lachen

Kinder lachen 500 Mal am Tag – und Sie? 20 Sekunden Lachen fordern den Körper genauso heraus wie 3 Minuten an der Rudermaschine. Lachen stärkt Lunge, Herz und Immunsystem, spült Stresshormone weg und regt die Produktion von Glücksbotenstoffen an. Lachen befreit, entspannt, verjüngt. Lassen Sie sich von Ihrem Partner die Füße kitzeln – werden Sie zum Kind! Auch gut: Sie lächeln. Die Muskeln signalisieren dem Gehirn: Glücksstoffe produzieren!

Löffelchen statt Grübeln

Wenn es mir nachts nicht gut geht und die Gedanken wie scharfe Messer in den Kopf kriechen, um in den nächsten Stunden die Regie in einem „Was-war-das-heute-nur-für-ein-Tag-Gruselfilm" zu übernehmen, dann gibt es zwei Dinge, die ich tun kann: zu den Bachblüten-Rescue-Tropfen auf meinem Nachtisch greifen oder zu meinem Mann rüberkrabbeln. In seine Kurven schlüpfen, wie ein kleines Uri-Geller-Löffelchen. Seine Haut, seine Wärme, unsere Berührung lockt meine Beruhigungs- und Schlafhormone …

Märchen vorlesen

Märchen machen Mut, schüren die Fantasie, lassen Gefühle ausleben – und immer wird alles gut. Belohnung. Dopamin steigt an. Vorlesen schafft Nähe, entspannt, und alle tanken Glück pur. Doping für die Abwehrkräfte.

Nasenspülung

Wer seine Nase täglich mit physiologischer Kochsalzlösung spült, senkt sein Erkältungsrisiko um 25 Prozent. So steht die gute Laune (Endorphine!) nicht im Konkurrenzkampf mit dem banalen Rotzvirus. Geht – bis auf das gewöhnungsbedürftige erste Mal – wunderbar mit einem Kännchen aus der Apotheke.

Schlaf gut

Also, vom Schlecht-Schlafen kann ich ein Lied singen – und hab' alles ausprobiert. Was geholfen hat: abends ein Granulat mit dem Eiweißbaustein Tryptophan und B-Vitaminen. Daraus macht sich der Körper Serotonin und daraus das Gute-Nacht-Hormon Melatonin. Das Bett hab ich von der Wasserader weg- und mit dem Fengshui-Kompass genau auf Süd-Nord gestellt, es hängt nun schräg im Zimmer, aber: wirkungsvoll. Und außerdem hab ich 'nen Tipp von meiner Heilpraktikerin Elisabeth:

„Probier's mal mit Solunat Nr. 4, Cerebretik. Einnahme: 2 Mal 5-10 Tropfen, abends und direkt bevor du ins Bett gehst, zu Beginn bitte mit 5 Tropfen starten, bis du weißt, wie du auf das Mittel reagierst." Wunderbare Homöopathie. Und alles zusammen macht mich zum Murmeltier. Ich müsste nur noch den Vollmond abhängen können.

Spielen

Je kürzer die Tage, desto mehr Zeit haben wir für die schönen Dinge des Lebens. Wie Spielen. Spielen hält jung, ist Muße pur. Wir kommunizieren, lösen Konflikte, locken Emotionen: Freude, Schadenfreude, Ärger ... Spielen hält gesund und schult fürs Leben.

TV ausschalten

Weniger TV, besser drauf: Menschen, die viel Fernsehen gucken (über 21 Stunden pro Woche) haben ein 13 Prozent höheres Risiko, an einer Depression zu erkranken, als solche, die maximal eine Stunde pro Woche vor dem Flimmerkasten sitzen.

Winterschlaf

Alle Jahre wieder: Am letzten Sonntag im Oktober werden die Uhren eine Stunde zurückgestellt – und unser Organismus schwingt endlich wieder im natürlichen Biorhythmus. Wir dürfen morgens eine Stunde länger schlafen, das hält gesund und schlank, erhöht die Abwehrkräfte. Der Winter hat auch seine guten Seiten ... Und ich habe beschlossen, die nächste Sommerzeit komplett zu ignorieren. Sollten Sie auch tun. ifeelgood-Faktor hoch!

Wollsocken

Selber stricken entstresst. Und nichts wärmt frierende Füße besser. Hält bei Laune. Übrigens: Mit selbst gestrickten Stulpen, Gamaschen und Pulswärmern liegen Sie ganz schön im Trend!

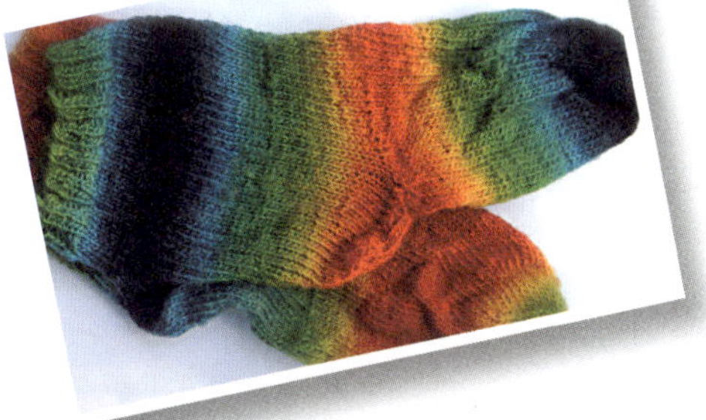

Das „magische Y"

Es gibt Medizin zum Aufmalen. Nennt sich auch „Strich-Akupunktur". Diese Symbole hatte der Ötzi schon haufenweise auf seinem Körper. Heilen mit geometrischen Formen, die man sich auf den Arm malt, auf den Bauch. Hat eine jahrtausendealte Tradition. Fällt unter den Begriff „Informations-Medizin" oder auch „Neue Homöopathie". Lange bevor Ötzi aus dem Eis hochtauchte, erforschte der Elektrotechniker Erich Köbler die Wirkung von Strichcodes auf den Körper. Ein Y mit dem Finger auf eine Schmerzstelle gemalt, wandelt negative Information in positive um. Seit ich das weiß, mach' ich mir ein Y auf die Verspannung im Kreuz, die wehtut. Und das hilft. Schon alleine, weil Berührung hilft. Und weil man sich positiv mit etwas Negativem beschäftigt. Also, ich finde das unglaublich spannend!

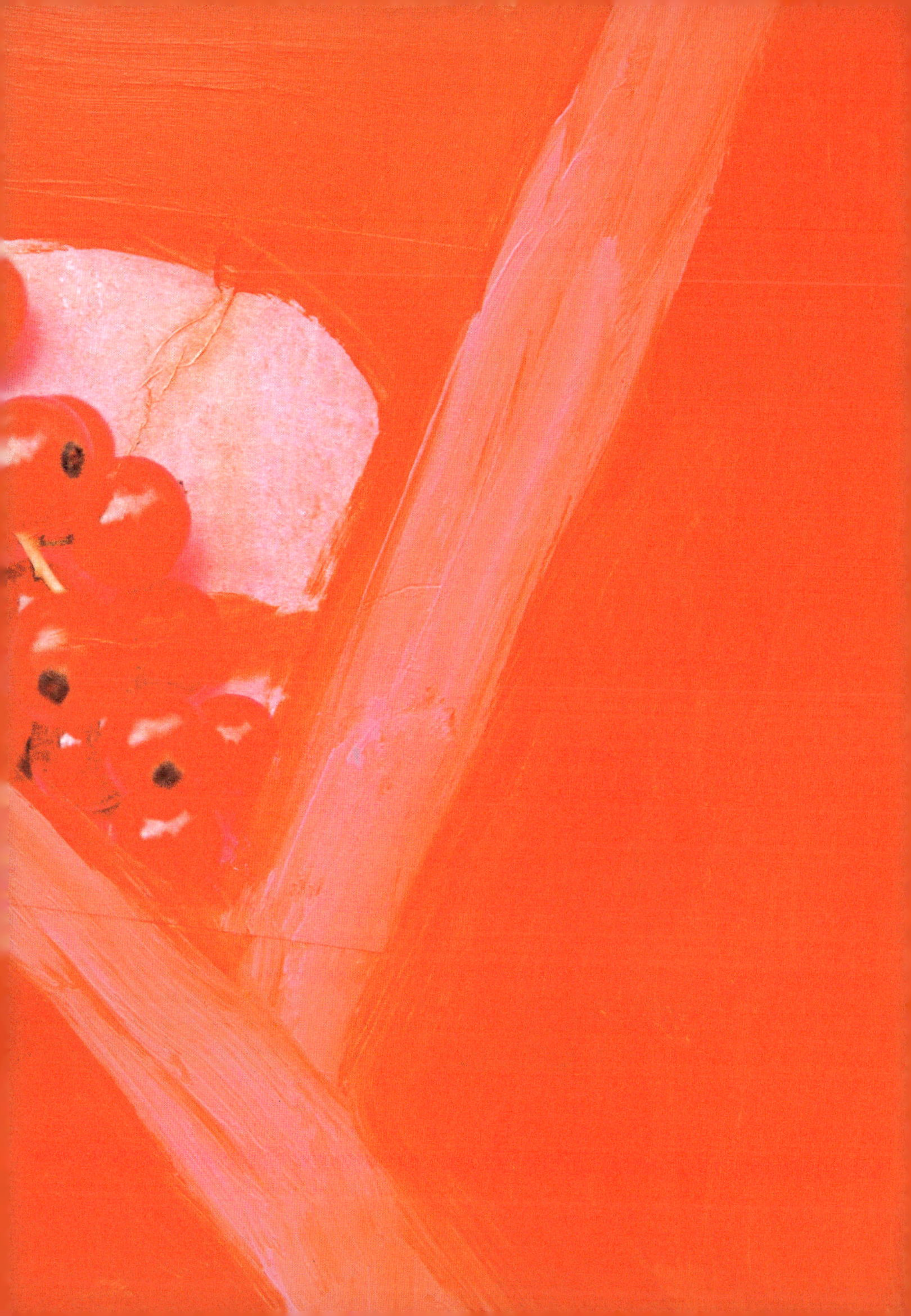

2.

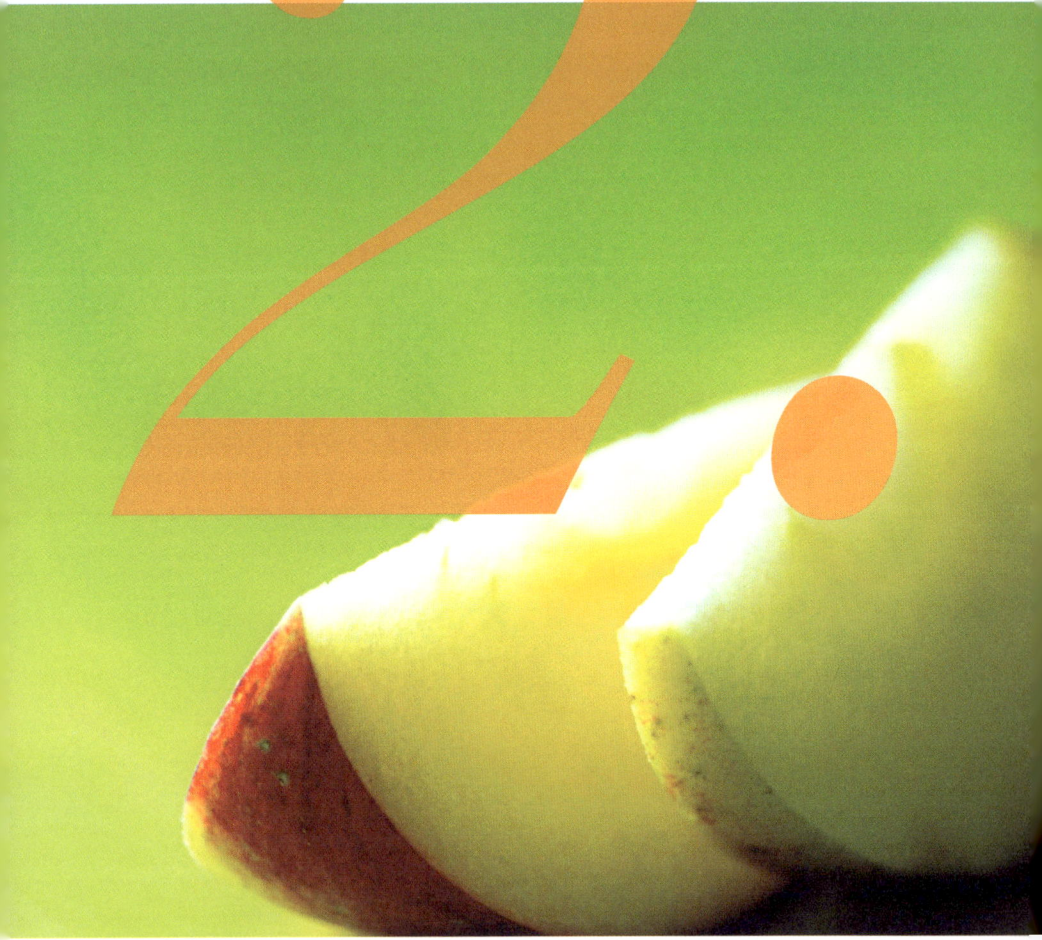

Lauter Löffelweisheiten

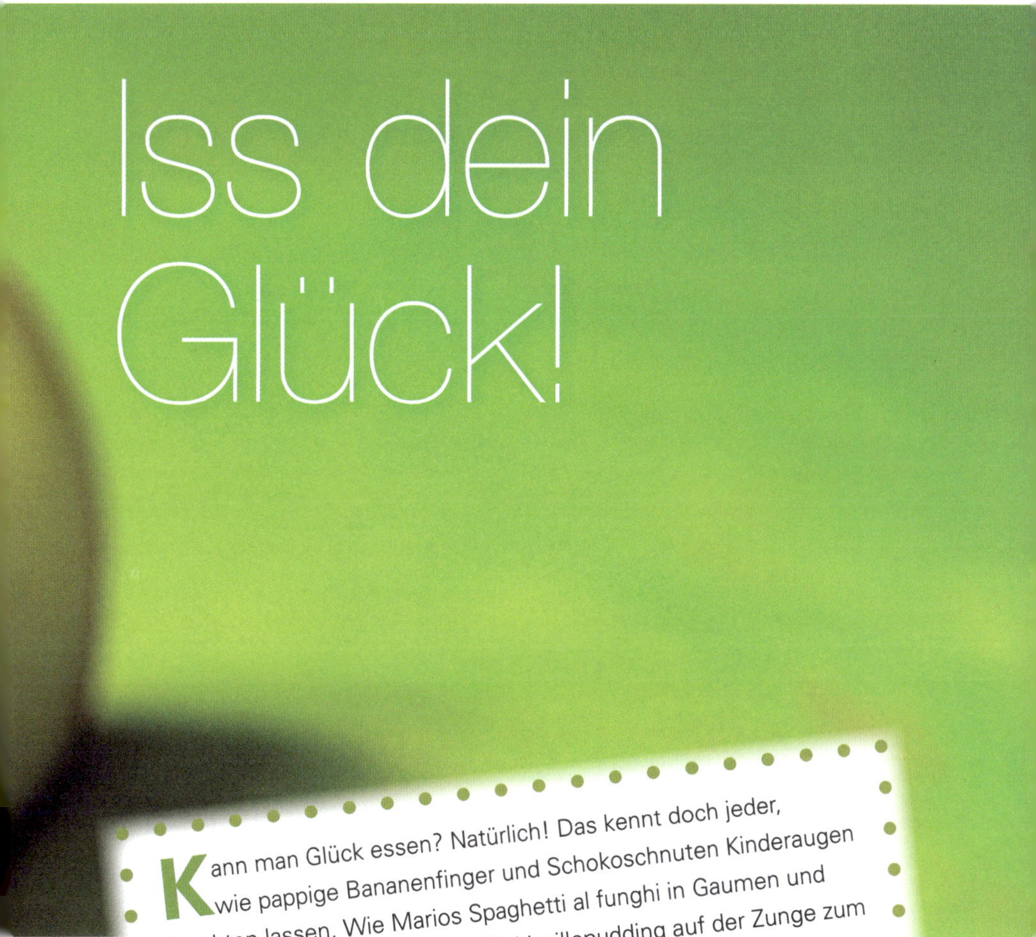

Iss dein Glück!

Kann man Glück essen? Natürlich! Das kennt doch jeder, wie pappige Bananenfinger und Schokoschnuten Kinderaugen leuchten lassen. Wie Marios Spaghetti al funghi in Gaumen und Herzen Glücksfunken legen. Wie Vanillepudding auf der Zunge zum zweitschönsten Gefühl der Welt mutiert.

Aber bitte mit Sahne!

Sahne, Banane oder Schokolade, auch Chili, Dattel, Huhn, Zitrusfrüchte, Fisch, Honig, Ingwer … Alles Mood-Food. Zutaten des Glücks oder in der Sprache der Wissenschaft: Nutritional Neuroscience. „Nahrungsmittel-Neurologie" heißt so viel wie: Man kann mit dem Essen das Gehirn dazu bringen, Glück zu erzeugen. Das müssen Sie nicht glauben, probieren Sie es einfach aus …

Wer es liebt, zu essen und zu trinken, hat ein Leben lang einen Schlüssel zum Glück. Das wahre Glück steckt natürlich nicht im Fertigprodukt. Kochen, essen, genießen gehören zusammen. Essen ist Kultur. Essen ist Treibstoff. Essen ist Gesellschaft. Dann ist essen auch Glück – und eine Droge. Denn unser Essen wirkt wie eine Pille der Pharmaindustrie auf unser Gehirn. Je nachdem, was auf dem Teller liegt, fühlen wir uns: müde, wach, gut gelaunt, fröhlich, träge oder voller Energie. Und eines steht fest: Kein Glück hat man mit Pommes, Burger & Co. Denn Fast Food macht depressiv, das fand eine Studie im Auftrag der britischen Zeitschrift „Public Health Nutrition" heraus. Frauen, die sich sechs Jahre lang hauptsächlich von Fast Food ernähren, haben ein 41 Prozent höheres Risiko, an einer Depression zu erkranken. Verantwortlich dafür sind die in Pommes, Fertigpizza und Burger enthaltenen Transfette. Sie blockieren die Ausschüttung von körpereigenen Glückshormonen.

„Schoko dämpft Liebeskummer, der Eintopf deckelt die Einsamkeit – essen tröstet, belohnt, vertreibt Langeweile …"

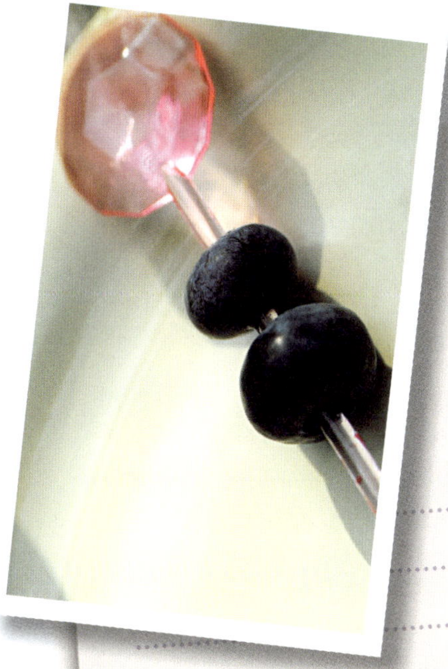

Meine Glücksbringer

Was auf dem Teller macht mich so richtig glücklich?

Die Sieben Gebote

Es gab Zeiten, da wanderte mein PMS auch in einen Familienbecher Hägen Dazz. Das war bevor ich Ernährungswissenschaften studiert habe. Bevor ich „Moodfood" verstanden habe. Dahinter steckt ein Zauber, den man jeden Tag neu entdecken kann. Ohne die richtigen Moleküle auch keine guten Gefühle. Ist so: Das Glück liegt auf dem Teller. Tanke es … Auf den rechten Weg führen die Sieben Gebote.

1. Gebot: Halte dich an die Natur!

Wenn ich nach einer schlecht geschlafenen Nacht, weil mein Hirn ausgeknockt ist, mir bei Burgerme einen Hot-Chili-Burger mit Pommes und Ketchup bestelle, dann geht es mir gut. Ganz kurz. Etwa so lange, bis der Burger im Bauch ist. Und dann geht es mir schon nicht mehr gut. Dann hält mich ein Wackerstein im Bauch vom Schweben ab. Und den Rest des Tages bin ich k.o., k.o., k.o. Und grantig. Und wer täglich Junkfood isst, ist das ein Leben lang: k.o., k.o., k.o. Und sehr traurig dazu. Wer so naturbelassen isst wie möglich, hat ein geringeres Risiko, an Depressionen zu erkranken. Weltweit zeigen Studien: Wer frisches Gemüse isst, Früchte, Fisch und Vollkornprodukte, ist viel seltener depressiv als Konsumenten von Weißmehl, Zucker und Frittiertem. Das spürt man auch aktuell, etwa eine Stunde nach dem Essen: Zu viel Glukose (Weißmehl, Stärke, Zucker) löst im Körper Insulin-Alarm aus. Der Blutzucker sinkt, was ganz schlechte Laune macht. Und Heißhunger. Wir essen wieder Glukose, Insulin-Alarm, schlechte Laune … Wir schaukeln uns selbst ins grantige Dasein. Kennen wir auch aus der Doku von Regisseur Morgan Spur-

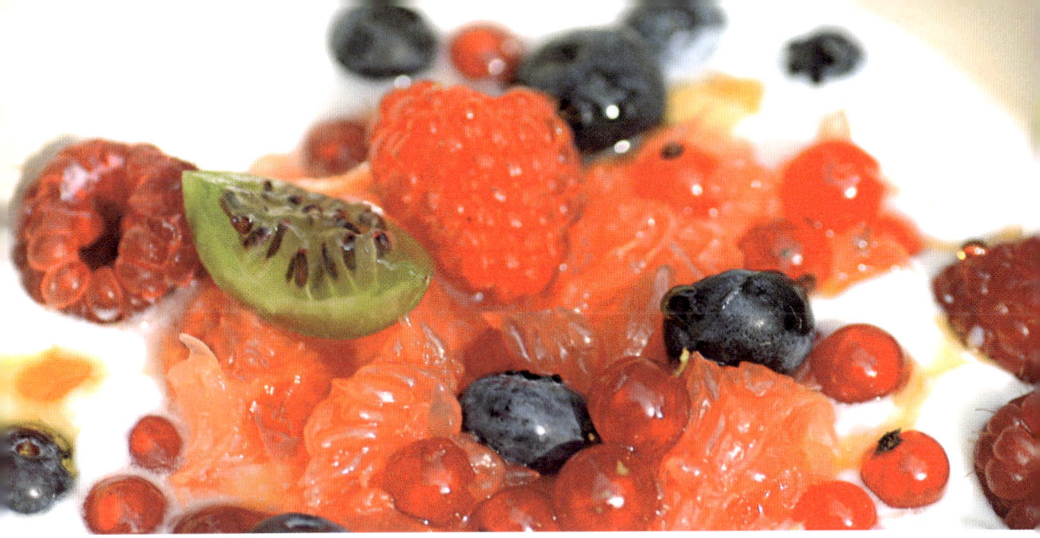

lock. Sein 30-tägiges Junkfood-„Super Size Me" endete mit 12 Kilo mehr, den Leberfettwerten einer Stopfgans und einer Befindlichkeit, die er beschreibt als „launisch, wütend, unglücklich".

Wie viel Eiweiß braucht der Mensch?

Mindestens 1 Gramm pro Kilogramm Körpergewicht, besser 1,5 oder sogar 2 Gramm.

Einen Tagesbedarf von 120 Gramm deckt man zum Beispiel so:

200 g Fisch oder Geflügel, mager	40 g
30 g Nüsse	8 g
1 Ei	10 g
50 g Mozzarella	10 g
150 g Quark	20 g
150 g andere Milch-/Sojaprodukte	7 g
1 Portion Hülsenfrüchte	10 g
2 kleine Portionen Vollkorngetreide	10 g
1 Portion Brokkoli	5 g

Eine ausführlichere Tabelle finden Sie unter: www.mybooks-suedwest.de

2. Gebot: Achte auf genügend Eiweiß!

Nicht nur unser Körper, unsere Muskeln, unsere Haut, jedes Organ besteht aus Eiweiß, sondern auch das Immunsystem ist Eiweiß pur – und das Immunsystem produziert Glück. Was passiert, wenn es das nicht tut, kennen wir alle: Dann bleiben wir im Bett liegen, unleidlich und krank. Da hat das Immunsystem zu viel mit den Erregern zu tun und keine Zeit übrig für unser Glück. Auch Botenstoffe der Wachheit, der guten Laune, der Dynamik bestehen aus Eiweiß, wie z. B.

Norephedrin, Serotonin, GABA, Acetylcholin. Und Hormone bauen sich ebenfalls aus Aminosäuren auf. Heißt: Das Testosteron schenkt uns nur Dynamik, wenn genug Eiweiß da ist. Das Wachstumshormon hält uns nur jung und fit, wenn genug Eiweiß auf dem Teller liegt. Auch unsere Gedanken sind Eiweiß pur. In Form von Neuropeptiden schicken sie das Körperglück vom Kopf in den kleinen Zeh. Und um all diese kleinen Glücklichmacher zu bilden, braucht es natürlich alle Vitalstoffe.

Glücksbringer mit viel Eiweiß

1. Fisch
2. Geflügel
3. Algen
4. Joghurt
5. Quark
6. Tofu
7. Linsen
8. Eier
9. Sprossen
10. Kohl

Glück im Kopf

Schon mal einen Rotbarsch gegessen, ohne viel Fett, nur mit Gemüse? Oder eine Schüssel Quark, nur mit frischen Beeren und ein wenig Honig? Dann fühlt man es nämlich: Lebensenergie entsteht im Gehirn. Dort findet man danach mehr antreibende Botenstoffe wie Noradrenalin oder Dopamin. Hormone und Neurotransmitter, die den Menschen wach, antriebslustig, fröhlich machen. Diese Lebensenergie kann man essen. Mit Eiweiß. Mit Huhn, Fisch und Meeresfrüchten. Mit Quark und Tofu. Das Gehirn braucht Eiweiß, braucht die gehirnaktiven Aminosäuren (Thyrosin, Tryptophan, Phenylalanin), die glücklich machen, die wach machen, die kreativ machen … Stress, Verantwortung, Entscheidungen treffen, Gehirnakrobatik verbrauchen jede Menge gehirnaktiver Aminosäuren. Gehen sie aus, schwinden Kreativität, Begeisterung und Lebensfreude.

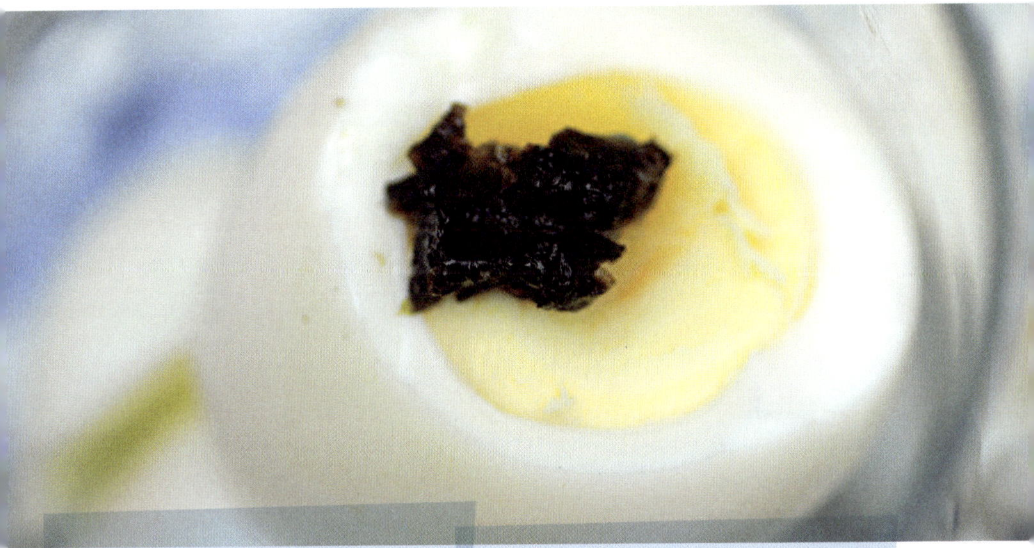

Wie kommt man an sein Glück?

1. Zu jeder Mahlzeit eine Portion Eiweiß. Und zwar 1,5 bis 2 Gramm pro Kilo Körpergewicht. Auf dem Teller abwechseln zwischen Fisch, Geflügel, Eier, Tofu, Käse, Joghurt & Co., Hülsenfrüchten. Und dazu nur essenzielle Fettsäuren, aus pflanzlichen Ölen. Und nur eine kleine Portion Beilage. Denn Fett und Kohlenhydrate bremsen das Glück aus. Wer viel wiegt, behilft sich eine Zeit lang mit einem guten Proteinkonzentrat. Wie viel Eiweiß was liefert, steht auf Seite 73.

2. Darmbakterien aufbauen. Wer schlecht verdaut, zu wenig Magensäure, zu wenig Enzyme oder eine schlechte Bakterienbesiedlung hat, der spaltet das Eiweiß unzureichend. Es kann im Darm nicht gut aufgenommen werden. Dazu lesen Sie das Kapitel „Mach den Bauch frei!" ab Seite 94.

„Die Entdeckung einer neuen Speise fördert das Glück der Menschheit mehr als die Entdeckung eines neuen Sterns."

Jean Anthèlme Brillat-Savarin (1755-1826), französischer Gastrosoph

3. Gebot: Unterstütze deinen Bauch!

Der Darm produziert mehr vom Gute-Laune-Botenstoff Serotonin als unser Hirn. Ist der Darm nicht gut drauf, weil wir seine Besiedlung mit Junkfood und Antibiotika bombadiert und zerstört haben, geht es uns gar nicht gut. Wir sind traurig. Haben keine Energie. Fühlen uns auf null. Unglaublich, aber wahr: Bakterien im Darm beeinflussen unsere Stimmung. Im Darm steckt unser zweites Gehirn. Mäusestudien zeigen: Nur ein Tag mit Zucker, Weißmehl und viel tierischem Fett verändert die Darmflora derart, dass die Mäuse ängstlicher und scheuer werden. Ja, das gilt auch für den Menschen. Schlechte Darmbakterien produzieren Gifte, die wie Botenstoffe wirken. Sie lösen Entzündungsreaktionen aus – und damit depressive Verstimmungen. Nietzsche irrt nicht:

„Aus betrübten Eingeweiden kommt kein freier, frischer Geist."

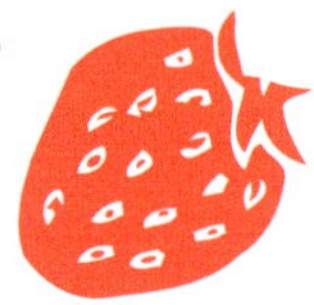

So weit sollte man es gar nicht erst kommen lassen. Gute Darmbakterien lieben Gemüse und – das ist neu! – Eiweiß! Und: Joghurt liefert wertvolle Milchsäurebakterien. Die Probiotika des Joghurts sind der neueste Schrei in der Erforschung der Nutraceuticals – der Bestandteile unseres Essens, die einen therapeutischen Nutzen haben. Studien zeigen: Probiotika verbessern die Laune und wecken chronisch Müde auf, lindern Angstgefühle. Stecken auch im Brottrunk (Seite 111) oder im Sauerkrautsaft.

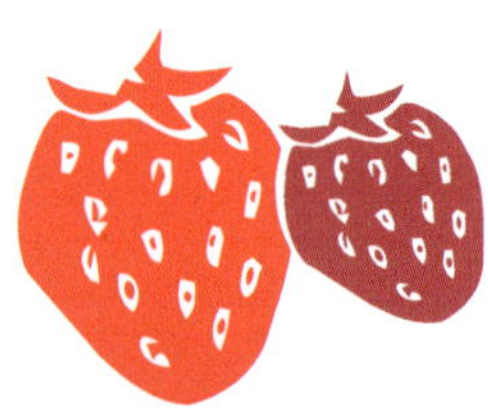

4. Gebot: Nimm Omega-3!

Unser biologisches Programm ist zwei Millionen Jahre alt. Die längste Zeit davon haben wir als Jäger und Sammler Fisch, Wildkeule, Beeren und Wurzeln gegessen. Damals hat uns der Braten mit Energie aufgeladen – aus einem einfachen Grund: Weil er bio war, Omega-3-Fettsäuren enthielt. Heute macht er müde, wie eine schwedische Studie feststellt. Ein fettreiches Essen lockt Botenstoffe, die uns die Füße hochlegen lassen. Gesättigte Fettsäuren aus Braten, Burgern, Pommes und Pizza sorgen für ein langfristiges Energiedefizit und schlechte Laune. Anders Fitfette: Lachs und Olivenöl dimmen nachweislich die Entzündungsreaktionen im Körper, die über ein schwaches Immunsystem zu übler Laune, zu Traurigkeit führen. Warum macht Lachs glücklich? In Regionen, wo viel Fisch gegessen wird, leiden die Menschen seltener unter Depressionen.

Unser Gehirn besteht zu 60 Prozent aus Fett. Fischfett. DHA. Es lässt Gedanken, Informationen schneller fließen. Und DHA macht glücklich. DHA-Fette regen die Bildung des Stimmungsaufhellers Serotonin an. Sein DHA kriegt man mit fettem Seefisch. Mit Leinöl. Mit Bio-Käse. Und auch mit Bio-Rind. Fleisch von Tieren, die im Freien auf unbelasteten Weiden grasen, enthält mehr Omega-3s.

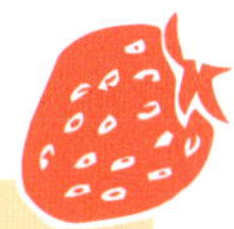

Pulverfass falsche Fettsäuren

Kann uns der Körper Glück machen? Oder halten ihn schwelende Entzündungen, Arachidonsäure davon ab? Kann man im Blut messen! **Arachidonsäure:** Zu viel dieser Omega-6-Fettsäure kann beispielsweise Arthrose, Arthritis, Rheuma oder entzündliche Darmerkrankungen auslösen. Zielbereich: 50 – 300 mg/l. **Eicosapentaensäure (EPA):** Diese Omega-3-Fettsäure hemmt Entzündungsprozesse und damit Stress, Übergewicht, chronische Erkrankungen und das Altern. EPA kommt hauptsächlich in Kaltwasserfischen wie Hering, Lachs, Makrele vor. Gut: 10 – 60 mg/l. >>

Docosahexaensäure (DHA): Gehört auch zu den gesunden mehrfach ungesättigten Omega-3-Fettsäuren, ist ein wichtiger Baustoff von Membranen, vor allem der Nervenzellen im Gehirn und der Netzhaut. DHA wirkt antientzündlich, stoppt vorzeitige Alterungsprozesse, senkt Blutdruck und Herzfrequenz. Enthalten ist DHA ebenfalls in Kaltwasserfischen wie Lachs, Makrele, Hering, Thunfisch und Sardine sowie bestimmten Algen. Zielbereich: 10 -110 mg/l

5. Gebot: Iss Süßes mit IQ!

Wir alle müssen denken. Oft viel denken. Grübeln? Setzen wir unser Gehirn unter Stress, dann mobilisiert Cortisol, das Stresshormon, Zucker und dieser Insulin. Der Blutzucker sinkt. Die Folge: Heißhunger. Die Laune rutscht in den Keller. Da holt uns Süßes wieder raus. Und deswegen essen wir Süßes, wenn wir Stress haben. Und den haben wir regelmäßig dann, wenn unsere Leistungskraft natürlicherweise runterfällt – und wir weiterhin Leistung bringen müssen. Etwa um 15 Uhr. Drum essen wir da gerne etwas Süßes. Statt uns hinzulegen. Nur sind wir dann binnen 30 bis 60 Minuten wieder schlecht gelaunt. Mitunter aggressiv. Abgesehen davon: Süßes lässt uns schlecht denken. Insulin wirkt sich negativ auf die Übertragung der Botenstoffe im Gehirn aus. Was tun? Es gibt mehrere Lösungen: Bitterschokolade ist die schnellste. Sie macht glücklich – ohne viel Zucker. Die klügste Lösung, die mit IQ 185, wäre: Eiweiß plus ein bisschen Kohlenhydrate. Die gehirnaktiven Aminosäuren von Quark oder aufgeschäumter Milch mit den gehirnaktiven Stoffen der Bitterschokosplitter oder eines Löffels Kakao (siehe Seite 39) und eines Löffelchens Honig.

Die richtigen Kohlenhydrate, kombiniert mit Eiweiß, heben über Nervenbotenstoffe und Hormone die Laune an.

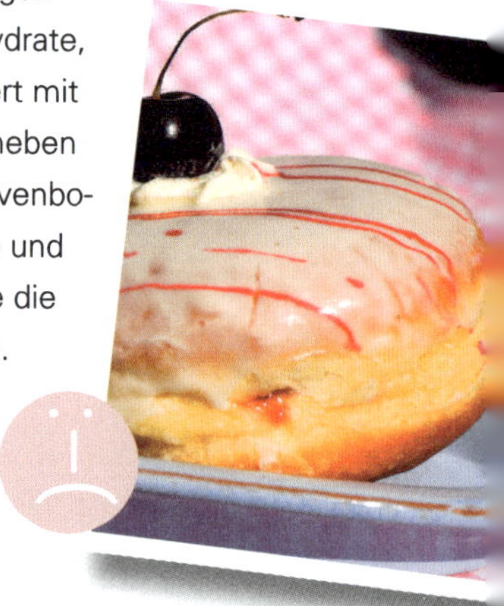

6. Gebot: Meide die Trauerkombi Fett & Zucker!

Oft kommen wir ziemlich fertig nach Hause. Und wollen unser Energieloch, unsere Einsamkeit, unseren Tagesfrust mit Essen zudecken. Unsere Seele verlangt nach Zucker plus Fett. Weil sie irgendwann einmal gelernt hat: Die Pizza, die Praline, der Eisbecher … das tut gut. In Wahrheit braucht die Seele Streicheleinheiten. Kalorienfrei …
Etwa 70 Prozent, vor allem Frauen, sagen von sich selbst, dass sie Kohlenhydrate brauchen. Ja, süchtig danach sind. Wir therapieren mit Schoko, Pasta, Pizza und Dessert unseren Mangel an dem Zufriedenheitsbotenstoff Serotonin. Fest steht: Süßes, vor allem kombiniert mit Fett, befreit uns von negativen Gefühlen wie Angst oder Müdigkeit – doch leider nur kurzfristig. Und mit Nebenwirkungen auf der Hüfte.

Man kann sein Glück aber auch clever kombinieren: Huhn mit Gemüse, Käse mit Tomaten, Eier mit Roggenschrotbrot, Fisch mit zwei kleinen Kartöffelchen. Viel Eiweiß plus ein bisschen Kohlenhydrate. Dann locken Tryptophan (Eiweißbaustein) plus Kohlenhydrate den Botenstoff Serotonin, der entspannt, der Stress abbaut, Ruhe einkehren lässt – und später, in Form eines Glases Milch mit Honig, auch das Sandmännchen einlädt.

I feel good-Tipp

Eine Fettsäuremessung kostet etwa 85 Euro. Ist aber nicht nötig, wenn Sie wissen, dass Sie sich nicht besonders gut ernähren – gut bedeutet: zwei Mal die Woche fetten Seefisch, täglich Leinöl, nur bio, kein Junkfood (Transfettsäuren), wenig rotes Fleisch –, dann können Sie davon ausgehen, dass Ihre Fettsäuremuster katastrophal sind, Sie auf einem gesundheitlichen Pulverfass sitzen und einfach etwas ändern sollten. Einfach mal ausprobieren, wie es sich anfühlt, dem Körper wieder Omega-3s anzubieten.

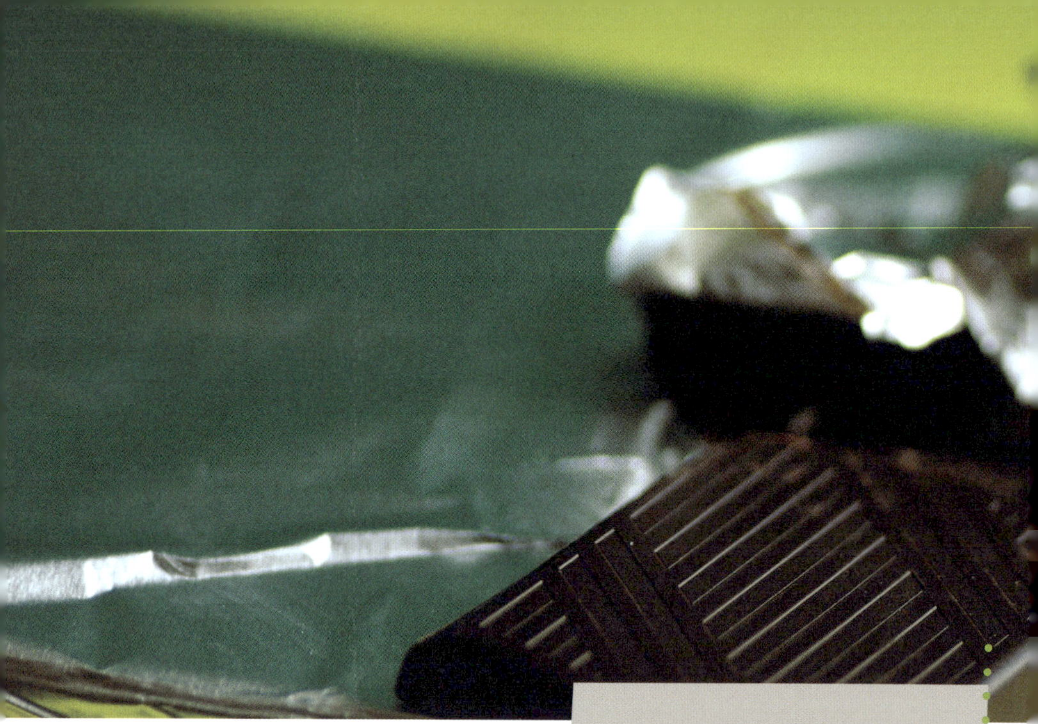

Honig ist übrigens ein idealer Glücksbringer. Das Glück schmeckt süß. Und Honig, so haben US-Wissenschaftler festgestellt, ist besser für sportliche und geistige Leistungskraft als jeder Energie-Drink, jeder Traubenzucker, jede Nudel-Orgie.

Bitte Bitterschokolade

Stress heißt: Notsituation. Das Gehirn verlangt nach mehr Kalorien. Nach Soulfood, nach Fett kombiniert mit Zucker. Nach Schokolade. Denn Stress drückt die Laune. Und das Gehirn mag aber gute Laune. Darum will es süß. Damit die Nervenbotenstoffe des Glücks, Dopamin und Serotonin, ansteigen. Und über Zucker macht Stress uns viel Insulin (Blutzuckerhormon) im Körper. Und solange Insulin im Blut schwimmt, bleibt das Fett auf der Hüfte liegen.

Also: Stress ist immer stärker als der Wille. Muss man nachgeben. Mit Bitterschokolade. Die hat einen niedrigen GLYX, lockt wenig Insulin, schlägt nicht an.

Gibt es in herrlichen Variationen – auch mit Chili!

7. Gebot: Hab keine Angst!

Wer Angst hat vor Kalorien, Fett, Kohlenhydraten & Co., kann gleich den ganzen Tag Zucker essen. Wenn man vor dem Essen Angst hat, ist das nichts anderes, als wenn man vor einem Hai Angst hat. Dann schüttet der Körper Stresshormone aus. Die bauen die Zuckervorräte im Körper ab, die gehen ganz schnell ins Blut. Der Blutzucker steigt. Insulin steigt. Und dieses Hormon stoppt den Fettabbau. Wer sein Essen nicht genießt, gefrustet ist, der tut also theoretisch nichts anderes, als den ganzen Tag Zucker zu essen. Ein Pfund Zucker in den Blutkreislauf schicken. Viel Insulin locken … Deswegen macht Stress dick. Machen schwere Gedanken dick … Und das Ganze macht sehr, sehr unglücklich.

„In Deutschland keimt eher ein Sack Grünkern durchs Nadelöhr, als dass das Essen als Quelle der Lust angesehen wird."

Wolfram Siebeck

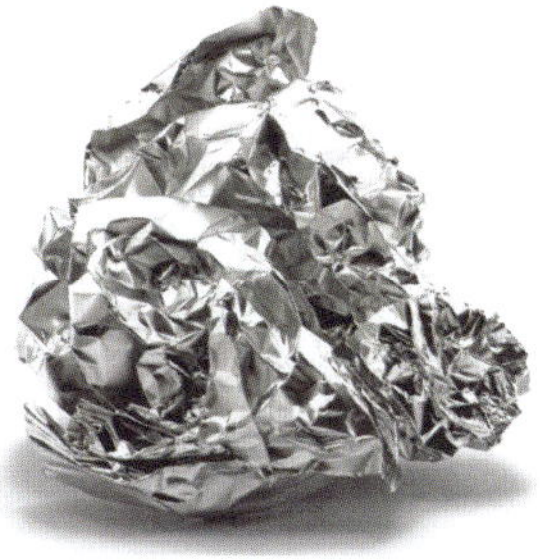

I feel good

Aktion

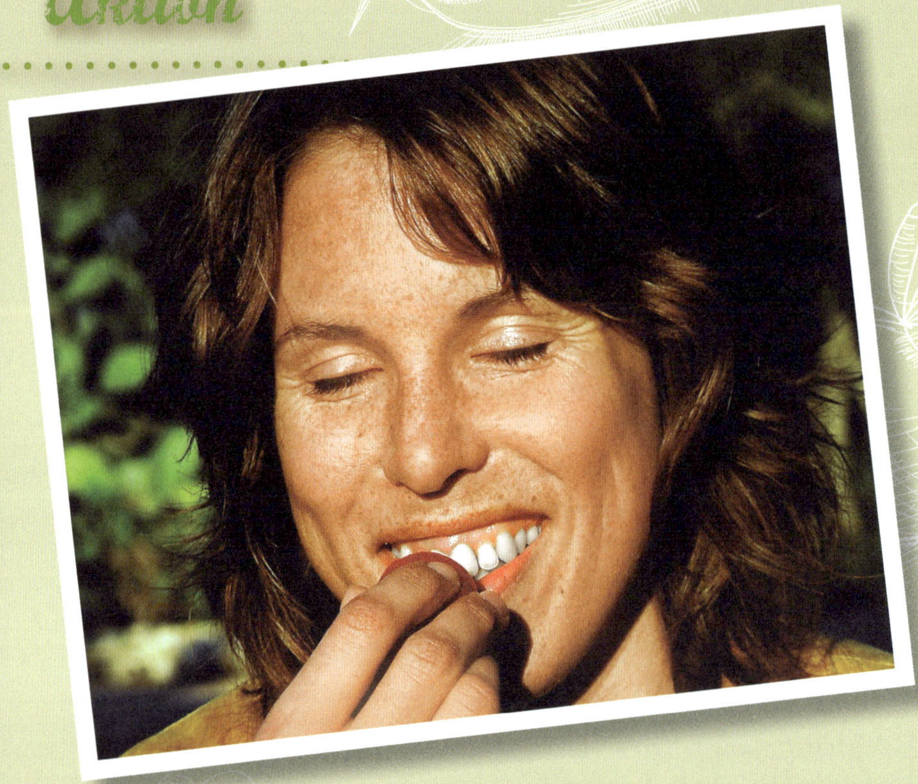

Essen ist für mich …

Jetzt setzen Sie sich mal hin und schreiben Sie auf, was Essen & Trinken für Sie ist. Und was Sie eventuell fürchten. Von Salmonellen im Eis bis zur Kalorie in der knusprigen Hähnchenhaut. Einfach mal herausfinden …

Essen ist für mich …

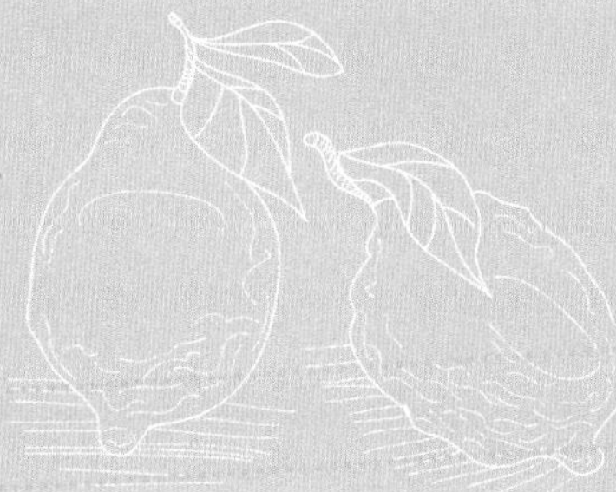

ifeelgood-Essen von A bis Z

Das Glück ist bunt. Die Banane versorgt mit dem Glücksbotenstoff Serotonin, Blaubeeren fördern Geistesblitze und hellen mit Anthocyanen die Stimmung auf. Der Akazienhonig süßt uns Glücksgefühle, ohne viel Insulin zu locken. Die Kokosnuss liefert das Gute-Laune-Spurenelement Selen. Und Chili trägt mit seiner Schärfe wissenschaftlich fundiert zu unserem Glück bei: in Form von Endorphinen. Ein Apfel hält den Blutzuckerspiegel für die nächsten Stunden konstant, was gute Laune und einen regen Geist fördert. Zimt und Muskat würzen mit Stimmungsaufhellern. Und das Öl von Leinsamen lässt nicht nur bei Hunden das Fell glänzen und die Augen strahlen. Es liefert auch uns glücklich stimmende Omega-3s. Und noch mehr Drogen vom Teller: Grünes Gemüse und Salat stärken das Gedächtnis und heben die Stimmung mit Folsäure. Nur fünf Walnüsse täglich senken das Infarktrisiko um 52 Prozent, und natürlich tragen sie bei zu guten Nerven und guter Laune – mit essenziellen Fettsäuren, Eiweiß und Magnesium. Noch nicht satt davon? Na, dann eben: Glückstrunken von A bis Z.

Avocado: In den dunkelgrünen Früchten steckt besonders viel vom Glücksbotenstoff Serotonin. Der hebt die Stimmung, reduziert Schmerzen und entspannt. Ebenfalls gute Serotonin-Spender: Ananas, Trauben, Papayas, Tomaten, Buttermilch, Nüsse.

Austern: Die Muscheln sind die reinsten Mineralstoff- und Vitaminbomben, weil sie viel Zink, Kalium, Phosphor, Kalzium, Magnesium, Eisen, Natrium und Kupfer enthalten und dazu noch die Vitamine A, B, D und E. Das Spurenelement Zink gilt als luststeigernd, weil es an der Bildung des Sexualhormons Testosteron beteiligt ist. Viel Zink steckt auch in Weizenkleie und Sonnenblumenkernen.

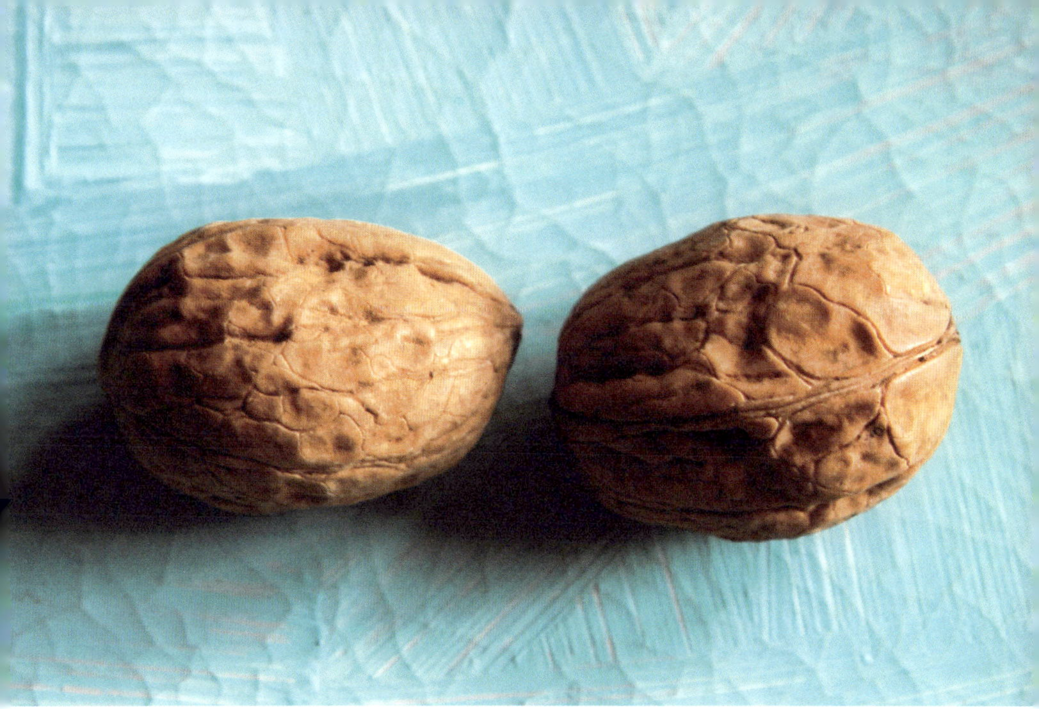

Banane: enthält Serotonin oder Norepinephrin. Die Banane gehört – neben Walnüssen und Ananas – zu den Glücksbringern aus der Natur. Ebenso Datteln und Feigen, Dinkel, Amaranth und Weizenkeime.

Blaubeeren: Anthocyane hemmen Enzyme, die für den Abbau wichtiger Botenstoffe verantwortlich sind, wie Dopamin und Serotonin. Das macht nicht nur das Hirn leistungsfähiger und hellt die Stimmung auf, sondern beugt auch Krankheiten wie Depressionen und Parkinson vor.

Chilischoten: Der Wirkstoff Capsaicin ist für deren Hitze und Schärfe verantwortlich. Der Körper reagiert mit der Ausschüttung von Endorphinen. Sie wirken schmerzhemmend, beruhigend und angstlösend, schaffen eine wohlig-glückliche Stimmung. Auch gut: Peperoni, Meerrettich und Senf.

Essig: Sauer macht lustig. Saure Lebensmittel, wie Zitrone, guter Essig und Sauerkraut machen gute Laune. Indem sie den Säure-Basen-Haushalt in die Balance bringen. Und zwar: entsäuern! Übersäuerung durch Fleisch, Alkohol, Nikotin, Fertigprodukte macht nämlich müde und antriebsarm. Ich empfehle vor dem Essen die römische Posca (Essigwasser): ein milder Wein- oder Apfelessig im Verhältnis 1:4 mit Wasser verdünnt.

Feldsalat: Er liefert Folsäure. Studien belegen, depressive Menschen haben wenig von diesem B-Vitamin im Blut. Fehlt dem Körper das Vitamin, sinkt auch die Serotoninkonzentration im Gehirn. Noch ein Glücksstoff steckt im grünen Gemüse: Eisen. Mit Eisen stellt der Körper Dopamin her.

Fisch, fett: wie Makrele, Thunfisch, Seelachs, Hering liefert die mehrfach ungesättigte Omega-3-Fettsäure, die die Bildung von Serotonin anregt. Die Omega-3s Docosahexaensäure (DHA) und Eicosapentaensäure (EPA) wirken antidepressiv, weil sie die Bildung chemischer Botenstoffe (Zytokine) hemmen, die an der Entstehung von Depressionen beteiligt sind. Auch Leinöl und Bio-Käse füllen die DHA-Tanks wieder auf.

Fleisch, bewegtes: am besten mager und bio, ist reich an Tryptophan. Enthält auch die stimmungsaufhellenden Aminosäuren Phenylalanin, Tyrosin und Methionin.

Grünkohl: Darin steckt Folsäure. Dieses wasserlösliche Vitamin stimuliert die Produktion der Botenstoffe Dopamin und Noradrenalin – und die machen relaxed. Gute Folsäure-Lieferanten sind auch grünes Blattgemüse, etwa Spinat, sowie Brokkoli, Rote Bete, Vollkornprodukte, Eier und Milch.

Hülsenfrüchte: Linsen und Bohnen enthalten viel Tryptophan. So wie Cashewkerne, Paranüsse, Sojabohnen, Käse und Quark. Intelligent kombiniert mit Kohlenhydraten (Pellkartoffeln mit Kräuterquark) entsteht Serotonin, und das sorgt für gute Laune.

Ingwer: enthält den Scharfstoff Gingerol – und der macht fröhlich. Gingerole wirken schmerzhemmend und im Darm als Gegenspieler zum Hormon Serotonin.

Kaffee: macht wach und senkt den Melatoninspiegel. Und das kurbelt die Ausschüttung von Serotonin an, weckt das Glück auf.

Kakao: enthält viel Tryptophan. Jetzt wissen Sie, warum wir Frauen Schokolade gegen das Prämenstruelle Syndrom essen. In Bitterschokolade steckt viel Kakao – mehr als 70 Prozent.

Muskatnuss: Der Hauptwirkstoff der Muskatnuss, das Myristicin, soll eine berauschende und anregende Wirkung haben.

Nüsse & Samen: Sie versorgen uns mit den Vitaminen B1, B2 und B6. Diese sind wichtig für die Nerven im Gehirn, für seelische Ausgeglichenheit.

Paprika: liefert viel Vitamin C. Das unterstützt das Enzym Dopamin-beta-Monooxygenase bei seiner Produktion von Adrenalin und Noradrenalin – Botenstoffe der guten Laune. Auch gut: Zitrusfrüchte.

Petersilie: Ihre ätherischen Öle Apiol und Linalol regen an und vertreiben schlechte Laune und Niedergeschlagenheit. Funktioniert auch mit Koriander.
Kräuter am besten frisch gehackt übers Essen streuen.

Reis: Beim Abbau stärkehaltiger Lebensmittel wird die Aminosäure Tyrosin in die beruhigenden Glücksbotenstoffe Dopamin und Noradrenalin umgewandelt. Übrigens: Eine Portion Nudeln oder zwei kleine Kartoffeln haben dieselbe Wirkung.

Senf: Die Glucosinolate des Senfs haben eine positive, stimulierende Eigenschaft, helfen das Fett verdauen, freuen das Darmhirn.

Tomaten: Farbige Lebensmittel haben einen positiven Effekt auf die Psyche: Tomatenrot regt an, ebenso wie rote Paprika, Kirschen, Erdbeeren. Blau beruhigt, so wie Pflaumen, Trauben, Auberginen. Gelbe Ananas und Paprika heitern auf, und grüne Peperoni, Bohnen und Erbsen entspannen.

Walnuss: In 100 Gramm stecken 9,1 Gramm der wichtigen alpha-Linolensäure. Dazu sind die Nusskerne reich an Zink (ein wichtiges Spurenelement für Libido, Immunsystem, Leber und Haare) und Kalium (fürs Herz), außerdem enthält sie Magnesium, Phosphor, Eisen, Kalzium und die Vitamine A, B1, B2, B3, C, E sowie Pantothensäure.

Zimt: Wärmt von innen. Bitte den teureren Ceylonzimt verwenden – denn der enthält kein gesundheitsschädliches Cumarin wie der billige Cassia-Zimt. Und natürlich wärmt auch Curry von innen – und Thymian und Oregano, die ganze Vielfalt der Gewürze.

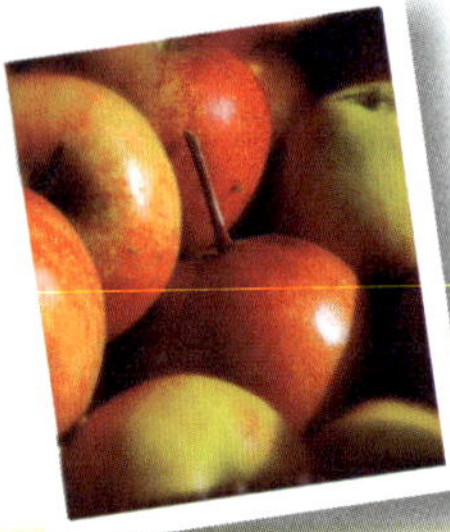

Meine Glücksrezepte

Apfelschnitze essen

„One apple a day keeps the doctor away" – und vier verlängern das Leben. Der Apfel entstresst, putzt die Zähne, beugt Krebs vor, schützt das Herz. Aus der Hand, als trüber Saft, als Bratapfel mit Honig und Zimt lockt er Glücksgefühle hinter dem Ofen hervor. Und: Zu Apfelringen gedörrt, ist er die ideale Antwort auf Süßhunger. Lust auf eine eigene Ernte? Einen Apfelbaum kann man mieten, für 44 Euro/Jahr: www.apfelbaumpatenschaft.de

Antipasti

Glückskonserve fürs ganze Jahr: Gemüse für die schlanke Linie – Vitalstoffe für das Immunsystem. Auberginen, Paprika, Zucchini, Champignons, Zwiebeln, Knoblauch auf ein Blech geben, mit Meersalz, Pfeffer und Kräutern der Provence würzen, mit Balsamico und Olivenöl marinieren. Im Backofen bei 220 Grad 40 Minuten garen. Ab und zu umdrehen. Heiß in saubere Einmachgläser füllen. Mit Olivenöl aufgießen.

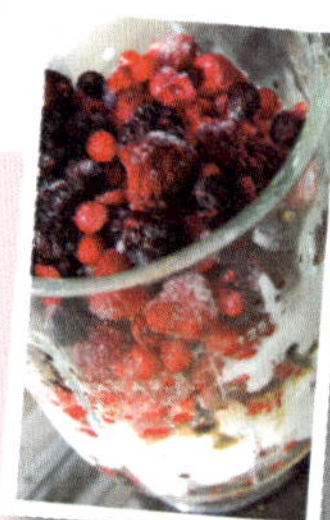

Blitz-Eis

Ein schlanker Sommer ohne Eis? Nee, wo bleibt denn da der ifeelgood-Faktor? Hier ist die Basis für mehr Serotonin im Kopf. Liefert viel Eiweiß, kaum Fett und ist in 5 Minuten fertig: 250 g Joghurt mit 1 EL Vanille-Rohrohrzucker und 2 EL Zitronensaft und 250 g angetauten Beeren im Mixer zum gesündesten Eis der Welt verquirlen. Gleich oder am Stiel genießen: in Espresso-Tassen füllen, mit Alufolie abdecken, in die Mitte ein Loch stechen. Kaffeelöffel hineinstellen, 6 Stunden einfrieren.

Happy-Pudding

Die Stärke im Puddingpulver macht dick. Aber nur, wenn man zu viel davon isst. Und wenn man das Ganze dann nur mit schlechtem Gewissen genießt. Sie können sich einen Pudding auch superleicht selbst machen.
Das Rezept steht im „Hey-Heißhunger"-Buch: 500 ml ungesüßten Sojadrink mit 4 TL echtem Kakaopulver bei mittlerer Hitze erwärmen. Mit etwas Rohrzucker, Chili und Zimt würzen. Dann 2 TL Johannisbrotkernmehl in die warme Soja-Milch einrühren, unter Rühren aufkochen, bis der Pudding gebunden ist. Genießen!

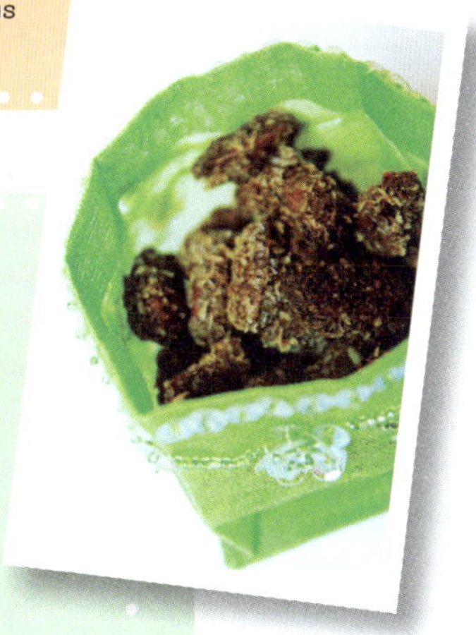

Glückskekse

Backen Sie schnelle Plätzchen mit hohem Glücksfaktor (Gewürze!) und niedrigem GLYX – also gut zu Mr. Heißhunger, gut zur Linie.

1. 2 Eier mit 2 EL Birnendicksaft im heißen Wasserbad schaumig schlagen.
2. 1/2 TL Zimtpulver, 1/4 TL gemahlene Nelken, 1 Prise frisch geriebene Muskatnuss, 250 g gemahlene Mandeln und 50 g gehackte Mandeln unterziehen.
3. Blech mit Backpapier auslegen. Mithilfe von zwei Teelöffeln kleine Häufchen aufs Blech setzen, in den kalten Ofen schieben und bei 180° (Umluft 160°) 15 bis 20 Minuten backen.

Gewürzkraft

Zimt, Ingwer, Anis, Kardamom, Muskat, Nelken enthalten ätherische Öle, für freie Atemwege, gute Verdauung – und herrliche Laune. Außerdem hellen scharfe Gewürze, vor allem Chili, jede Depri-Stimmung auf.
TIPP für den morgendlichen Gute-Laune-Cappuccino: Kardamom in einer Pfanne leicht anrösten, im Mörser zerkleinern. Mit Zimt, Vanille, Kakaopulver individuell mixen. In ein Glas füllen, verschließen. Morgens über den Milchschaum stäuben.

Honigwasser

Die ayurvedische Medizin empfiehlt morgens nach dem Aufstehen ein Glas warmes Zitronenwasser mit Honig. Für ein starkes Agni (= Verdauungsfeuer) – die Voraussetzung für ein gutes Immunsystem.

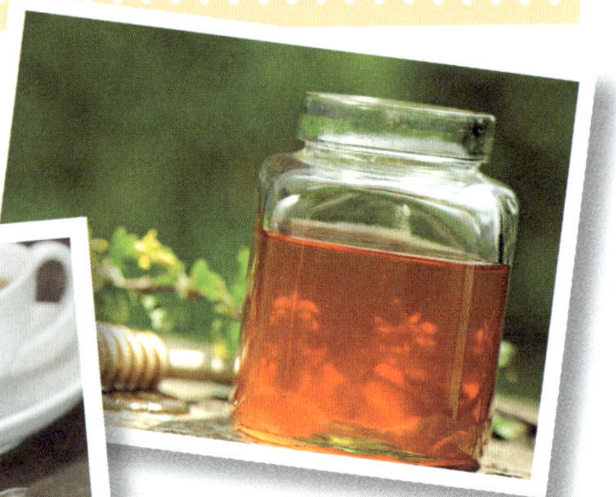

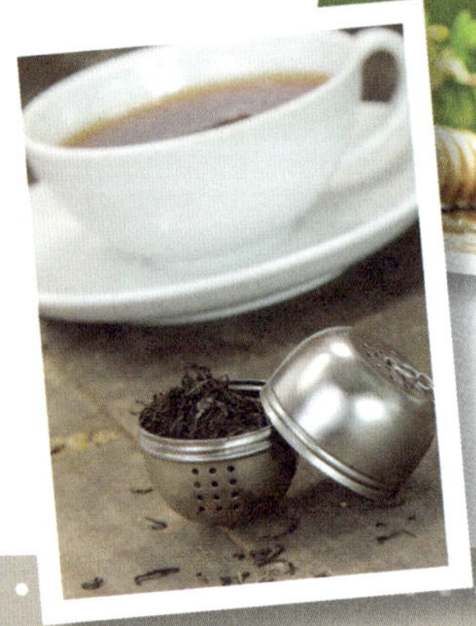

Tee trinken

„Tee weckt den guten Geist und die weisen Gedanken. Er erfrischt deinen Körper und beruhigt dein Gemüt. Bist du niedergeschlagen, so wird Tee dich ermutigen." Shen Nung, chinesischer Kaiser, um 2800 v. Chr.

Zaubertrank

Kombucha, der Teepilz aus Asien, verwandelt eine Kanne gezuckerten schwarzen oder grünen Tee in eine kleine biochemische Gesundheitsfabrik. Verjüngt, stärkt die Abwehr, macht fröhlich und lädt mit Energie auf. Täglich ein Glas zum Essen trinken! Ins Gesicht tupfen: erfrischt, reguliert den Säureschutzmantel, schützt die Haut vor Wind und Wetter. Pilz bestellen unter: www.original-kombucha.de

Zellschutzcocktail

Man nimmt ein paar Zauberstoffe aus der Natur, und aus dem Mixer kommt eine Basislebensversicherung für jede Körperzelle: Vitalstoffe satt.

1. 125 g tiefgekühlte Beeren in den Mixeraufsatz geben, schon mal antauen lassen. ½ rosa Grapefruit, 1 Orange, ½ Zitrone auspressen und den Saft über die Beeren gießen. Deckel drauf, fein zerkleinern.
2. 200 ml Buttermilch reingeben. 2 TL Leinöl, 4 TL Hefeflocken, 2 TL Akazienhonig, 1 Prise Zimt dazu und nochmals alles kurz durchmixen. In zwei große Gläser gießen, mit Minzeblättchen garnieren.

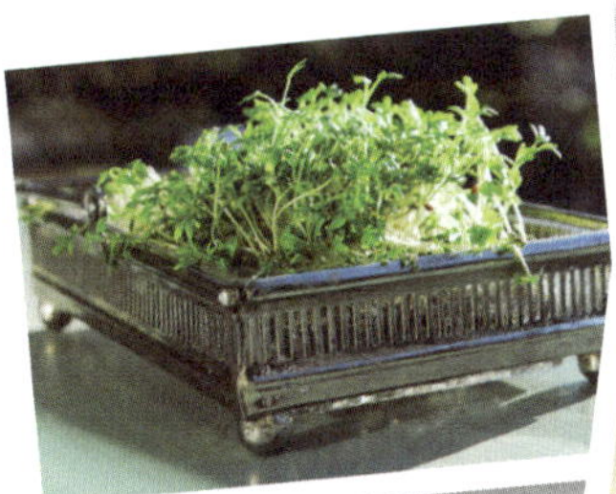

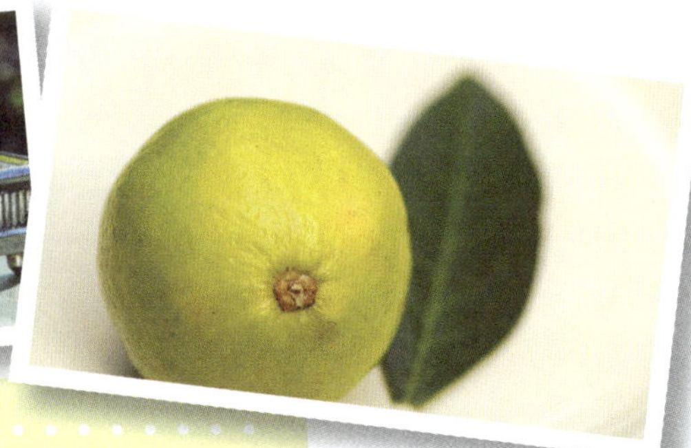

Zitruslaune

Man muss nur an Zitronen schnuppern – schon wacht man auf, kriegt gute Laune. Aromatherapie! Erst recht in Kombination mit Pasta.

Für laue Sommerabende das Rezept: Zitronenfrisches Basilikum-Pesto. 1 großes Bund Basilikum, 1 Knoblauchzehe, 40 g Pinienkerne, ½ TL Meersalz, Saft und Schale von ½ Bio-Zitrone im Mixer pürieren, nach und nach 80 ml Olivenöl und 40 g geriebenen Parmesan dazugeben. Mit Salz und Pfeffer abschmecken.

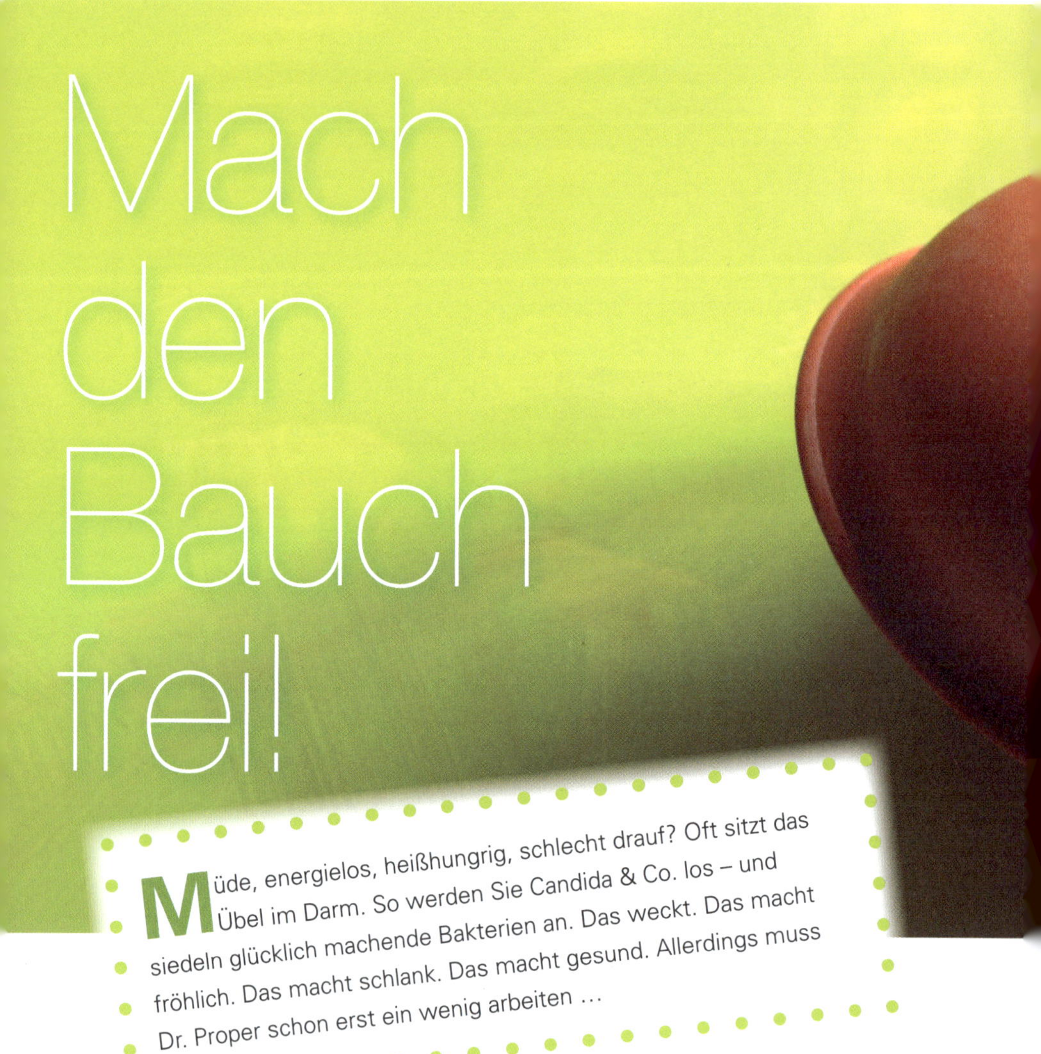

Mach den Bauch frei!

Müde, energielos, heißhungrig, schlecht drauf? Oft sitzt das Übel im Darm. So werden Sie Candida & Co. los – und siedeln glücklich machende Bakterien an. Das weckt. Das macht fröhlich. Das macht schlank. Das macht gesund. Allerdings muss Dr. Proper schon erst ein wenig arbeiten …

Hausputz!

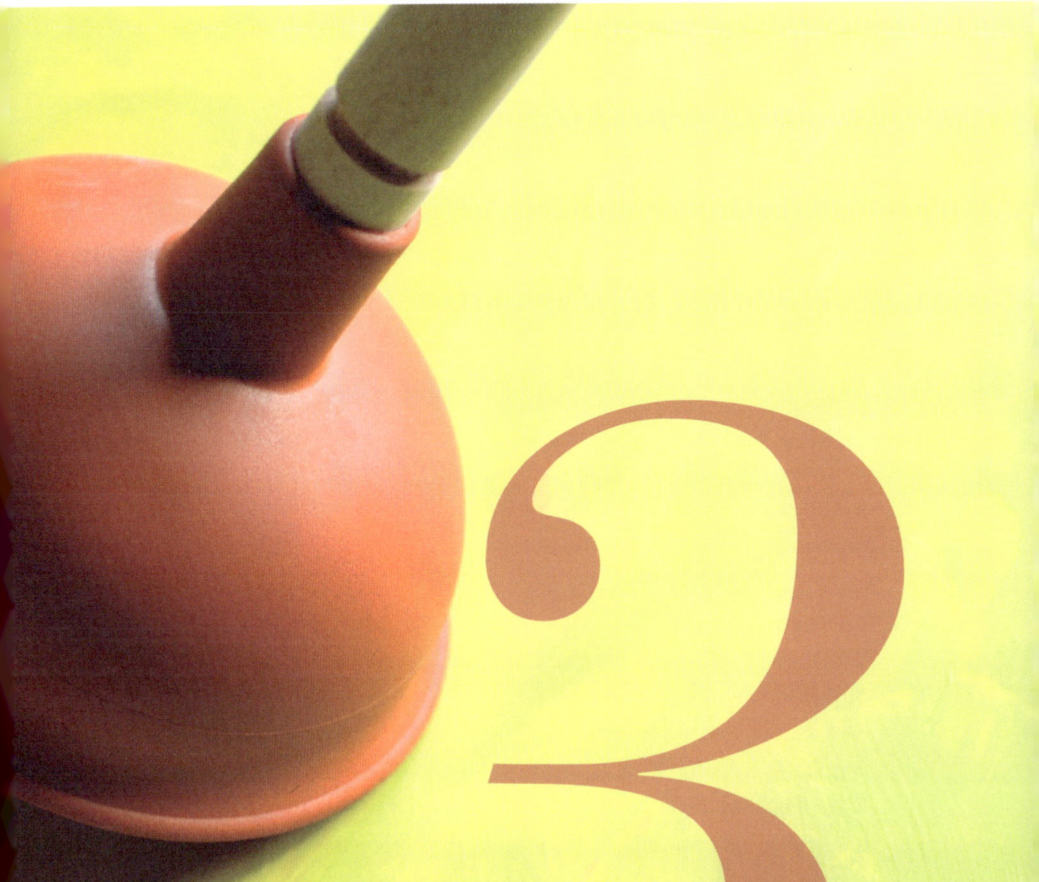

3

Der Unglückspilz

Eine meiner Lieblingssendungen (neben „Dr. House") ist „Grey's Anatomy". Da sah ich kürzlich eine Episode, in der war eine junge Frau ein wenig arg hypochondrisch veranlagt und hat wegen eines Pickels ganz viel Breitbandantibiotika genommen. Die hatte dann einen sehr dicken, aufgeblähten Bauch und ständig Bauchweh und war mehr als schlecht drauf, um nicht zu sagen depressiv.
Die Ärzte diagnostizierten: keine gute Bakterienflora mehr. Die bekam sie dann nach viel Ehekrach wieder – von ihrem Ehemann. Da hörte ich dann das erste Mal von der „Fäkaltransplantation". Und das gibt's nicht nur in TV-Serien, das lehrt man heute auch die Ökotrophologen.
Das ist nämlich auch ein durchaus ernst zu nehmender Weg, um nützliche Bakterien wieder vor Ort anzusiedeln. Damit der Mensch wieder gesund, wieder glücklich wird. Es gibt aber auch andere Wege – noch besser ist allerdings, die guten Bakterien gar nicht erst zu verlieren.

Huch, Candida!

Irgendwann passiert etwas, woran keiner denkt: Wir nehmen Antibiotika oder essen sie mit dem Putenschnitzel, und das verändert das ganze kulturelle Leben in unserem Darm. Die guten Bakterien sterben ab. Denn einer macht sich breit: der Candida.
Ich war müde. Ich war schlaflos. Ich hatte keine Energie. Ich war süchtig nach Zucker pur. Gummibärchen, riesige. Zucker ohne Fett. Quarkschüsseln mit Bananen. Zucker im Tee. Dick Marmelade auf

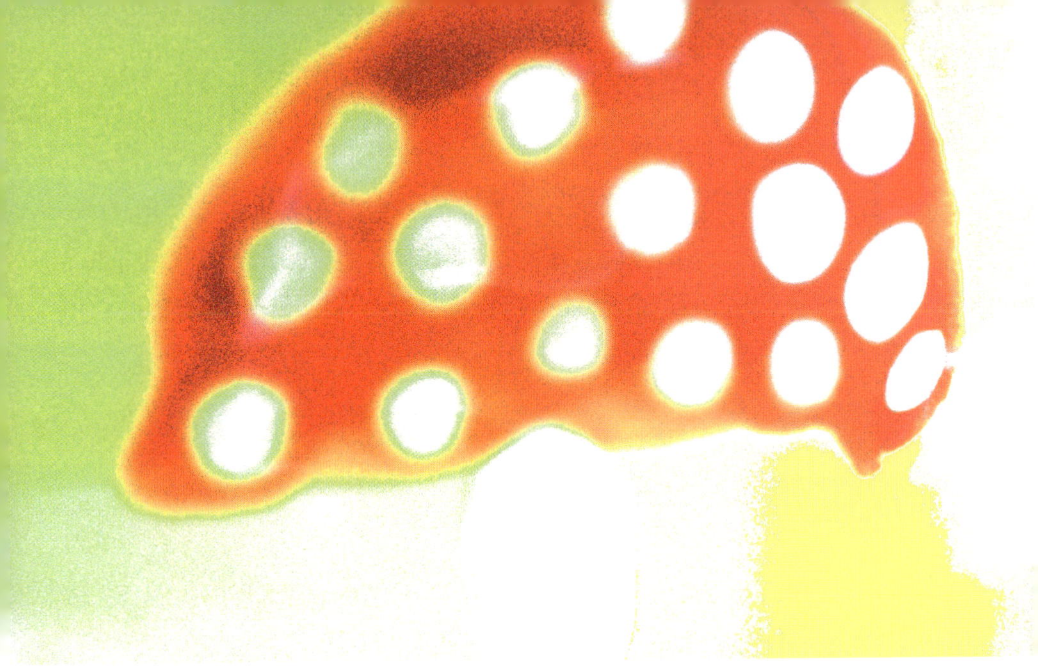

dem Vollkornbrot. Und das mochte ich früher nie. Ich war immer eine ganz Herzhafte. Und: Ich hatte einen Bauch wie eine Sommerweide-Kuh. Bevor der platzte, ging ich dann doch lieber zum Arzt. Genauer: zu einer Naturheilärztin. Frau Dr. Pflüger hat dann zu mir gesagt: „Sie haben zu viel Candida. Viel zu viel."

„Menschenskinder", hab' ich mir gedacht, „ausgerechnet du! Das darfst du ja keinem erzählen. Eine Gesundheitsexpertin mit Candida. Das ist ja noch schlimmer als ein Fußballer mit Rasenallergie (Mike Hanke!)."

Heißhunger oder Hypochondrie?

Der gemeine Hefepilz Candida galt lange Zeit als Hypochonder-Märchen: „Ja, ja, Sie haben in der Zeitschrift was über Candida gelesen. Dann legen Sie sich lieber gleich mal hin zum Sterben ..." Nun, heute kann man die Pilz-Belastung Gott sei Dank messen – das weiß leider nicht jeder Arzt. Jedenfalls: Der Pilz lebt von Zucker. Futtert einem also den Zucker weg. Darum macht der uns einen unbändigen

Hunger auf Zucker. Und darum kann man ihn auch wunderbar aushungern. „Kein Zucker, keine Hefe." Vier Wochen lang.
In der Zeit verhungert der Pilz nämlich. Dann siedelt man neue Bakterien an. Und das kann sich keiner vorstellen, wie man aufwacht, wenn die Candidas fort sind. Und wie man auf einmal (wieder) gut drauf ist.

Vier Wochen kein Zucker, keine Hefe

Ehrlich gesagt denkt man sich da als Ernährungs-Expertin: kein Problem! Bevor man mit dem Denken anfängt. Dann ahnt man ziemlich bald, dass es nicht „kein Problem" ist, sondern eine riesige Katastrophe. Da bleibt nämlich nix übrig. So gut wie nix, was landläufig gut schmeckt. Keine Früchte (nur zwei Äpfel), kein Honig, kein Fertigprodukt, keine Gemüsesuppe (Hefeextrakt), keine Semmel (Brötchen), kein Weißmehl, kein Blaukraut (20 Prozent Zucker!), kein Senf … kein gar nichts. Und schon gar kein Faschingskrapfen!

Vorsicht, Nebenwirkungen!

Mit der Anti-Candida-Diät nimmt man ganz schön ab. „Kein Zucker" hungert nicht nur die Candidas aus, sondern auch die Fettzellen – und das Rheuma und die Krebszellen … Und was mit der Seele passiert, ist sensationell. Man glaubt nicht, wie einen so eine Schar Pilzlein ins Unglück stürzen kann. Erst geht es einem so gar nicht gut. Zuckerentzug ist wie Drogenentzug. Mit Entzugserscheinungen verbunden. Darum sollte man seine Anti-Candida-Diät auch nicht anfangen, wenn es einem grad ganz schlecht geht. Aber dann … So gut drauf war ich seit Jahren nicht mehr!
Kein Zucker, keine Hefe – das geht schon irgendwie. Man muss nur die erste Woche schaffen – und dann schmeckt einem der Joghurt auch Natur pur, isst man die Wurst ohne Senf, fehlt einem Süßes nicht mehr. Bis auf den einen Faschingskrapfen …

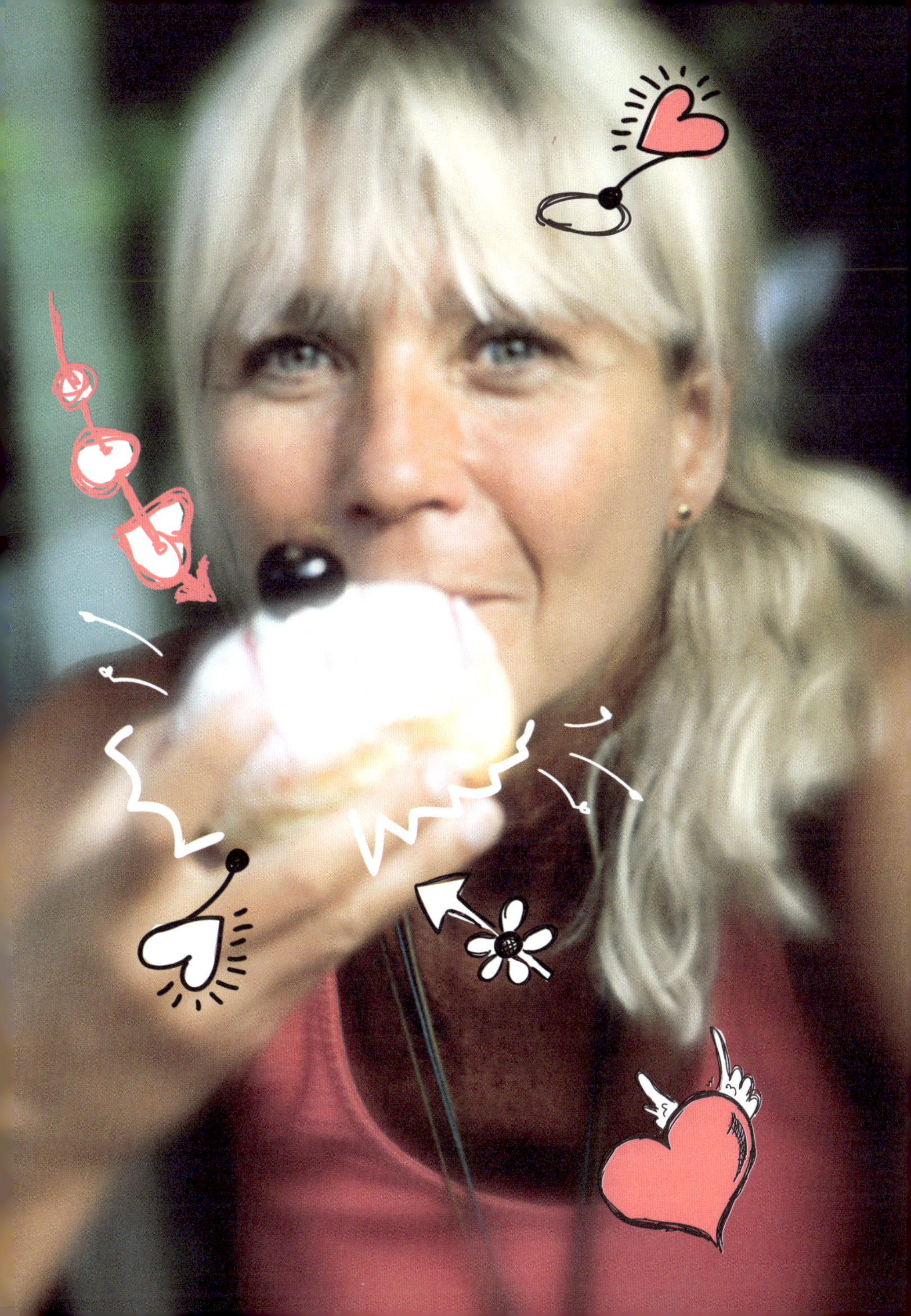

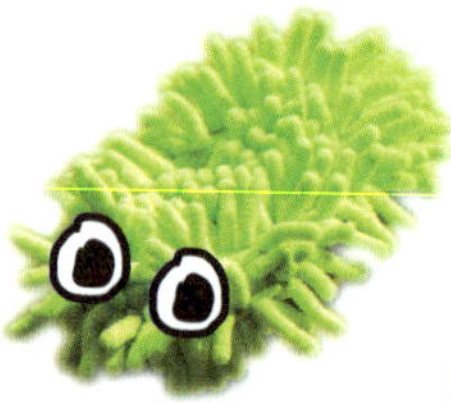

Hallo Darmputz!

„Die im Zivilisationsdarm massenhaft erzeugten Stoffe sind so giftig, dass eine kleine Dosis davon genügt, um – in Form einer Injektion verabreicht – ein Versuchstier zu töten", sagt Dr. med. Erich Rauch. Gruselig, gell?
Früher war es gang und gäbe, dass man ein Mal im Jahr seinen Darm gründlich durchgeputzt hat. Das hat sogar die Kirche empfohlen: Fasten. Gut, denn 80 Prozent unseres Immunsystems befinden sich in und um den Darm. Und: Der Darm ist unser zweites Gehirn. Dort arbeiten noch mehr Nervenbotenstoffe der guten Laune als im Kopf. Wenn man das weiß, ahnt man, wo man sich seine Depression viel leichter heranzüchten kann.
Jetzt die ganz schlechte Nachricht: Jeder zweite Darm ist eine mehr oder weniger verrottete Glücksfabrik. Darmträgheit führt zu Ausstülpungen (Divertikulose), Entzündungen, Krebs …

Träger Darm, was nun?

Träge? Das kennen Naturvölker nicht. Die machen fünf Mal so große Haufen wie wir. Weil da nämlich noch Ballaststoffe im Essen stecken, weil die nicht zu viel essen, nichts zu Verarbeitetes, nicht ohne zu kauen … Da putzt das Essen noch den Darm durch. Jeden Tag. Mit Gemüse, mit Sprossen, mit Früchten, mit Nüssen … Mit bitteren Pflanzen.
Wir können auch jede Menge aus der Tierwelt lernen: Affen kauen spezielle Bitterkräuter mit feiner Blattbehaarung. Die verursachen Durchfall, reinigen den Darm, befreien von Parasiten. Wölfe und Hunde fressen Gras, um ihren Magen-Darm-Trakt zu reinigen. Schafe, die an Verdauungsproblemen leiden, fressen verstärkt Kräuter wie die Schafgarbe, um

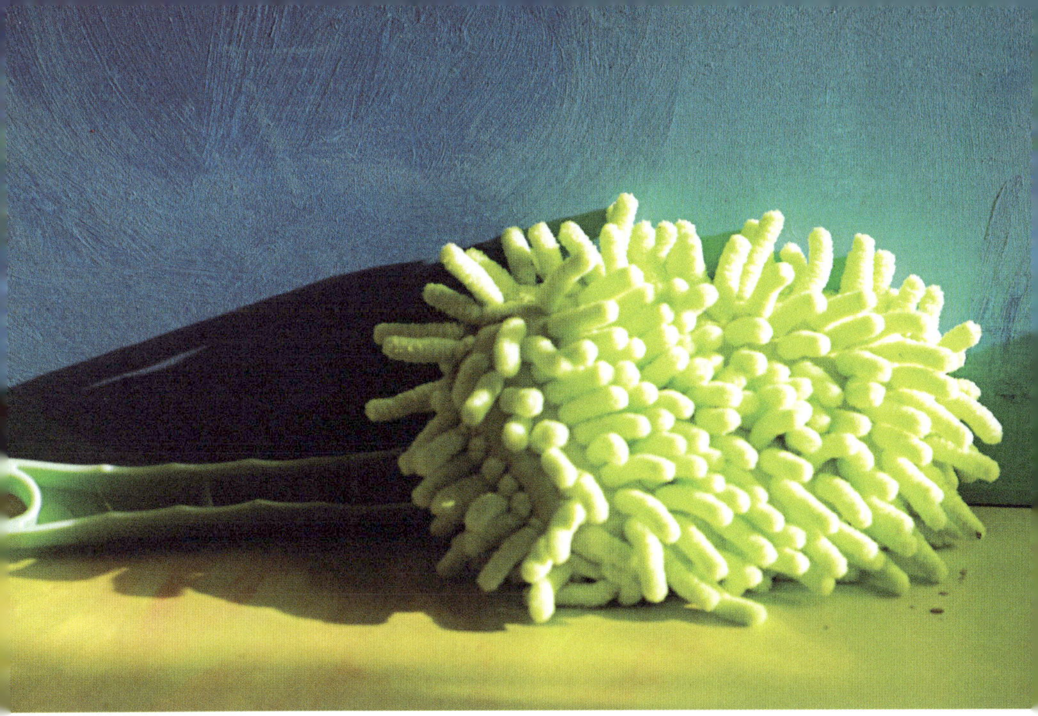

ihren Darm zu aktivieren. Und wir ruinieren unsere Darmflora mit Fertigprodukten. Zu viel Zucker, zu viel Hefe ... Fehlen in der Darmflora jene nützlichen Darmbakterien, die Vitamine oder Enzyme bilden, wirkt sich das auf den ganzen Organismus aus. Und wir setzen den ganzen Körper einer schleichenden Vergiftung aus, wenn Stoffwechsel-Endprodukte nicht schnellstmöglich in der Kanalisation verschwinden.

Darmträgheit legt den ganzen Menschen lahm. Über den Darm nehmen wir nicht nur unsere Nährstoffe auf, er ist auch ein wichtiges Entgiftungsorgan. Er schickt vom Körper produzierte und gegessene Giftstoffe und Keime nach außen. Normalerweise, natürlicherweise. Nur: Jeder Zweite leidet unter Darmträgheit. Vergiftet sich langsam selbst. Und das schlägt auf die Leber. Spürt man erst nicht. Die Leber ist ein gutmütiges Organ. Aber irgendwann hat sie dann auch genug, und das macht sehr, sehr müde – fernab von allen ifeelgood-Gefühlen.

Ein träger, nicht regelmäßig geputzter Darm bedeutet: eine arme Leber. Und ein armer, armer Leberbesitzer. Denn die Leber hat weit mehr als 500 Aufgaben in unserem

Körper zu erfüllen, sie ist beteiligt am Immunsystem, an der Fettverdauung, der Blutreinigung, der Regulierung des Blutzuckerspiegels, der Produktion lebenswichtiger Enzyme und und und ... Leidet die Vitalität der Leber, dann leidet die Vitalität des ganzen Menschen. Fängt im Darm an!

Wir schleimen ihn ein

Auf Giftstoffe reagiert unser Körper mit Schleimbildung. Eine wunderbare Einrichtung der Natur, denn das schützt uns ja. Durch den Schleim in der Nase dringt der Staub nicht in den Organismus ein – und im Darm das, was der Körper als Gift definiert. Mit Schleimbildung verhindert der Darm, dass wir nach Genuss eines unwillkommenen Stoffs an einer akuten Vergiftung leiden. Zu den unwillkommenen Stoffen zählen Fremdkörper, wie Süßstoffe, Farbstoffe, Konservierungsstoffe – und auch der Zucker. Leider auch ganz normale Nahrungsbestandteile, die unser Immunsystem als „Gift" definiert Das Ergebnis nennen wir „Nahrungsmittelunverträglichkeit".
Ein gesunder Organismus trägt den Schleim einfach ab. Geschieht das nicht, dann verhärtet der Schleim, lagert sich ab und raubt dem Verdauungstrakt seine gesunde Kraft und seine Elastizität. Gifte, Ablagerungen, Fäulnisbakterien schaden der Darmwand, machen sie porös, durchlässiger für Nahrungsbestandteile, die wir nicht gut vertragen. Wir leiden unter Nahrungsmittelunverträglichkeiten, Allergien. Und das raubt richtig Energie. Wollen wir nicht. Geht auch anders.

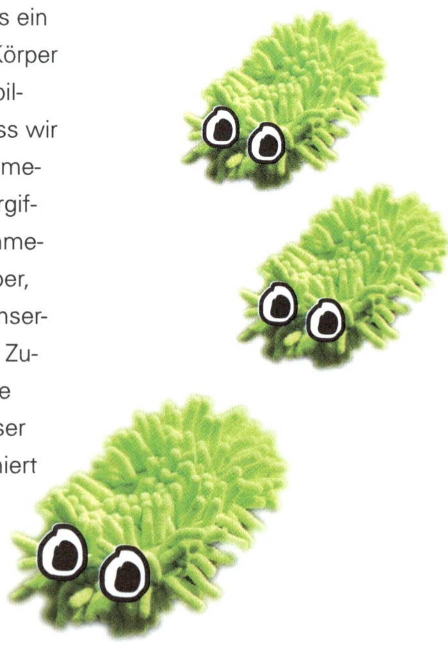

I feel good Test

Falten, Faulheit, Frust …

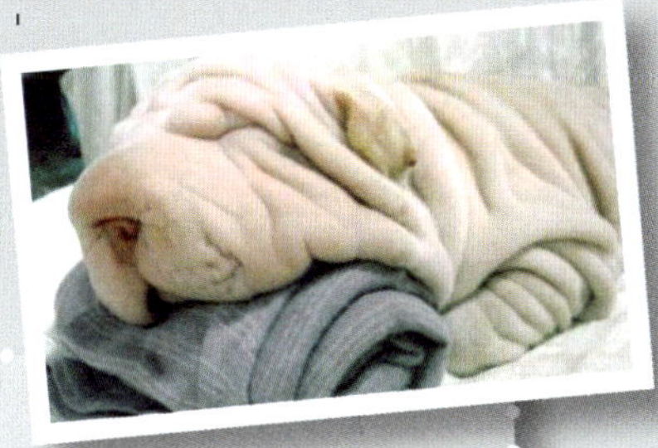

Ist es bei Ihnen auch höchste Zeit für Dr. Proper? Kreuzen Sie Folgendes an:

1. Leiden Sie unter Verdauungsbeschwerden wie Verstopfung, Durchfall, Blähungen? ☐ Ja ☐ Nein
2. Haben Sie häufiger Pilzinfektionen? (Haut, Darm, Mund oder Scheide)? ☐ Ja ☐ Nein
3. Hat man Ihnen in den letzten Jahren häufiger Antibiotika verschrieben? ☐ Ja ☐ Nein
4. Klappt es mit dem Abnehmen nicht richtig? ☐ Ja ☐ Nein
5. Fühlen Sie sich oft energielos, müde, schlapp? ☐ Ja ☐ Nein
6. Leiden Sie an Rheuma und Gelenkbeschwerden? ☐ Ja ☐ Nein
7. Sind Sie Allergiker oder leiden Sie an Nahrungsmittelunverträglichkeiten? ☐ Ja ☐ Nein
8. Möchten Sie Ihren inneren Doktor wecken? ☐ Ja ☐ Nein
9. Trifft Sie häufiger eine Erkältung als andere? ☐ Ja ☐ Nein
10. Fühlen Sie sich manchmal unwohl in Ihrer Haut, deplatziert im Leben, ängstlich, depressiv, grundlos traurig? ☐ Ja ☐ Nein
11. Leiden Sie am Prämenstruellen Syndrom oder an Wechseljahrs-Symptomen – und möchten Sie diese ein wenig lindern? ☐ Ja ☐ Nein
12. Haben Sie eine fahle Haut, unberechtigte Falten, ein schwaches Bindegewebe – und möchten Sie etwas für Ihre Schönheit tun? ☐ Ja ☐ Nein

AUSWERTUNG: Jedes Ja ist ein Ja, das zeigt, dass Ihr Darm, Ihr Körper dankbar wäre für eine kleine, kluge Putzkolonne.

Dr. Proper putzt so …

„Der Dickdarm ist dunkel, feucht und warm – die ideale Brutstätte für Keime und unfreundliche Bakterien. Es heißt, dass es ohne die Reinigung dieses Organs unmöglich ist, jemals vollkommene Gesundheit zu erlangen. Die Zeit ist reif, um die Wichtigkeit der Darmsanierung anzuerkennen, sie aus der Toilettensphäre herauszunehmen und ihr die verdiente Aufmerksamkeit zu schenken," schrieb Jason Winter in seinem Buch „In Search of the Perfect Cleans".
Na, dann tun wir das hier mal!
Im Idealfall besiedeln unseren Darm rund 85 Prozent Laktobakterienstämme und maximal 15 Prozent Kolibakterien. In der Realität ist das meist andersherum. Antibiotika aus Apothekerschränkchen oder der Billig-Hühnerkeule töten ja nicht nur gefährliche Erreger, sondern auch die nützlichen Symbionten. Das Ergebnis: eine Fäulnisflora, die Pilzen wie Candida den Weg ebnet. Nun könnte man sich einen modernen Einlauf machen lassen, die Colon-Hydrotherapie. Ist aber auch umstritten – findet ja nur im unteren Dickdarm statt und spült nicht nur das ungesunde Zeugs raus, sondern auch ein wenig der guten Flora … Nun, ein wunderbarer Reinigungsansatz wäre freilich nach Glaubern das Fasten. Und da schreib' ich auch bald noch ein Buch drüber … Dazu muss man sich aber richtig freinehmen und Zeit lassen. Es dauert halt, bis aus der degenerierten Müllkippe wieder die Wiege der Gesundheit wird. Aber es geht auch auf die sanfte Tour.

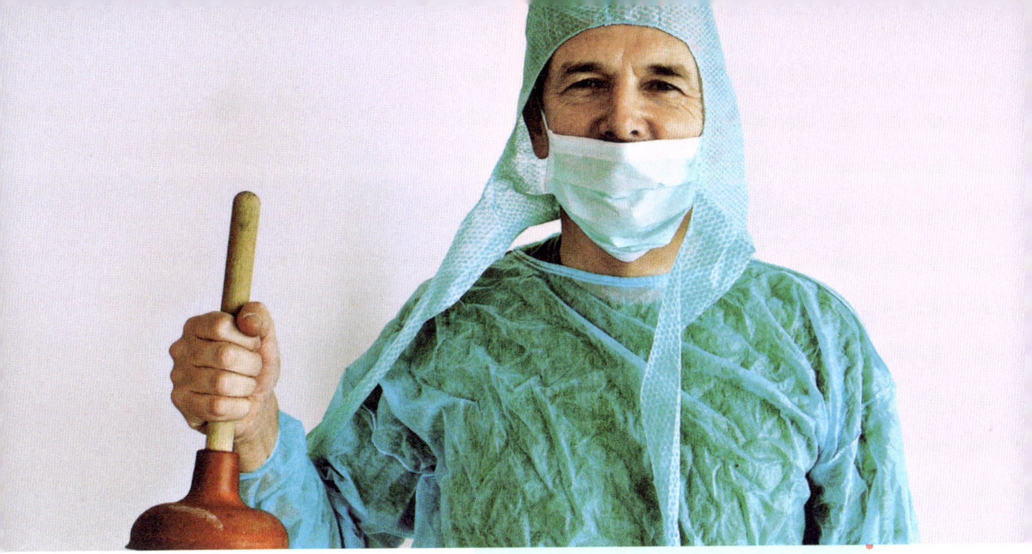

Reinigungs-Kraft & Aufbau-Hilfe

Eigentlich braucht man neben der Vier-Wochen-Zucker-Hefefrei-Diät nur sechs Dinge, um seinen Darm wieder auf Vordermann zu bringen – und die nahm schon meine Oma: Glaubersalz, Flohsamen, Heilerde, Kräuter, Bitterstoffe und neue, gute Darmbakterien.

Wichtig: Wenn Sie schwanger sind oder krank oder an einer Darmentzündung leiden, sollten Sie – wenn überhaupt – nur gemeinsam mit Ihrem Arzt über eine Darmreinigung nachdenken.

So geht's:

1. Mit Glaubersalz und einem Einlauf unternimmt man einen groben Putzdurchgang. Glaubersalz ist ein Abführmittel, ein Salz, das man in Wasser auflöst und dann trinkt. Die Dosierung steht auf der Packungsbeilage. Ja, es schmeckt grauenhaft – und man kriegt es nur mit Nasezuhalten runter. Die nächsten paar Stunden sollte man eine Toilette in der Nähe haben. Nein, in die Hose geht sicher nix. Wichtig ist, dass man reichlich trinkt, da das Glaubersalz dem Körper viel Flüssigkeit entzieht. Der Einlauf putzt von der anderen Seite durch. Das Plastikschläuchlein mit Gefäß oder Beutel kauft man in der Apotheke.

2. Nun geht's ans Eingemachte. Der „Kalk" muss weg. Mit Flohsamenschalenpulver lockert man die Ablagerungen mit ihren Giften und Stoffwechselabfällen. Heilerde (Bentonit) bindet die gelösten Ablagerungen an sich, als „Taxi nach draußen". Und sie heilt Entzündungen. Am besten kombinieren im Shake: 1 TL Flohsamen und 2 TL Heilerde mit etwas Tee oder Wasser mixen. Und sofort trinken (Flohsamen quillt auf!): morgens und abends zwei Stunden nach dem Essen. Nase zuhalten!

3. Unterstützung: Kräuter wie Rosmarin, Gewürznelken, Spitzwegerich, Schafgarbe, Melisse, Brennnessel, Löwenzahn, wilde Zwiebel und Sauerampfer putzen durch, verdrängen Pilze und stärken die Darmflora. Bärlauch enthält Schwefelverbindungen, die beim Entgiften von Schwermetallen und anderen Schadstoffen wichtig sind – sie wirken vor allem im Darm. Außerdem fördert Bärlauch eine gesunde Darmflora und verdrängt die Candidas. Frisch oder aus der Kräuterapotheke! Bitterstoffe regen die Verdauung an – und unterstützen die Leber.

4. Aufbau: Nach einer Woche startet man mit Darmbakterien. Nimmt sechs bis acht Wochen lang ein Probiotikum und baut mit guten Darmbakterien eine gesunde Flora auf. Da gibt es viele Präparate. Fragen Sie Ihren Arzt oder Apotheker. Auch gut: Glutamin 1 g, 2 bis 3 mal täglich (Hauptnährstoff für Dünndarmzellen), Molybdän 2 x 150 mcrgr und Zink 20-40mg täglich. Zwischen den Mahlzeiten Bio-Kartoffelsaft 0,1 bis 0,2 Liter in kleinen Portionen. Und: Omega3-Fettsäuren aus Leinöl.

4-Wochen-Hungerkur für Hefepilze

Komplett machen die Darmsanierung nur die vier Wochen zucker-hefe-frei. Pilzen und schlechten Bakterien nimmt man so die Nahrungsquelle weg. Also: Vier Wochen lang gibt es keine leicht verwertbaren Kohlenhydrate wie Weißmehl, Fruchtzucker, Traubenzucker, Honig, Süßigkeiten aller Art. Also nix Glyxhohes! Und auch keine Hefe-

produkte. Versteckt sich übrigens hinter Glutamat. Und das wiederum ist in fast jedem Fertigprodukt. Keine Angst, Sie werden schon satt! Man darf nämlich Gemüse und Salate, Milchprodukte, Dinkelnudeln und Roggensauerteigbrot …
Eine Liste mit erlaubten und nicht erlaubten Lebensmitteln finden Sie ab Seite 107.

Was ist mit süß?

Man darf gar keinen Zucker essen, aber man kann mit Stevia süßen. Am allerbesten versucht man mit weniger süß auszukommen, da süß immer Lust auf mehr macht. Der Gaumen gewöhnt sich auch erstaunlich schnell um. Und man gewinnt Freude am Naturjoghurt-Geschmack statt an der Aromastoff-Erdbeere.
Obst ist leider auch süß! Darum ist es in diesen vier Wochen nicht erlaubt. Außer: zwei kleine Äpfel. Die darf man täglich essen. Am besten die sauren.
In der Aufbauphase ist der Darm besonders empfindlich. Deswegen empfiehlt es sich, blähende Lebensmittel (Kohl, Zwiebeln & Co.) in dieser Zeit wegzulassen. Zusammen mit den Lebensmitteln, die man nicht verträgt. Machen Sie sich am besten eine Liste!

Darauf gefasst sein …

Häufigkeit, Menge, Form, Geruch des Stuhls verändern sich. Oft muss man nach jedem Essen … Manchmal kommt es in den ersten Tagen zur Entgiftungskrise, mit Kopfschmerzen, unreiner Haut, Verdauungsproblemen oder auch einer Verstärkung aktueller Gesundheitsprobleme. Mit Sicherheit wächst die Vitalität. Ganz nebenbei verschwinden überflüssige Pfunde. Neben dem Körper entgiftet auch der Geist, das merken Sie am Träumen, Träumen, Träumen. Und was neben der guten Laune sonst noch zunimmt: die Motivation, etwas in seinem Leben zu ändern.

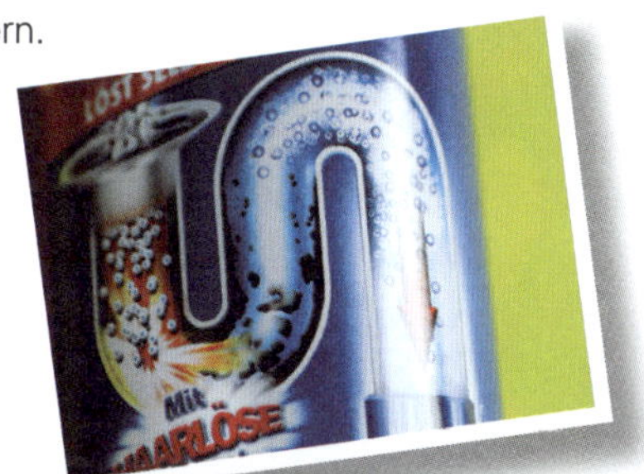

I feel good-Tipp

Ganz nebenbei, ohne Diät (allerdings vollwertig, gesund, vitalstoffreich muss man schon essen) funktioniert die Reinigungskur nach Robert Gray – aus den USA. Sie dauert allerdings drei Monate. Und die Präparate sind teuer. Man nimmt Reinigungstabletten ein, die Kräuter wie Myrtenbaumrinde, Guargum, Irisches Moos, Maisfaden-Extrakt, Rosmarin, Vogelmiere, Gewürznelken und Spitzwegerich enthalten. Und dazu sogenannte Massebildner aus Flohsamenschalen, Löwenzahnwurzel, Zwiebeln, Spirulina-Algen, Gewürznelken und Calcium Pantothenat. Die helfen, eine gesunde Darmflora aufzubauen.

„Der Darm ist die Wurzel der Pflanze Mensch."

Dr. med. Franz Xaver Mayr (1875-1965)

Die Du-darfst-nicht-Liste

Vier Wochen lang weder Hefe noch Zucker? Fies, aber funktioniert. Fertigprodukte meiden und hier einen Blick draufwerfen!

Süßes

Das dürfen Sie essen:

+ Stevia
+ Milchzucker, den mögen Pilze nicht
+ reines Kakaopulver (ohne Zuckerzusatz)
+ Kokosraspeln, Bio-Erdmandeln
+ TIPP: Naschen Sie Nüsse und Kerne!

Darauf sollten Sie verzichten:

- Haushaltszucker, brauner Zucker, Rohrzucker, Traubenzucker/Fruchtzucker, Ahornsirup, Honig
- Süßwaren wie zuckerhaltige Bonbons, Schokolade und Gummibärchen
- Instant-Kakaopulver
- Zuckeraustauschstoffe wie z. B. Sorbit, Xylit
- Dessert- bzw. Puddingpulver
- Eiscreme

Brot, Backwaren & Getreide

Das dürfen Sie essen:

+ Sauerteig-Vollkornbrot fein gemahlen (ohne Malzzusatz)
+ Vollkorn-Knäckebrot
+ Dinkelnudeln
+ Naturreis

Darauf sollten Sie verzichten:

- Brötchen, Kuchen und Gebäckmischungen
- weißer Reis
- Hart- und Weichweizengrieß
- Weizenkeime
- Vollkornnudeln
- Müslimischungen
- Speisestärke, Kartoffelpüreepulver, Pulver für Fertigklöße

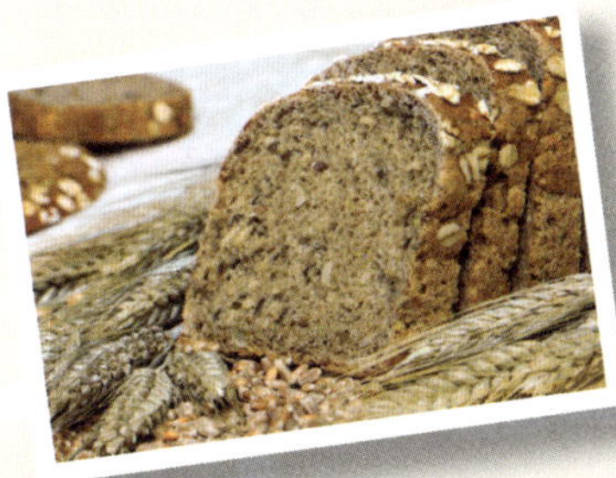

Getränke

Das dürfen Sie trinken:

- + Kaffee & Tee
- + Mineral- und Heilwässer
- + Gemüsesäfte ohne Zuckerzusatz
- + ab und an ein Gläschen trockener Wein

Darauf sollten Sie verzichten:

- – Obstsäfte
- – Softdrinks (Limo, Cola & Co.)
- – Bier
- – Schnäpse & Liköre
- – süßer Wein & Sekt
- – Getreide- und Malzkaffee
- – Instant-Cappuccino & Co.

Fette & Öle

Das dürfen Sie essen:

- + kaltgepresste und raffinierte Pflanzenöle, z. B. Olivenöl, Nussöl, Leinöl
- + Butter

Darauf sollten Sie verzichten:

- – Brat- und Backfette mit hohem Anteil an gesättigten Fettsäuren, z. B. Kokosfett

Milch- & tierische Produkte

Das dürfen Sie essen:

- + Milch
- + Hartkäse, Weichkäse
- + Naturjoghurt (sehr gut wegen der Milchsäurebakterien, die im Darm für ein leicht saures Klima sorgen, was Pilze gar nicht mögen)
- + Kefir
- + Buttermilch
- + Quark
- + körniger Frischkäse
- + Sahne, Crème fraîche
- + Fleisch, Wild, Geflügel, Fisch (auch Fischkonserven im eigenen Saft und in Öl),
- + Meeresfrüchte
- + Eier

Darauf sollten Sie verzichten:

- – Fruchtjoghurt und andere Milchprodukte mit Frucht- und Zuckerzusatz
- – Wurstsorten mit Zucker (auf der Zutatenliste nachsehen!)
- – Fischkonserven mit Saucen
- – Fisch in Panade

Obst & Gemüse

Das dürfen Sie essen:

- 2 kleine saure Äpfel am Tag
- Blattsalate
- alle Frucht-, Blatt- und Wurzelgemüse (frisch oder tiefgefroren) – Vorsicht bei blähenden Gemüsen wie Kohl, Zwiebeln ...
- Knoblauch (Feind des Candida)
- Meerrettich
- 2 kleine Pellkartöffelchen
- Hülsenfrüchte, getrocknet oder aus der Dose
- milchsaure Gemüse wie Sauerkraut
- Konserven ohne Zucker
- Soja, Tofu
- Nüsse, Kerne, Samen
- Kräuter v. a. Pfefferminze und Thymian

Darauf sollten Sie verzichten:

- Obst außer saure Äpfel
- Rosinen
- Trockenfrüchte
- Konfitüren, Obstkonserven
- Kartoffelprodukte (Pommes, Püree & Co.)
- Kürbis, Rote Bete

Suppen, Binde- & Würzmittel

Das dürfen Sie trinken:

- Klare Bruhen und Bouillons, klare Suppen, Fonds
- Gelatine und Johannesbrotkernmehl, Agar-Agar, Nestargel
- Essig (außer Balsamessig)
- zuckerfreier Senf
- Mayonnaise
- natürliches Zitronen- und Mandelaroma,

Darauf sollten Sie verzichten:

- Tüten- und Fertigsuppen
- Instantbrühen mit Hefeextrakt
- stärkehaltige Bindemittel
- Sahnesteif
- zucker- oder stärkehaltiger Ketchup
- Fertigsaucen mit Zucker oder Stärke
- Sojasauce
- Hefe-Extrakt
- Fertige Würzmischungen
- Glutamathaltiges

Vorsicht, versteckter Zucker! Egal, ob Stärke, Dextrin, Fruchtzucker, Weizen, Glukosesirup, Zucker oder Honig – Dextrose, Fruktose, Maltose, Laktose ... alles, was auf -ose endet, ist nichts anderes als Zucker.

Kulturelles Wissen

Was wirkt sich negativ auf das Bakterienklima aus? Stress, Fastfood und Antibiotika. Krankmacher wie Hefepilze, Campylobacter oder gefährliche Escherichia-coli-Arten breiten sich aus. Man kriegt Verdauungsprobleme wie Blähbauch, Reizdarm, Lebensmittelunverträglichkeit, starke Durchfälle.

Verträgt jeder Vollkorn? Nein. Frischkornbrei und Vollkornbrot sind nicht jedermanns Sache. Wer Blähungen bekommt, die nicht aufhören, der isst am besten Roggenbrot gebacken mit natürlicher Sauerteigführung. Sauerteigbrot ist verträglich.

Wie kann man den Darm noch auf Vordermann bringen? Man schickt neben dem Gemüse einfach mehr gute Bakterien zur Multikulti-Gesellschaft. Beispielsweise lebende Bifidobakterien oder Laktobazillen (Milchsäurebakterien). Laktobazillen senken das Risiko für Durchfallerkrankungen, verbessern die Milchzuckerverdauung, senken das Allergierisiko, stärken die Abwehrkräfte und sollen sogar vor Darmkrebs schützen. Bifidobakterien arbeiten auch als sanfte Helfer gegen die Verstopfung.

Geht Naturjoghurt auch? Es muss nicht der probiotische Joghurt sein, gewöhnlicher Naturjoghurt liefert auch diese gesunden Bakterien. Auch in Kefir, in Brottrunk (Kwass, siehe rechts) und in rohem Sauerkraut stecken die nützlichen Keime.

Was steckt hinter Inulin? Schätzungen zufolge leben in unserem Darm mehr Bakterien, als unser Körper Zellen hat. Und viele davon arbeiten für uns. Damit es Ihnen gut geht, brauchen auch sie etwas zum Futtern. Ballaststoffe. Präbiotika. Das schmeckt den kleinen Kerlchen. Topinambur, Artischocken, Chicorée, Spargel, Zwiebeln oder Lauch versorgen mit den Ballaststoffen Inulin und Oligofruktose,

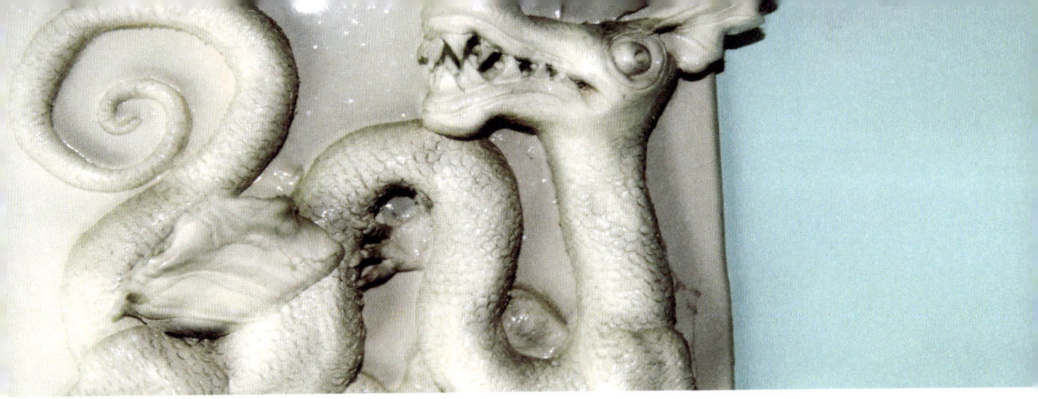

der Hauptnahrung nützlicher Darmbakterien. Das gibt es auch als Nahrungsergänzung. Und man kann es den Menschen schon empfehlen, die ihren Darm lange Zeit mit Junkfood gequält haben.

Gut gekaut ist halb verdaut? Junkfood hat uns das Kauen aberzogen. Folge: Wenn wir Gemüse und Körner essen, landen diese nur halb zerkaut, sprich: nicht genug vorverdaut, im Darm. Und das macht Probleme.

Prost Brottrunk! In Russland trinkt man den milchsauer vergorenen Trunk namens „Kwass" schon seit Jahrhunderten. Hier führt Kwass ein eher stiefmütterliches Dasein – als Ladenhüter im Reformhaus. Unberechtigterweise, denn Kwass quillt über vor Mineralstoffen, Enzymen und Spurenelementen. Er stärkt die Abwehrkräfte, entgiftet den Körper und bringt die Verdauung in Schwung. Ob Blähungen, Völlegefühl oder Verstopfung, Kwass vertreibt schädliche Bakterien und Pilze und hilft, eine gesunde Darmflora aufzubauen.

Kwass-Rezept

Kochen Sie 3 Scheiben trockenes Sauerteigbrot mit 1 L Wasser kurz auf und lassen Sie es abkühlen. Geben Sie es mit 1 TL Rosinen, der Schale von einer Bio-Orange und 1 EL Sauerkrautsaft in ein Glasgefäß. Decken Sie es nur mit einem Tuch ab.
Je nach Jahreszeit dauert es nun 4 bis 7 Tage, bis der Kwass fertig ist. Das merken Sie, wenn er deutlich sauer riecht. Filtern Sie ihn durch ein Tuch und füllen Sie ihn in eine Flasche. Für spätere Ansätze nehmen Sie statt des Sauerkrautsafts einen Esslöffel Kwass als Starter für die Milchsäuregärung.

Hol dir Grün ins Leben!

Grün bringt Energie in unser Leben. In Form von Garteln. Von Schnittlauch. Von Gemüse. Von Greenies. Grün verbessert die Stimmung – und lässt auch noch unser Selbstwertgefühl wachsen. In diesem Kapitel warten lauter kleine grüne Wunder auf Sie.

Grüne Energie!

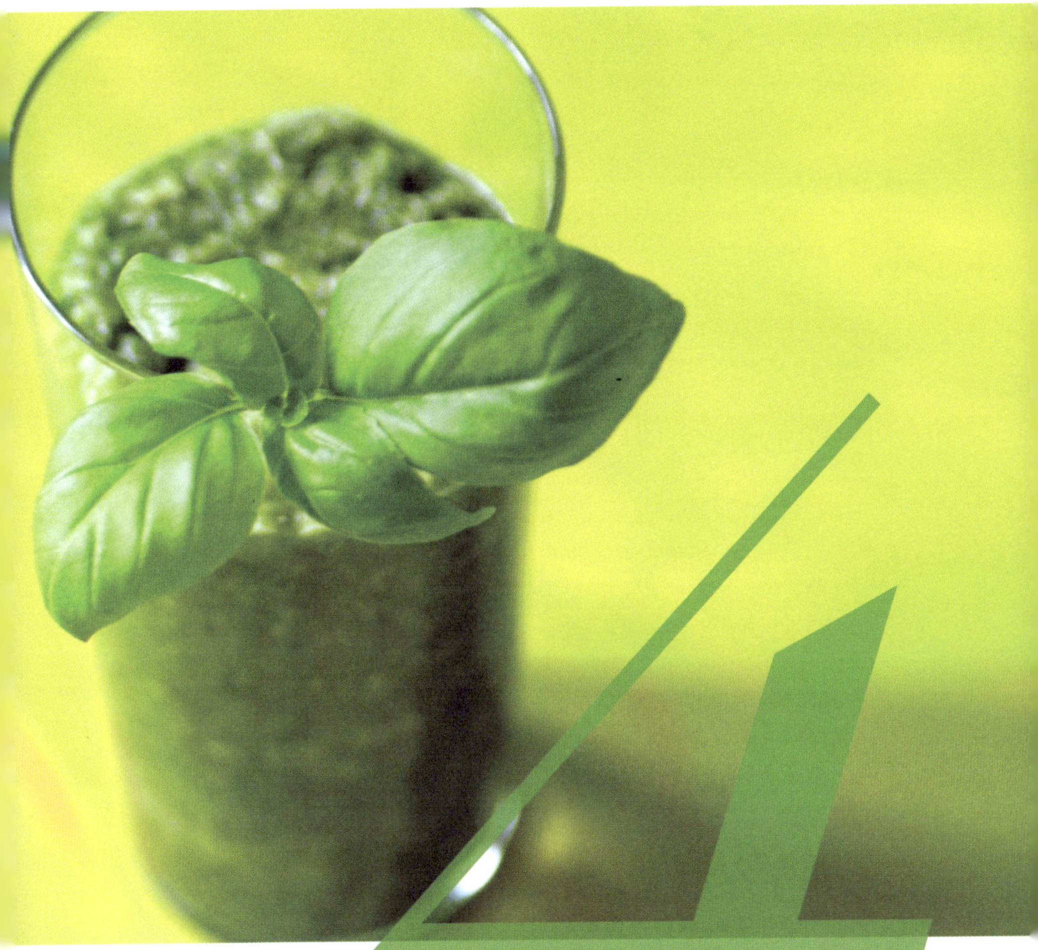

4.

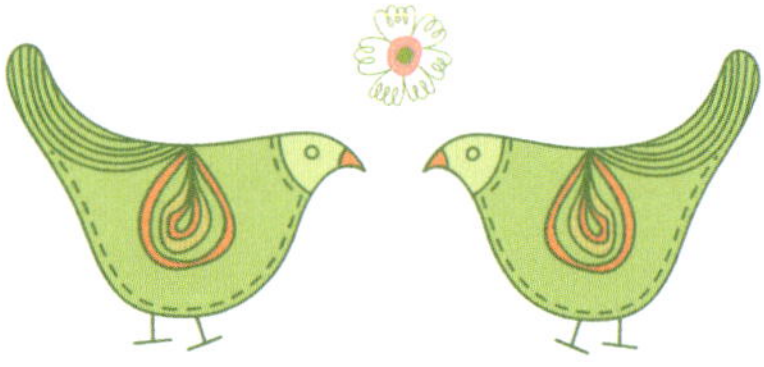

Das Glück ist grün

Wenn ich mal gerade nicht so gern in meiner Haut stecke. Grantig bin. Ohne Energie. Nicht geerdet.
Wenn ich mich nicht mag – und andere mich dann natürlich auch nicht … Dann tanke ich Grün. Mit den Augen, mit den Lippen, mit jeder Zelle. Grün ist für mich das Synonym für „Batterien auffüllen". Und was ich da mache, ist gar nicht so dumm. Laut Forschung. Nur fünf Minuten körperliche Aktivität im Grünen verbessern die Stimmung – und lassen auch noch unser Selbstwertgefühl wachsen, das zeigen neue Studien. Und wenn's gerade schneit, dann schnipselt man sich halt Stoff für einen Greenie.
Grün bringt Energie in unser Leben. In Form von Schnittlauch. Von Gemüse. Von Tee. Und: Es reicht oft schon, entspannt ins Grüne zu gucken und dabei die Arme hinter dem Kopf zu verschränken. Eine sehr kluge Haltung. Denn in einer Kettenreaktion lösen sich messbar alle Muskel-Anspannungen im Körper.
Grün steht für Garteln, Kräuter, Gemüse, für Natur, Harmonie, Gesundheit und Erholung. Grün wird dem Herzen zugeordnet. Es wirkt harmonisierend, regenerierend, entzündungshemmend – und hilft bei Einschlafschwierigkeiten. Man könnte den Partner einfach in einen froschgrünen Schlafanzug stecken … Angucken. Kuscheln. Wegschlummern. Woooolf … ich hab' da 'ne Idee …!

Grün meditieren

Das kleine Tool „Grün-für-mich-zu-jeder-Zeit" habe ich von meinem Freund Andreas. Er ist Hypnosetherapeut. Und mit seiner Übung hol' ich mir das Grün ins Bett,

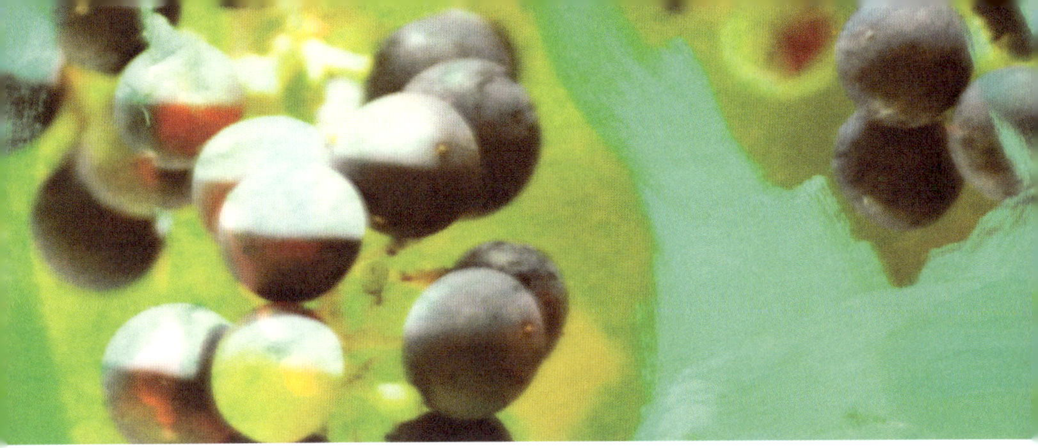

wenn ich nicht einschlafen kann, an den Computer, wenn mir grad alles zu viel wird, in die Konferenz, wenn ich am liebsten wie damals das HB-Männchen …

Gleich mal ausprobieren (natürlich erst lesen!)

Augen schließen und nach einem tiefen Atemzug einfach leise und ganz für sich das Wort „Grün" ausatmen und nach einer Weile noch einmal … Grün ausatmen … Taucht dann vielleicht diese grüne Wiese im Sommer vor dem inneren Auge auf? Der Gedanke an dieses warme, satte Grün … und mit einem der nächsten Atemzüge … können Sie dieses Grün schon riechen? … dieses wärmende kräftige Grün deutlich riechen … und … Ihre Ohren … können Sie jetzt das Summen und Zirpen hören … jetzt hören … hören Sie ganz genau hin … oder wie hört sich Ihr Grün an? Wie genau?

Und schmecken? Wie spüren Sie dieses Grün auf Ihrer Zunge? Vielleicht zuerst auf der Zungenspitze, ganz zart und sich dann immer weiter und weiter ausbreitend, bis schließlich der ganze Mund nach diesem Sommergrün schmeckt … der ganze Körper im Grün … einfach fallen lassen … sich fallen lassen in Ihre Wiese … mit dem ganzen Körper wahrnehmen, einsinken … mit den Händen über das weiche Gras streichen, noch tiefer einsinken … ausruhen … verweilen …
… und so lange genießen, bis Sie gestärkt, frisch, munter und gelassen dem weiteren Tag mit all seinen Überraschungen folgen können.

Der Mensch & der Garten

Es gibt da ein kleines Buch, das heißt: „Einfach die Welt verändern, 50 kleine Ideen mit großer Wirkung". Da stehen Dinge drin, wie „Glück ist eine fair gehandelte Banane. Bei Fair-Trade-Produkten kannst du dir sicher sein, dass der Bauer nicht verhungert …" Oder: „Lass etwas wachsen. Lass Kinder die Großzügigkeit von Mutter Natur erleben. Pflanzt zusammen Tomaten im Garten oder Kresse auf der Fensterbank. Dann macht ein leckeres Sandwich damit. Besser kann Leben nicht schmecken."Genau. So ist es. Wachsen lassen. Ernten. In der Erde wühlen. Fühlen. Auftanken. Wenn ich Glück und Ruhe spüren will, dann gehe ich in meinen Garten.

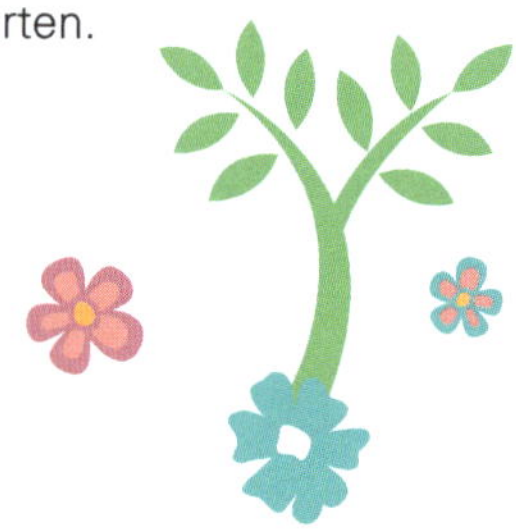

Wenn ich etwas in meinem Garten verändere, bewege ich auch etwas in mir. Umgraben wühlt auf. Holt so manches ins Bewusstsein, das endlich mal ein wenig bearbeitet gehört: der Traum vom Aussteigen, der Streit mit der Schwester, die Wut auf den Nachbarn, die Angst vor dem „Nein!"-Sagen …

Rechen, säen … etwas bewegen

Mit dem Rechen kehrt man Unruhe einfach weg, macht schlechte Laune dem Erdboden gleich. Das Aussäen macht uns klar, wie schöpferisch wir sein können. Wie wundervoll es ist, etwas Neues in die Welt zu setzen. Wenn sich der Keimling zeigt, sich der Sonne

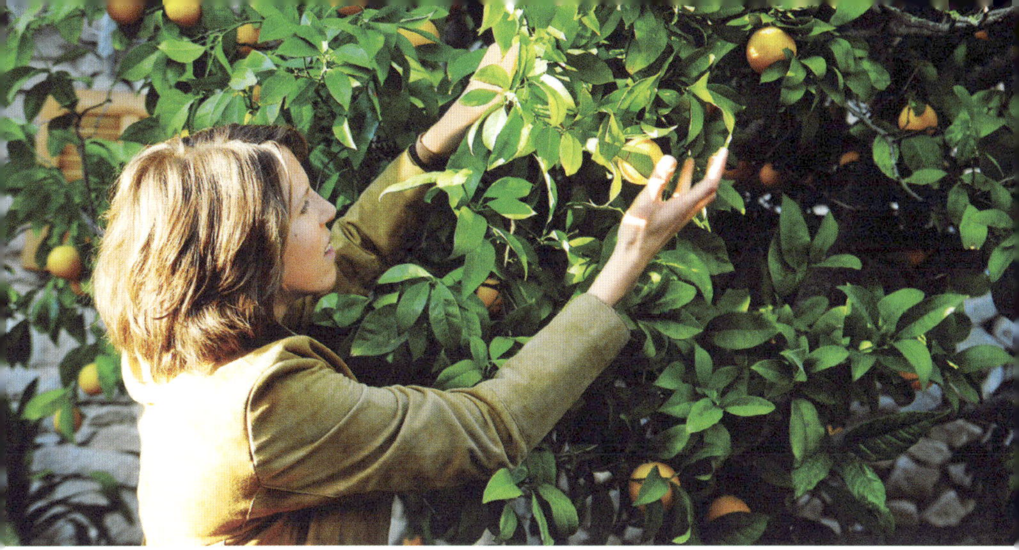

entgegenstreckt, wächst und wächst und wächst, macht uns das bewusst: Nichts bleibt, wie es ist. Und das ist gut so. Auch wir können wachsen, an jeder Aufgabe. Und wenn wir dann noch ernten dürfen, dann ist das ein unbeschreibliches Glück. Eines, das lange, lange hält. Das wissen die Chinesen übrigens schon seit Unzeiten, ein altes Sprichwort lautet:

„Willst du eine Stunde glücklich sein, betrinke dich. Willst du ein Jahr glücklich sein, heirate. Willst du ein Leben lang glücklich sein, schaff dir einen Garten an."

Und das geht auch auf der Fensterbank. Und natürlich auch über die Grenzen des eigenen Gartenzauns hinaus: Ziemlich angesagt ist „Urban Gardening". Wo soll man als Städter hin, wenn der Balkon zu klein und einem die Schrebergartensiedlung zu spießig ist? Die geniale Idee: Zusammen mit Nachbarn und Freunden baut man auf Freiflächen Gemüse im Gemeinschaftsgarten an, in Parks auf Parkplätzen, auf Dächern, auf brachliegenden Äckern, auf ungenutzten Baugründen …

Übrigens: Wo es Gemüsegärten zum Mieten gibt, erfährt man unter www.meine-ernte.de. Anleitung zum Gärtnern bekommt man unter www.heike-boomgaarden.de

Grüne Magie

Kennen Sie das bayrische Sprichwort: „Gegen jedes Leid, das Gott uns schickt, hat er auch ein Kraut wachsen lassen." Gut so. Und damit das Kraut zum Menschen kommt, gibt es in Oberbayern die Kräuterweiberl. Frauen, die noch das sagenumwobene Wissen vom Heilen mit der Natur besitzen. Mit Wurzeln, Blättern, Blüten und Samen, die sie auf stundenlangen einsamen Wanderungen sorgsam sammeln. Und weil die oft betagten Damen häufig nachts losgehen, um ihre Schätze im ersten Morgengrauen zu ernten, oft unter Gemurmel eigenartiger Sprüche, umweht sie bis heute ein Hauch von Mystik.

Die echte Kräuter-Lies

Wenn der Doktor nicht richtig helfen kann, schleicht sich sogar der Bürgermeister heimlich zur Lies: „Ja, wenn's zwickt, dann kommen's alle."

Lies heißt Elisabeth, ist inzwischen 82 und lebt 15 Minuten steilen Fußweg abseits von einem bekannten Touristenort am Alpenrand, in einem winzigen Einsiedlerhof, kunterbunt umrahmt von einem üppig bepflanzten Bauerngarten, wie aus dem vorigen Jahrhundert.

Lies möchte anonym bleiben: „Mir langen meine Kräuter jetzt scho ned für mei Kundschaft." Sie läuft Stunden zu den guten Plätzen, das Kraut muss trocknen, und jede Pflanze hat „ihre eigene Zeit", wie Lies das nennt.

Manche Pflanzen darf man nur bei Vollmond im Löwen pflücken, andere nur bei Neumond im Skorpion, einige nur bei Sonnenaufgang, andere nur mittags und wieder andere sogar nur an bestimmten Tagen im Jahr. Einige brauchen Tau auf den Blättern, andere die erste Reifschicht. Auch Trocknung und Lagerung unterstehen strengen kosmischen Gesetzen. Eine richtige Wissenschaft, die Lies von ihrer Großmutter übernahm.

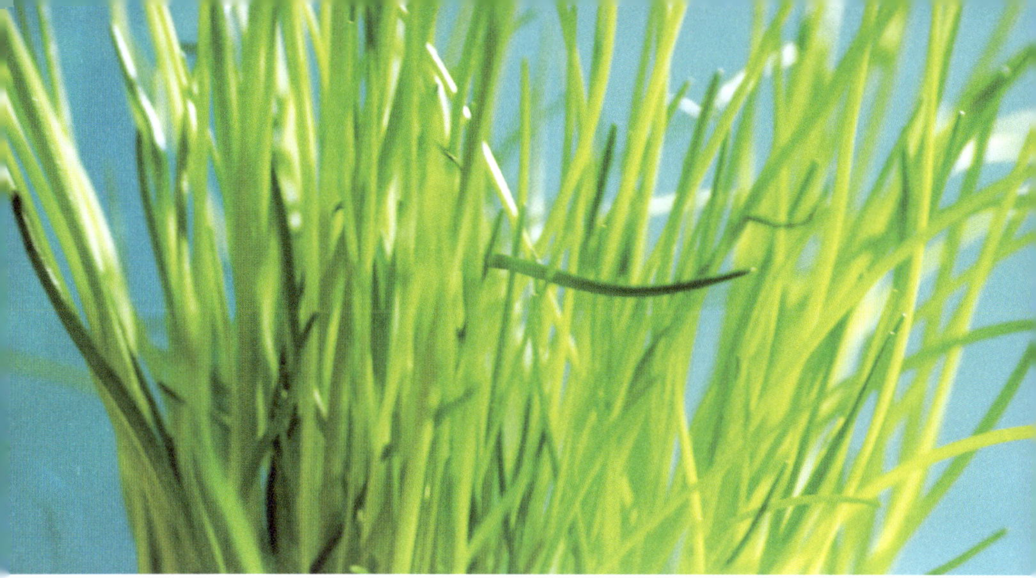

Lies sagt „Danke!"

Über 400 verschiedene getrocknete Blätter, Blüten, Rinden, Wurzeln, Samen, Beeren und Früchte bewahrt sie fein säuberlich in ihrer winzigen Kräuterstube auf, die so herrlich und intensiv duftet, dass schon alleine das Luftholen darin heilsam scheint. Jeder Tee wird frisch aus den Einzelzutaten gemischt, ganz individuell. „Wer koa Hochachtung hat vor'm Kraut, der kriegt auch keine Heilung daraus."

Deshalb dankt sie jedes Mal dem lieben Gott, wenn sie ein Kraut findet. Und bittet jede einzelne Pflanze um Vergebung, wenn sie ihr Blätter, Blüten oder Wurzeln wegnimmt. Und bittet um Segen und größtmögliche Heilwirkung für den Menschen. Auch beim sorgfältigen Trocknen ihrer Schätze in der Dachkammer wird jeden Morgen und Abend gebetet. Klingt einfältig, aber die Lies schwört: „Nur was aus vollem Herzen bebetet wurde, heilt auch aus ganzem Herzen."

„Wer ein Kräutlein gegen die Dummheit fände, könnte Bill Gates als Butler einstellen."

*Erhard Blanck (*1942), deutscher Heilpraktiker, Schriftsteller und Maler*

Wie jemand seine Dankbarkeit der Natur und ihrem Schöpfer entgegenbringe, sei aber völlig egal. Wichtig sei nur, es aufrichtig zu tun. Und: „A guats Wort und a Segen wirkt a beim kauft'n Kraut no a Wunder." Also in Zukunft werd' auch ich an jeden meiner Kräuterteebeutel ein paar liebevolle Worte richten, bevor ich ihn im heißen Wasser versenke.
Das sollten wir immer wieder und für alles tun. „Danke!" sagen. Einfach „Danke!" sagen.

Jeder kann ins Kraut gehen

Heilpflanzen wachsen überall, sogar mitten in der Stadt. Denn fast alle üppig gedeihenden Unkräuter wie Löwenzahn, Giersch, Brennnessel, Wegerich oder Taubnessel sind hochpotente Arzneipflanzen. Nicht an der Straße pflücken, eher in großen Parks. Sonst stecken zu viele Schadstoffe in den Kräutern. Wer ein Gärtchen oder einen Balkon besitzt, kann sich seine Heilpflanzen auch selber ziehen – aus Wild- oder Bio-Samen. Doch wer von uns hat schon die Zeit, stundenlang draußen herumzustreifen und in aller Gemütsruhe Blättchen für Blättchen zu zupfen?
Die Lies hat auch einen Rat für total gestresste und völlig naturferne Mitmenschen: „Wer ned selber pflücken kann, der muss sich halt a guats Kraut b'sorgen." Damit meint sie hochwertige Ware aus Wildsammlung oder Bio-Anbau. Je intensiver ihre Färbung, je intakter Blatt, Blüte, Frucht-, Rinden- oder Wurzelstück und je aromatischer der Duft beim Zerreiben, desto mehr an heilkräftigen Wirkstoffen steckt in den Kräutern.

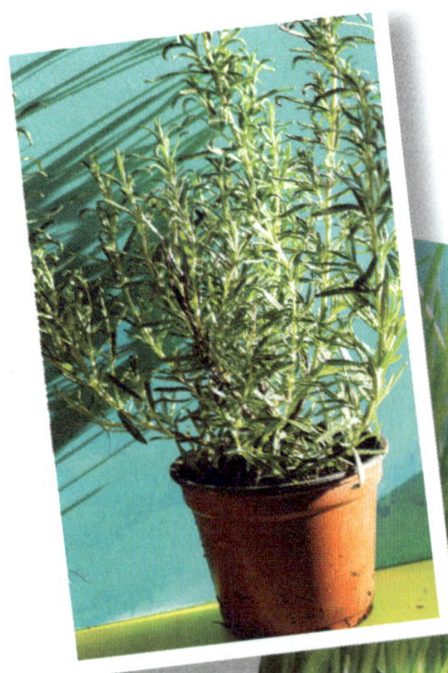

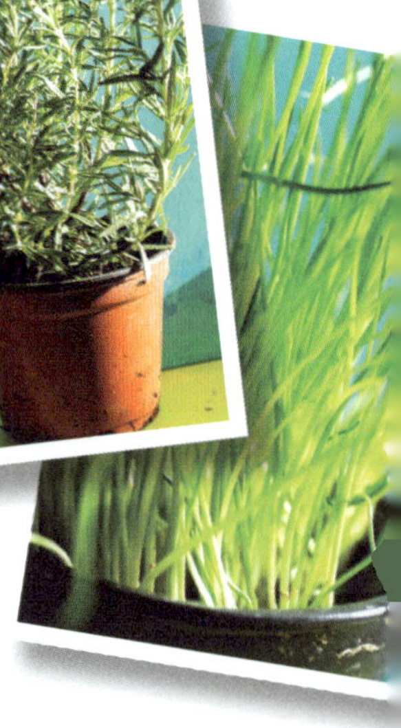

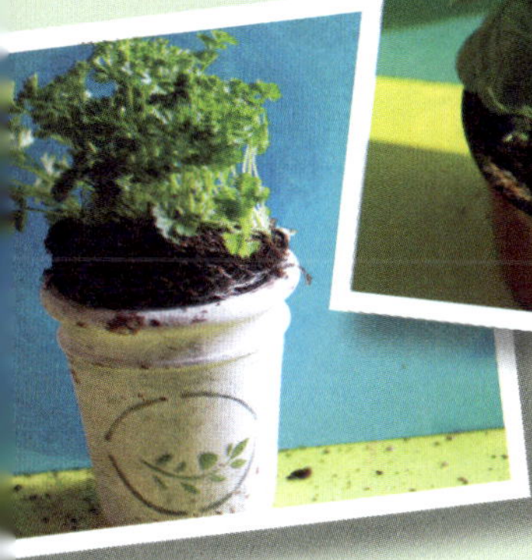
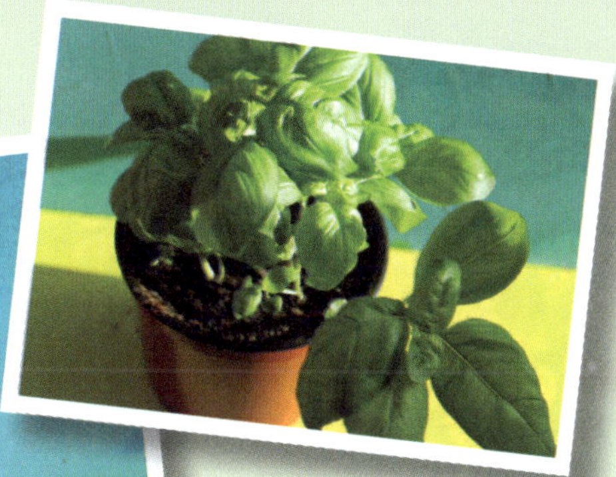

Kräutertöpfe

Ein Kräutertöpfchen macht gleich drei Mal glücklich: beim Anpflanzen, beim Ernten und beim Genießen der Blättchen. Meine Oma sagte immer: „Wenn ich morgens nicht meine Tomate mit Kräutern esse, fehlt mir was." Ihr ganzer Balkon duftete – und sah hübsch aus, mit den unzähligen Kräutertöpfchen. Ich lieb' das auch. Jedes Jahr aufs Neue. Meine Oma hat auch immer gesagt: „Kind, iss Kräuter, dann brauchst du keine Medizin." Omas haben immer recht. Besonders, wenn Sie 99 werden.

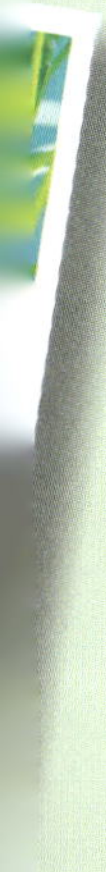

Koriander regt unsere Entgiftungsorgane Leber und Nieren an, stärkt das Herz und löst Krämpfe und Schleim. **Basilikum** stärkt den Magen und beruhigt. **Bohnenkraut** tötet Bakterien, reinigt die Haut. **Dill** reinigt den Körper und lockt das Sandmännchen. **Estragon** entwässert und wirkt als Anti-Depressivum. **Kerbel** weckt Frühjahrsmüde, **Majoran** und **Oregano** stärken die Nerven. **Melisse** steigert die Konzentration, macht gute Laune und soll vor negativen Einflüssen (brüllenden Chefs, missgünstigen Kollegen, nervtötenden Kunden usw.) schützen. **Minze** schenkt souveräne Gelassenheit in Stresssituationen, klärt die Gedanken, beschert Geistesblitze und stärkt die Nerven. **Salbei** fördert die Fettverdauung, **Schnittlauch** entwässert und desinfiziert den Körper von innen.

Thymian kräftigt den Darm, stärkt das Herz, löst Krämpfe. **Rosmarin** kräftigt Nerven und Kreislauf. **Petersilie** ist ein Turbolader für den Stoffwechsel, schenkt frischen Atem, hilft über das Mittagstief nach dem Kantinenessen hinweg, weil es die Verdauung ankurbelt, schenkt Durchsetzungskraft und vertreibt Müdigkeit.

ifeelgood-Kräutertee-Apotheke

Zubereitung der Tees: Kräuter mit ¼ Liter siedendem (d. h. nicht mehr kochendem) Wasser übergießen, fünf Minuten ziehen lassen, abseien, bei Bedarf mit 1–2 TL Honig oder Stevia süßen und langsam trinken. Dosierung: Alle Tees sollten täglich höchstens drei Mal und maximal sechs Wochen lang getrunken werden. Werden Sie zum Teetester. Nur so wird er in Ihr Leben einziehen – und Ihnen viele ifeelgood-Stunden schenken.

Entschlackungs-Tee

½ TL Brennnesselkraut
½ TL Birkenblätter
½ TL Löwenzahnwurzel
½ TL grüner Hafer
Kurbelt Nierentätigkeit, Stoffwechsel und Fettverbrennung an, entwässert und entgiftet.

Anti-Stress-Tee

½ TL Kamilleblüten
½ TL Melisseblätter
½ TL Lavendelblüten
½ TL Baldrianwurzel
Hilft bei Prüfungsangst, mindert Nervosität, schenkt Gelassenheit und Entspannung.

Erkältungs-Stopp-Tee

½ TL Lindenblüten
½ TL Königskerzenblüten
½ TL Holunderblüten
½ TL Holunderbeeren
½ TL Hagebutten
Steigert die körpereigenen Abwehrkräfte und bekämpft Infekte der oberen Atemwege.

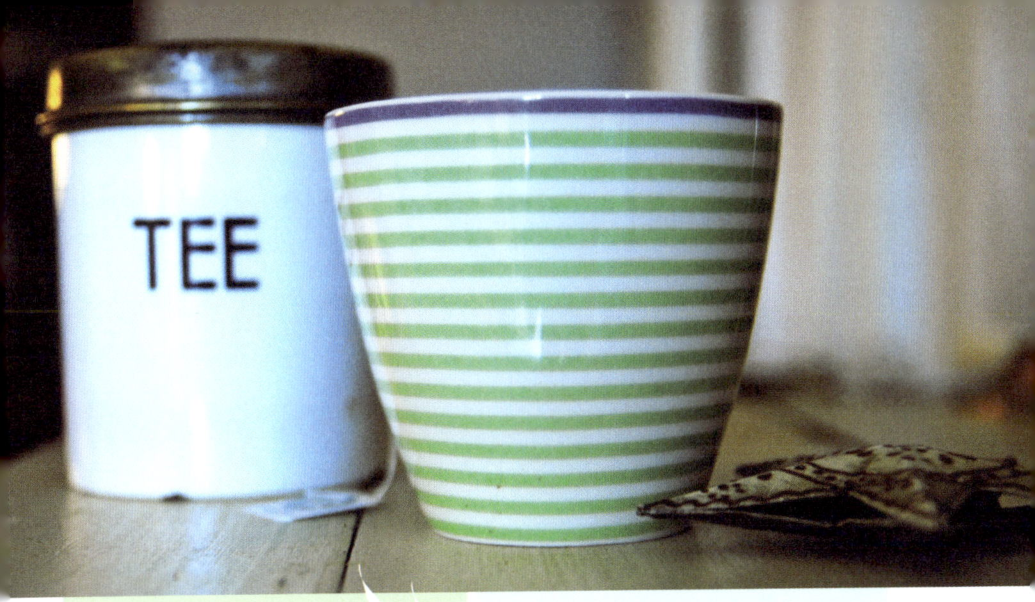

Frust-Schutz-Tee

1 TL Johanniskraut
½ TL Rotkleeblüten
½ TL Melisseblätter
Vertreibt trübe Gedanken und Lethargie, bringt wieder Sonne ins Herz und ins Leben.

Gourmet-Tee

1 TL Kamilleblüten
¼ TL Bergwohlverleih
(Arnica montana)
¼ TL Wacholderbeeren
¼ TL Kümmelsamen
¼ TL Fenchelsamen
Unterstützt die Verdauung üppiger Mahlzeiten, lindert Magen- und Darmbeschwerden.

Power-Tee

1 TL echte Minze
1 TL Wildrosenknospen
Steigert Aktivität und Lebensfreude, nimmt Zweifel, macht Lust auf Eigeninitiative.

Tee-Test

Suchen Sie sich einen oder zwei der Tees aus. Bestellen Sie die Kräuter. Und dann machen Sie eine Teekoch- & Trink-Zeremonie daraus. Schenken Sie Ihrem Tee Aufmerksamkeit. Schnuppern Sie, schmecken Sie, fühlen Sie … Und schreiben Sie Ihre Gedanken auf – vom Trocken-Kraut bis zum letzten Schluck …

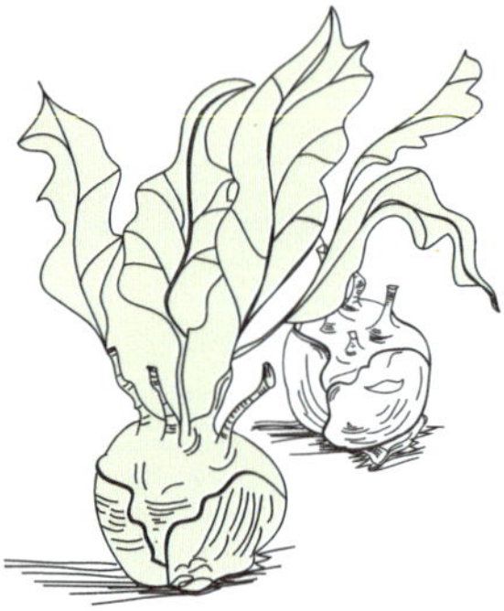

Grünes vertreibt Dickmach-Bakterien

Wer keine Ballaststoffe – also Salat, Gemüse, Obst, Kräuter – zu sich nimmt, schickt seine guten Darmbakterien in den Winterschlaf. Sie werden sogar zu faul, um sich zu vermehren. Dafür züchtet man sich da unten viele „Mr. Smithiis". Das sind Bakterien, die aus jeder Pizza, jeder Pommes, jedem Keks, den man isst, viel mehr Kalorien rausholen. Die machen einen zum richtig guten Futterverwerter. Mit Verstopfung.

Mast durch Mikroben

Ist das wahr: Dick durch Mikroben? Ja! Forscher in den USA untersuchten über ein Jahr lang die Mikroben in Gedärmen schlanker und dicker Menschen und stellten fest: Je nachdem, welche Bakterien vorherrschen, entstehen im Darm mehr Zucker und Fette. Bei Dicken fanden sie mehr von den guten Futterverwertern namens „Firmicutes". Und von den schlechten Futterverwertern, den „Bacteroidetes", hatten die ganz wenig. Der Darm ist unser größtes Verdauungsorgan – und wer abnehmen will, muss meistens erst mal seinen Darm sanieren. Mehr Gemüse, wenig Zucker und Weißmehl sorgen dafür, dass mehr von den schlechten Futterverwertern im Darm wachsen. Denn die Darmflora entscheidet mit, ob wir dick werden oder nicht. Neuerdings beschäftigt sich die Forschung auch mit einem ganz bestimmten Darmbakterium namens „Methanobrevibacter smithii". Es arbei-

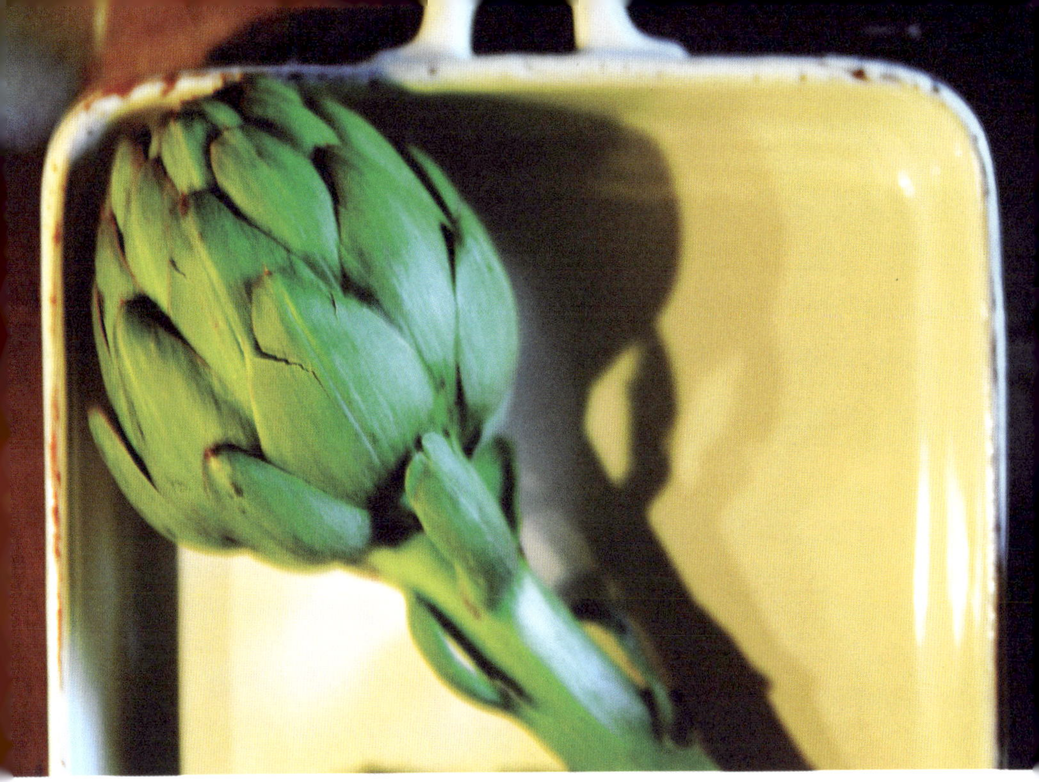

tet als „Müllschlucker" im Darm und macht den Weg frei für Bakterien, die Kohlenhydrate abbauen. Und die liefern dem Körper etwa 15 Prozent mehr Energie aus dem Kuchen, dem Brot, der Nudel, die man isst. Menschen, bei denen Mr. Smithii nicht im Darm wohnt, sind schlechtere Futterverwerter – und bleiben deshalb rank und schlank.

Roh oder gekocht?

Traditionell kocht man in der chinesischen Medizin und im indischen Ayurveda das Gemüse. Und zwar, weil es besser verträglich ist. Früher musste man das tun, weil lauter Kloake-Bakterien drauf waren. Und heute vertragen manche Därme die Pestizide auf dem rohen Gemüse nicht.

Da kann man dann mal Bio ausprobieren. Roh liefert einfach mehr Vitamine. Gekocht schlüsselt wiederum andere Zutaten besser auf. Und manche Menschen mögen lieber warm als kalt, lieber Suppe als Salat. Wie immer gilt auch hier: Ausprobieren!

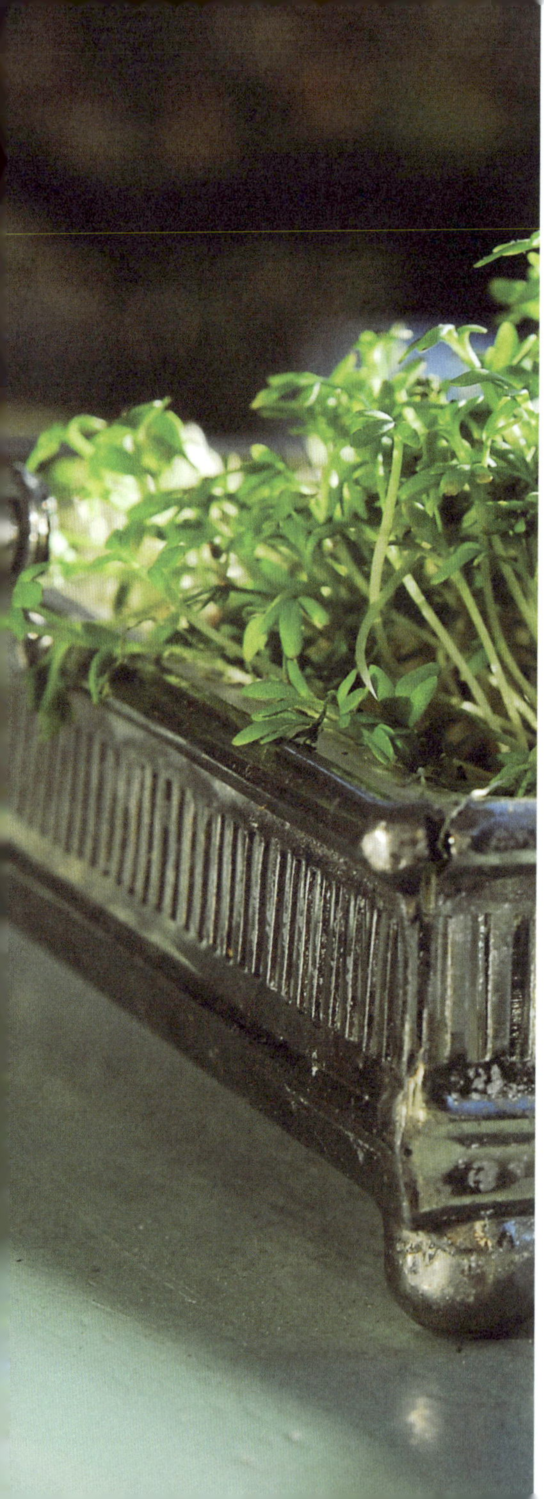

Salat als Betthupferl?

Es heißt oft, man solle abends keine Rohkost essen. Doch die Wahrheit ist: Es gibt keine allgemeingültige Regel. Nur diese: Hör auf das, was dein Körper sagt. Wer Probleme damit hat, das nicht verträgt, der sollte darauf verzichten. Allerdings: Wenn man abends um 19 Uhr einen Salat isst und zwischen 22 und 23 Uhr ins Bett geht – dann ist das Grünzeug sowieso schon aus dem Darm verschwunden.

Wie kriegt man mehr Gemüse ins Leben?

Täglich ein Glas Gemüsesaft trinken. Natürlich wäre er am besten frisch gepresst, aber ich weiß, das macht nur einer von 1000. Die anderen 999 sollten Bio-Saft wählen. Über jedes Essen frische oder tiefgekühlte Kräuter streuen. Vor dem Essen einen bunten Salat oder eine leckere Minestrone genießen.

Rote Paprika schmeckt süß – man isst sie, wenn sie da ist. Idealer Snack: Hüttenkäse mit Kräutern, Tomate und Zwiebel. Bio-Kiste testen! Ökogemüse aus der Region kommt ins Haus. Plus Rezeptvorschlägen! Jede Kohlenhydratbeilage ist erlaubt, wenn die Gemüse- oder Salatportion drei Mal so groß ist. Auf jede herzhafte Scheibe Brot kommt auch Grünes: z. B. Salat, Kräuter, Gurke, Tomate, Radieschen oder Sprossen. Beim Arbeiten oder Fernsehen ein Schälchen Gemüsestreifen neben sich stellen, z. B. mit Kräuterquark-Dip. Sollte jeder im Vorratsschrank haben: Tomatensauce für eine schnelle, gesunde Pasta. Kann man auch prima selbst machen – gleich in größerer Menge. Hält sich im Gefrierfach oder Weckglas mindestens sechs Monate. Im Kühlschrank wartet immer ein Päckchen Tiefkühlgemüse – für ein Schnellgericht. Gemüsesuppe macht satt – und liefert viele Mineralstoffe. Einen großen Topf davon kochen, portionsweise einfrieren. Ideal für den Hunger zwischendurch. Lässt sich auch prima in der Thermoskanne mitnehmen.

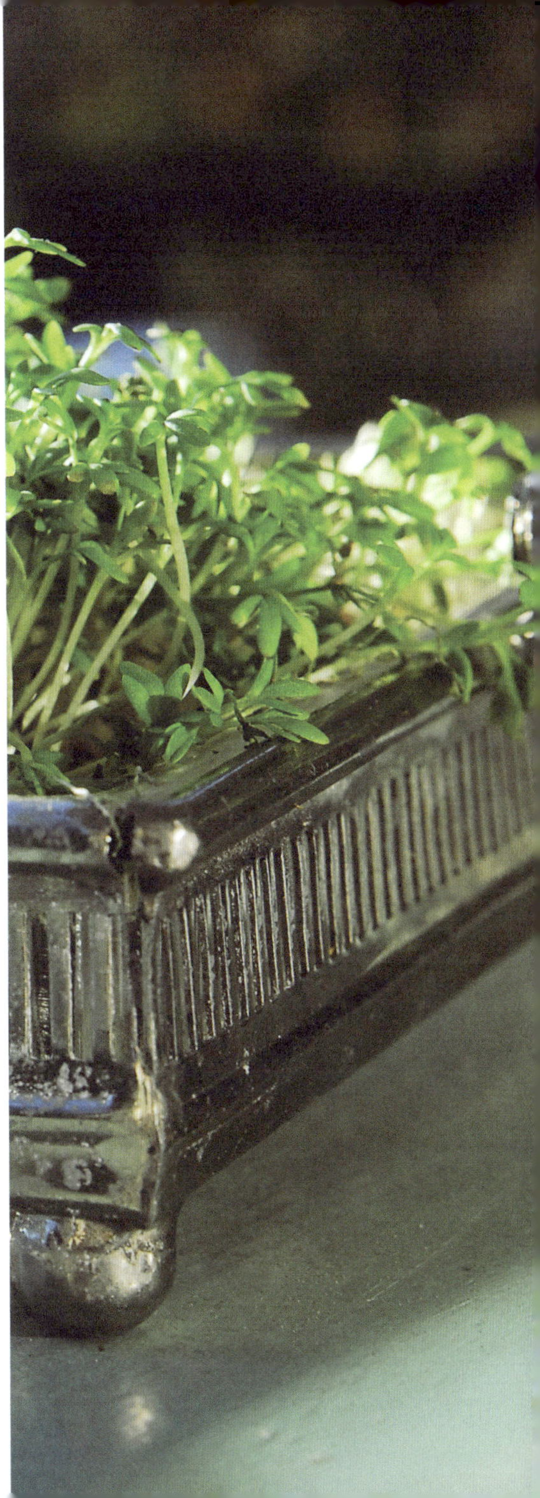

Grün im Glas

Mein erster Greenie ist mir so in den Kopf geschossen, dass ich kurz befürchtete, mich in Hulk zu verwandeln. Hinzu kam: Das Bukett entsprach nicht dem landläufigen Sinn von „lecker", und sein Abgang war von unerfreulicher, Übles provozierender Art.
Ehrlich gesagt wusste ich nicht so recht, wie ich dieses schleimige Grün möglichst schnell entsorge, fernab von meinem Verdauungstrakt – möglichst nicht unter den Augen seines Erzeugers.
Ich schüttete ihn in Frodos Napf ... Das ist Jahrzehnte her. Frodo hat mich eine Zeit lang nicht mehr angeschwänzelt, wenn ich kam ... (Hab' ich heute noch ein schlechtes Gewissen!)

Wie kann ich nach dieser Erfahrung heute nur Endiviensalat in den Mixer tun? Karottengrün und Kapuzinerkresse? Damals war das, was aus der Gemüsepresse kam, halt nur grün und nur gesund. Und heute ist das schon auch lecker. Na ja, vielleicht weil wir es heute lieber gesund haben als zu Zeiten der langweiligen Gesundheitslatschenträger.
Fest steht: Wer sich täglich einen grünen Drink mixt, braucht keine Vitamin-Pillen. Bitterstoffe und Chlorophyll entgiften, pflanzliches Eiweiß und Ballaststoffe machen satt. Wenn dann auch noch Kräuter dazukommen – wilde oder die von der Fensterbank – hat man eine giftgrüne Medizin gegen alles.

So geht's:

Die Faustformel für meine Greenies lautet: 50 % grüne Blätter + 50 % Früchte (herzhaft und süß) – mit Mineralwasser oder Buttermilch & Co. verdünnen.
Blattgemüse, Wildkräuter, Kräuter und alles, was so an verrückten gesunden Blättern wächst, kommt mit einer Frucht in den Mixer: vom Babyspinat über Brennnesseln und Sauerampfer zum Rucola. Man kann auch das Grünzeugs verwenden, das man normalerweise nicht

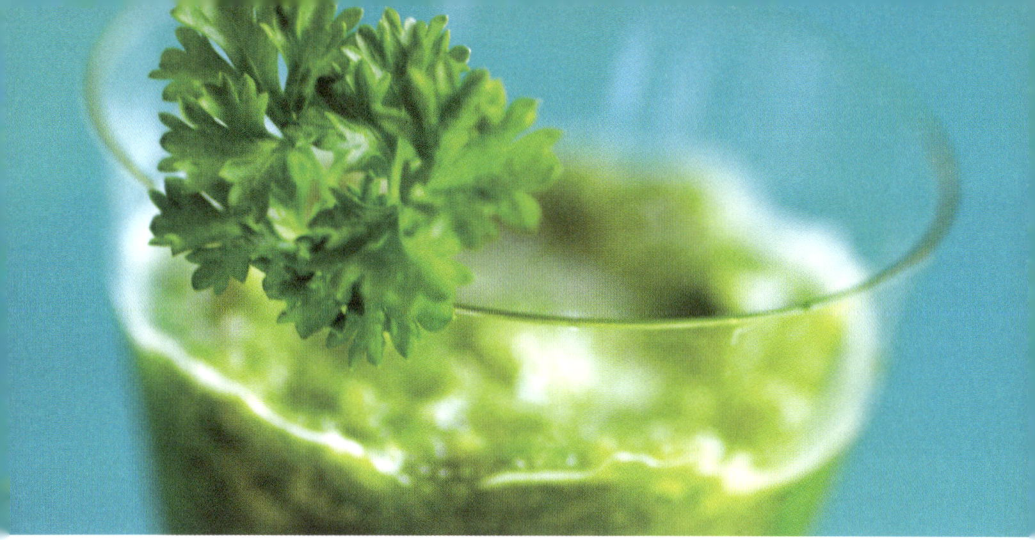

mitkocht, wie das Karottengrün.
Auch selbst gezogenes Weizengras passt wunderbar in den ifeelgood-Greenie.
Das ist ziemlich einfach – aber ob das auch schmeckt? Gleich mal ausprobieren …
Was gibt denn die Bio-Kiste heute her? Friséesalat, Mangold, Petersilie, Apfel und Chicorée im Mixer geschreddert, ein kleiner Schuss Olivenöl und Mineralwasser dazu. Schon ist der grüne Xunt-Drink fertig. Sieht aus wie Froschschleim. Raucht das nicht irgendwie? Transformiert es einen zu …? Vielleicht doch lieber 'ne Pina Colada? Spaß beiseite – es schmeckt natürlich lecker und freilich ein wenig gesund. Dafür macht es jung – grün hinter den Ohren …

Prost Gesundheit!

Hitliste der Chlorophyll-Lieferanten.
In 100 Gramm stecken etwa …

1. Alge bis zu 3 g
2. Grünkohl 230 mg
3. Brennnessel 358 mg
4. Petersilie 212 mg
5. Spinat 115 mg
6. Brokkoli 32 mg
7. grüne Bohnen 16 mg
8. Erbsen 12 mg
9. Gurke 8 mg
10. Kiwi 2.1 mg
11. Weißkohl 1 mg

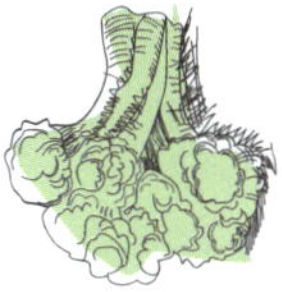

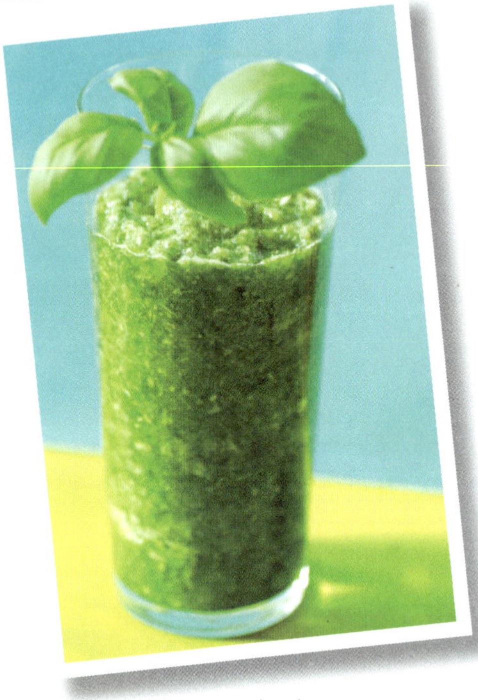

Viele, viele bunte Greenies

Die folgenden Rezepte sind für je zwei Portionen. Kurzanleitung: Zutaten waschen, putzen schälen, etwas zerkleinern. Dann in den Mixer geben und Knopf drücken, bis es ein schönes grünes Mus ist. Je nach Konsistenz kann man noch Wasser, Joghurt, Buttermilch oder Kefir dazugeben. Damit alle Vitamine dem Körper zugänglich werden, immer einen Schuss Oliven-, Nuss- oder Kürbiskernöl drantun! Wer's scharf mag und den Stoffwechsel ankurbeln will, kann noch ein kleines Stück Ingwer zugeben. Oder eine Chilischote. Ein wenig Tabasco. Wer's lieber sauer mag, darf den Greenie mit dem Saft einer halben Zitrone verfeinern.

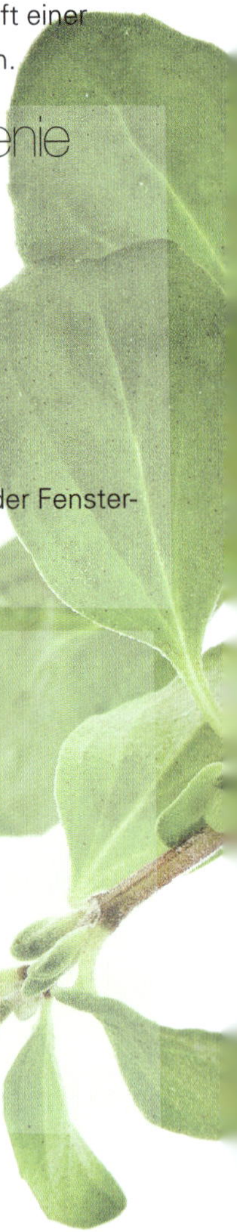

ifeelgood-Greenie

1 Apfel
1 kleine Grapefruit
1 Chicorée
1 Handvoll Grüngemüse
1 Handvoll Salatblätter
1 Handvoll Sprossen
gemischte Kräuter von der Fensterbank (oder TK)

Green Energy

2 Kohlblätter
2 Mangoldblätter
¼ Bund Petersilie
1 Blatt Aloe vera
½ Bund Löwenzahn
2 Birnen

Jungle Fever

1 Bund Petersilie
1 Gurke, geschält
2 Stangen Staudensellerie
1 Apfel
2 Kiwis

Beerenstark

½ Bund Löwenzahn
½ Bund Petersilie
1 Tasse Heidelbeeren
1 Birne

Smaragdgrüner Apfeldrink

3 Äpfel
1 Bund Petersilie
1 Avocado

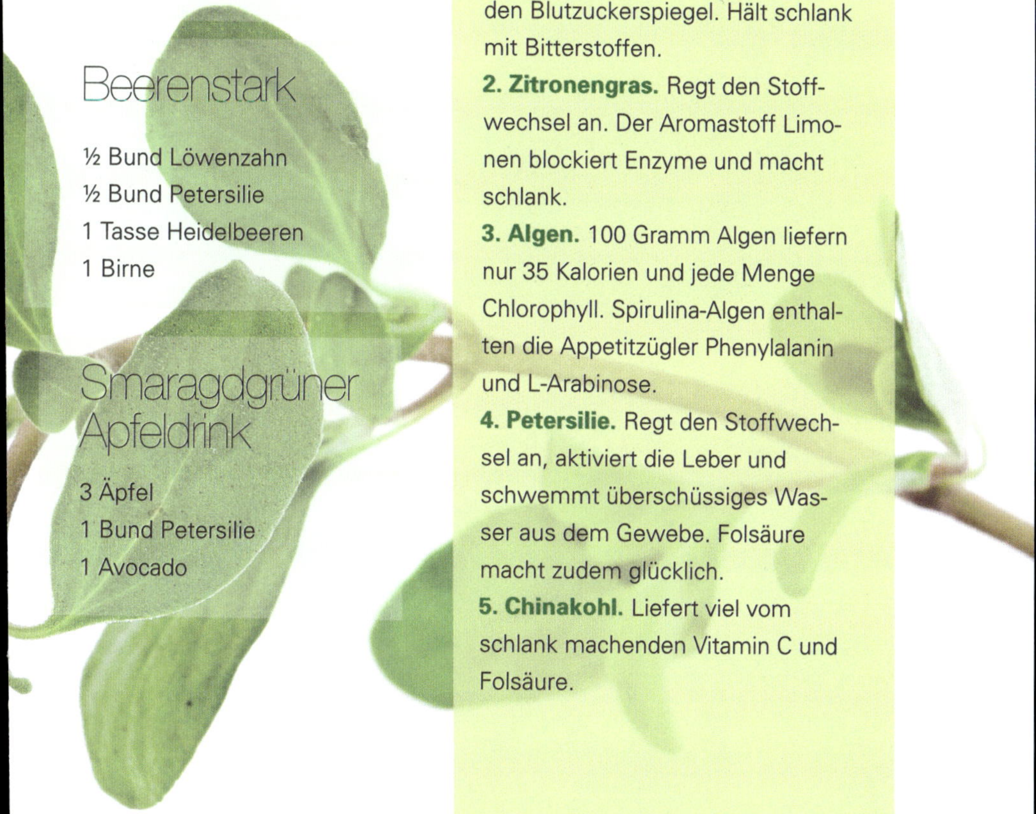

THE BIG FIVE

Die sollte man in seinen Greenie tun, weil ...

1. Endiviensalat. Senkt mit Inulin den Blutzuckerspiegel. Hält schlank mit Bitterstoffen.

2. Zitronengras. Regt den Stoffwechsel an. Der Aromastoff Limonen blockiert Enzyme und macht schlank.

3. Algen. 100 Gramm Algen liefern nur 35 Kalorien und jede Menge Chlorophyll. Spirulina-Algen enthalten die Appetitzügler Phenylalanin und L-Arabinose.

4. Petersilie. Regt den Stoffwechsel an, aktiviert die Leber und schwemmt überschüssiges Wasser aus dem Gewebe. Folsäure macht zudem glücklich.

5. Chinakohl. Liefert viel vom schlank machenden Vitamin C und Folsäure.

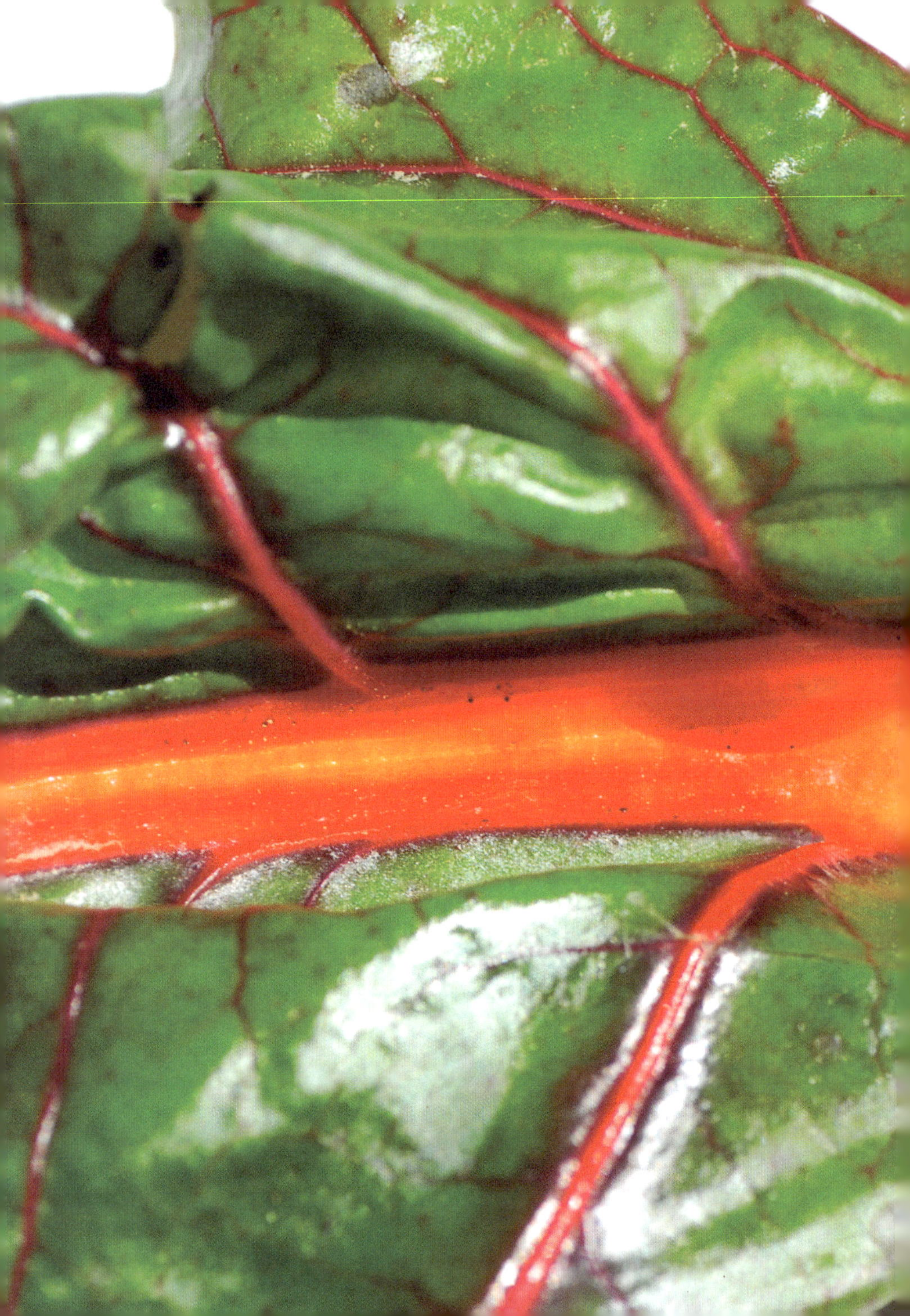

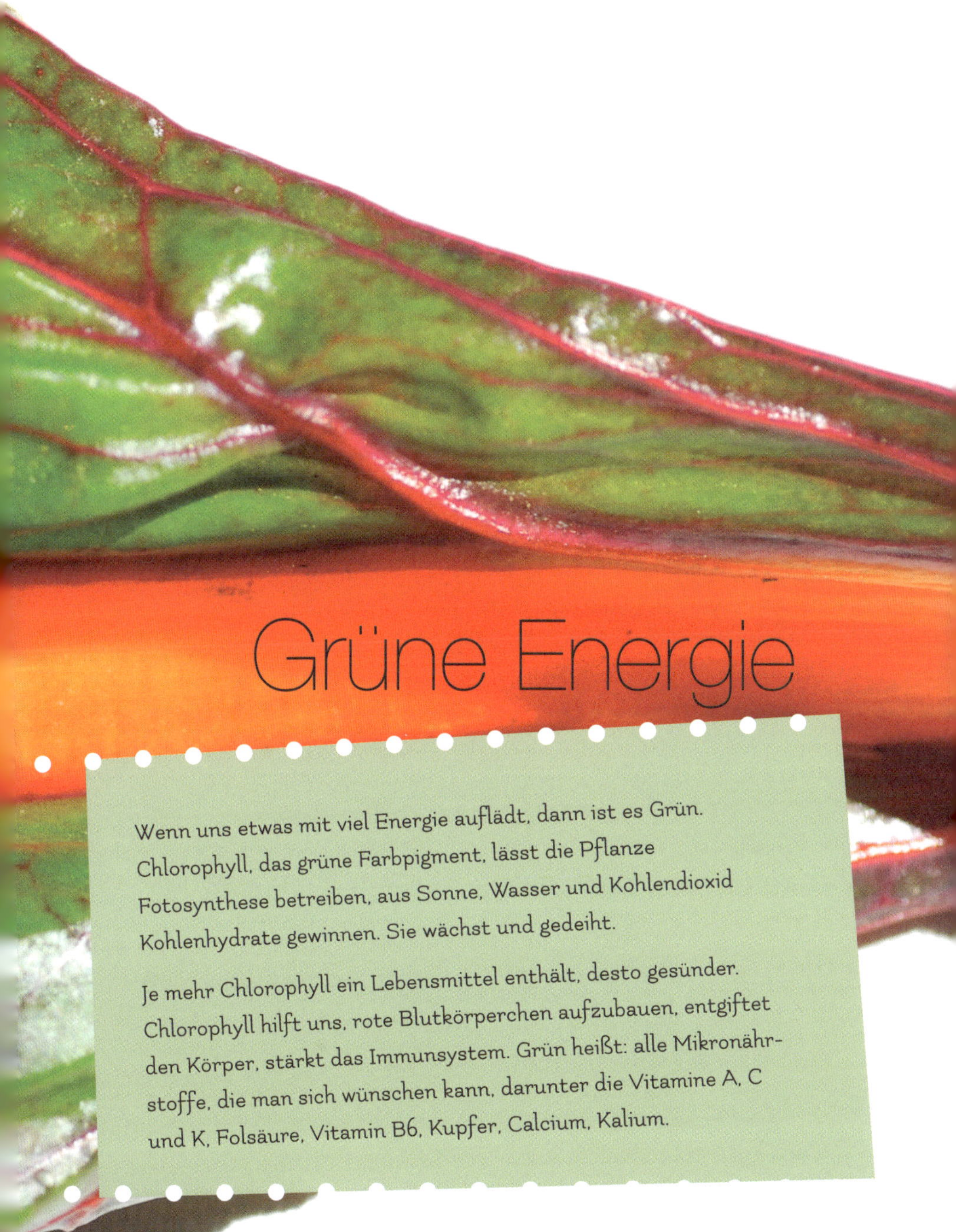

Grüne Energie

Wenn uns etwas mit viel Energie auflädt, dann ist es Grün. Chlorophyll, das grüne Farbpigment, lässt die Pflanze Fotosynthese betreiben, aus Sonne, Wasser und Kohlendioxid Kohlenhydrate gewinnen. Sie wächst und gedeiht.

Je mehr Chlorophyll ein Lebensmittel enthält, desto gesünder. Chlorophyll hilft uns, rote Blutkörperchen aufzubauen, entgiftet den Körper, stärkt das Immunsystem. Grün heißt: alle Mikronährstoffe, die man sich wünschen kann, darunter die Vitamine A, C und K, Folsäure, Vitamin B6, Kupfer, Calcium, Kalium.

Hol dir Grün ins Leben mit …

Avocado-Maske für trockene Haut

½ reife Avocado
2 EL flüssige Sahne
1 TL Zitronensaft
Die Avocadohälfte aus der Schale lösen und mit einer Gabel zerdrücken. Sahne und Zitronensaft untermischen. Die Packung 15 Minuten auf dem Gesicht lassen, dann mit warmem Wasser abwaschen.

Kräuter-Würfel

Frische Kräuter fein hacken und mit Wasser bedeckt in Eiswürfelbehältern einfrieren. Kräuterwürfel in Suppen, Saucen, Gemüse-Pfannen geben.

Schnittlauch-Pralinen

Idealer Eiweißsnack für den kleinen Hunger zwischendurch: 100 g Magerquark in ein Tuch geben, ausdrücken. Mit 2 EL Frischkäse und 1 TL geriebenem Meerrettich verrühren. Mit Salz und Pfeffer würzen. 6 walnussgroße Kugeln formen, in 4 EL Schnittlauchröllchen wenden.

Bitte(r)grün

Bitterstoffe verhelfen zur schlanken Linie. Die Stimulation der Bitterrezeptoren im Mund regt den Energiestoffwechsel an. Bittere Gemüsesorten sind u. a.: Artischocke, Chicorée, Brunnenkresse, Endiviensalat und Löwenzahnblätter. Auch Kohl liefert Bitterstoffe. Aus anderen Gemüsen sind die Bitterstoffe leider herausgezüchtet worden. Bio-Bauern arbeiten noch mit alten Sorten. Mit Kurkumasamen und Kardamom würzen. Bittere Kräuter für den schlanken Stoffwechsel: Beifuß, Bockshornklee,

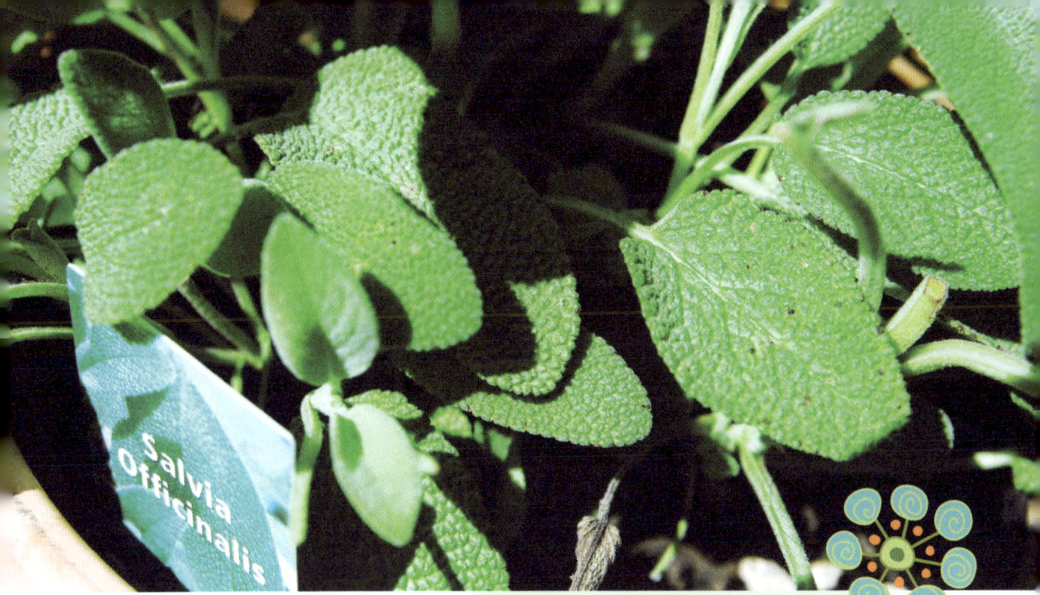

Eberraute, Estragon, Korianderblätter, Kurkuma, Majoran, Oregano, Salbei. In der Apotheke gibt's bittere Kräuter-Tinkturen – idealer Entgiftungspartner für die Leber.

Jade-Harmonie

Der Stein der Liebe fördert die Fruchtbarkeit und das emotionale Wachstum, macht gerecht und einfühlsam. Jade beruhigt den Nervösen, schenkt den Mutlosen Energie. Die Azteken setzten Jade als Heilstein gegen Nierenleiden ein. Auch auf das Nervensystem soll sich Jade positiv auswirken, Migräne und Neuralgien vorbeugen. Jade stärkt Herz, Knochen, Muskeln und Immunsystem.

Frühlingsgedanken

„Älter werden heißt nicht nur loslassen und annehmen, sondern auch immer wieder anfangen. Es gibt neue Einsichten, neue Herausforderungen, neue Möglichkeiten. Niemand ist festgenagelt auf seine Vergangenheit. Jeder kann jeden Tag neu anfangen. In jedem Alter. Der Stern am Firmament deines Herzens ist ein Bild für die Sehnsucht, die dich treibt. Trau deiner Sehnsucht, folge ihr bis an den äußersten Rand."

Dr. Anselm Grün, Benediktinerpater, Verwalter der Abtei Münsterschwarzach

Grünes Gehirnforscher-Müsli

Prof. Konrad Beyreuther (Uni Heidelberg), als Molekularbiologe Wissenschaftler von Weltruf, hält sein Gehirn jung mit seinem Morgenmüsli aus Haferflocken plus Kürbiskernen, Leinsamen, Sonnenblumenkernen, ½ Kiwi, ½ Banane, ½ Apfel, 1 Scheibe Ananas – und einer weiteren grünen Frucht, die ihm leider gerade nicht einfällt – Gehirnforscher sind auch Menschen … Dazu trinkt er grünen Tee.

Wetterfrosch-Gucken

Laubfrösche verraten uns das Wetter. Aber bitte nicht ins Glas sperren – sie stehen unter Naturschutz! Sicherer als die Leiter-Vorhersage: draußen beobachten. Bei schönem Wetter sichtet man sie weiter oben – dort halten sich dann auch die Insekten auf.

Snack-Pack

Ideal für unterwegs. Wer eine Kiwi löffelt, löffelt Vitamin C gegen die Frühjahrsmüdigkeit und den Winterspeck. Zum Super-Fatburner wird die Kiwi, weil ihre Pflanzenfarbstoffe die Wirkung des Vitamin C verzwanzigfachen.

Farbmeditation

Mit Farben meditieren kann jeder. Das entspannt tief und öffnet ein Törchen zum Unterbewussten. Einfach einen dicken Pinsel nehmen. Eine Aquarell-Farbe aussuchen (Grün beruhigt) und auf gutem Aquarellpapier langsam, Schicht für Schicht, über eine einfache Form Finsternis und Licht entstehen lassen. Jede Schicht trocknen lassen, zugucken, sich immer wieder auf die Farbe konzentrieren, die nächste Schicht …

„Narren hasten, Kluge warten, Weise gehen in den Garten."

Rabindranath Tagore (1861-1941), bengalischer Dichter und Philosoph

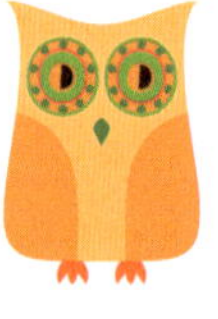

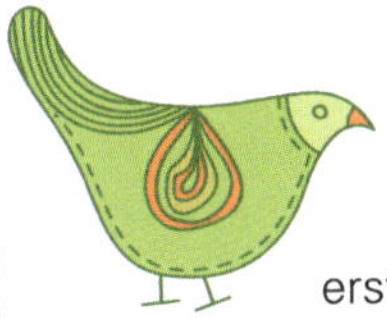

Sprossen-Igel

Sprossen schenken Energie. Enzyme aus Getreidekörnern vermehren bei der Keimung die Vitalstoffe. Sprossen enthalten 20 Prozent mehr Eiweiß, doppelt so viel Vitamin C. Zudem sinkt der Stärkegehalt, was dem Blutzuckerspiegel guttut und Sie schlank macht. Warum nicht selbst ziehen? Sieht gut aus auf der Fensterbank! Saatgut gibt's im Reformhaus oder Bio-Laden. Nach 3 bis 7 Tagen sind sie erntereif. Infos: www.sprossen-selbstgemacht.de

Guerilla Gardening

Heimlich Pflanzen im öffentlichen Raum aussäen: Efeu umrankt das Stoppschild, Sonnenblumen sprießen neben der Papiertonne, Tomaten wachsen auf ungenutztem Baugrund. „Guerilla Gardening" war ursprünglich ein Mittel politischen Protests. Heute verschönern die wilden Gärtner triste Innenstädte. Doch Achtung: Ohne Zustimmung des Grundstückseigentümers ist „Guerilla Gardening" in Deutschland strafbar! Daher gilt: erst fragen, bevor man Brachlandschaften in Gemüsefelder verwandelt …

Grüne Butter

Der Avocado haftet zu Unrecht das Image der „dicken" Frucht an. Avocados liefern nur gesundes Fett wie Ölsäure und die mehrfach ungesättigten Fettsäuren, die nicht in die Depots wandern. Ihre Mannoheptulose (Zuckerart) ist ein natürlicher Gegenspieler von Insulin. Das sollten Sie unbedingt probieren: Avocado statt Butter auf dem Brot oder in den Salat geschnippelt.

Grüner Tee

Das Wissen um die Heilkraft des asiatischen Lebenselixiers ist 4000 Jahre alt. Heute gehen Forscher dem nach: Studien zeigen, dass grüner Tee jung hält, das Herz schützt und Krebs vorbeugt. Und: Trinkt man eine Tasse vor dem Essen, verbrennt man etwa vier Prozent mehr Kalorien.

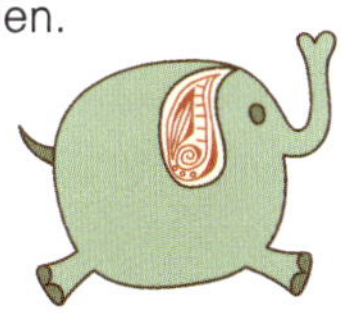

Knabber-Grün

Kürbiskerne schützen vor Prostatabeschwerden und halten das Herz jung. Gesunde Fette putzen die Gefäße durch, und Zink verpasst den Immunzellen eine Rundumerneuerung. Das dunkelgrüne, stark aromatische Kürbiskernöl liefert Ölsäure, Linol- und Linolensäure in einem guten Verhältnis. Am besten dunkel und kühl lagern.

Schnittlauch-Brot

Schmeckt gut, liegt im Gesund-Trend. Roggenschrotbrot plus Quark bestreut mit dem Frühjahrs-Schlank-Kraut: Schnittlauch. Die Schwefelstoffe aus dem Zwiebelgewächs regen den Fettstoffwechsel an, fördern die Verdauung, lindern Magenbeschwerden und senken den Blutdruck.

Pistazien

Machen Sie es wie die Südländer: Snacken Sie Pistazienkerne. Die sind eiweißreich und liefern B-Vitamine und Magnesium.

Blitz-Basilikum-Pesto

Für 1 Glas (150 ml; 6 Portionen)
Zubereitung: 15 Minuten.
1 großes Bund Basilikum (ca. 40 g Basilikumblätter), Blätter von den Stielen zupfen, abreiben und grob hacken. 1 Knoblauchzehe abziehen und würfeln. 40 g Pinienkerne in einer Pfanne ohne Fett anrösten und abkühlen lassen. Mit Basilikum, Knoblauch und ½ TL Meersalz im Blitzhacker fein pürieren, dabei nach und nach 80 ml Olivenöl und 40 g geriebenen Parmesan zugeben. Mit Salz und Pfeffer würzen.

Gifte im Grün reduzieren

1000 Pestizide werden weltweit eingesetzt; ein gutes Labor kann 300 messen. Schützen Sie sich selbst, indem Sie Gemüse aus der Region und der Saison kaufen. Was unter optimalen Bedingungen wächst, braucht keine Pflanzenschutzmittel. Was nicht lange transportiert werden muss, braucht keinen chemischen Schutz.
So sind Früherdbeeren mit mehr

Pestiziden belastet als unsere heimischen ab Juni. „Unbehandelt" heißt nicht „schadstofffrei"! Das garantiert nur „Bio". Zitrusfrüchte sonst lieber schälen, Gemüse und Obst gut waschen – unter fließendem Wasser. Dann mit Mikrofasertuch oder Gemüsebürste abreiben. Nach dem Schälen von Bananen, Mangos, Orangen & Co. immer die Hände waschen, damit die Chemie von der Schale doch noch nicht in den Mund wandert.

selbstvers.org

Das Forum für Selbstversorger. Hier findet man Rat – vom Kräuter-Husten-Rezept bis zum richtigen Boden im Hühnerstall. Daneben gibt es viele Tipps, Tricks und Rezepte für den grünen Alltag: Geröstete Brennnesselsamen schmecken lecker im Müsli, und Wacholderbeeren helfen gegen Migräne. Einfach mal durchklicken. Spannend wie Robinson Crusoe: www.selbstvers.org

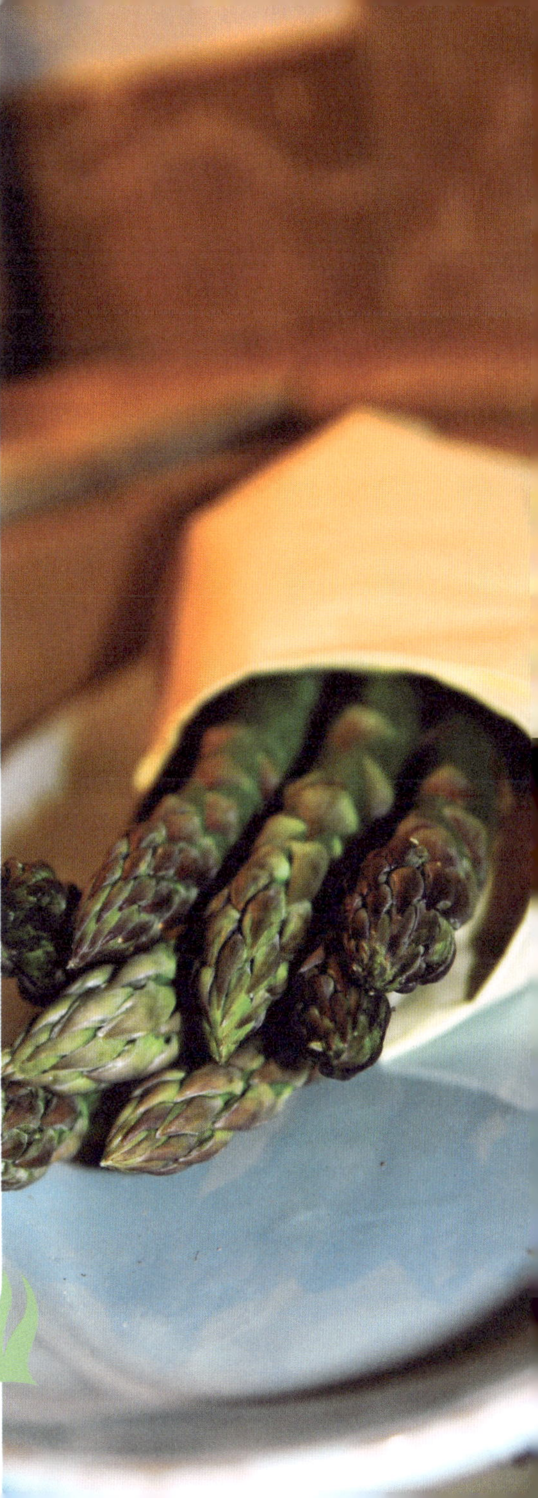

Auszeit für den Kopf

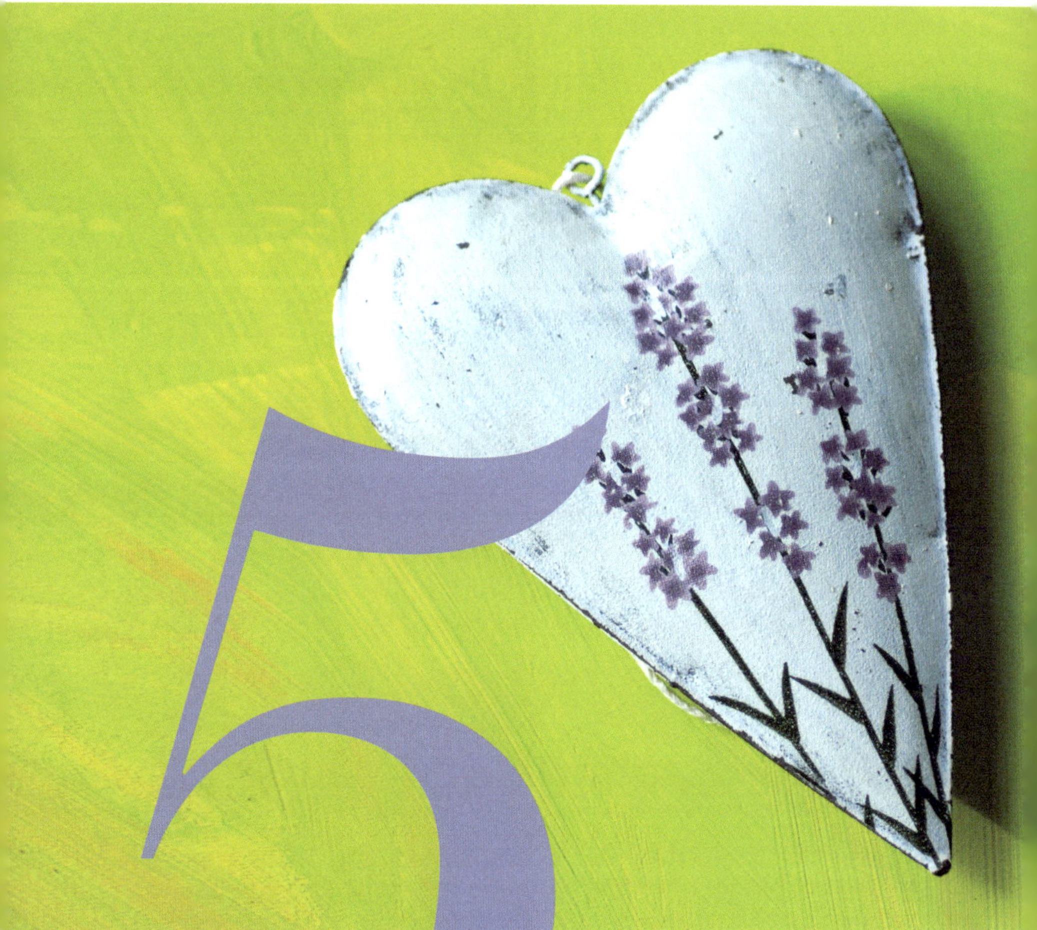

5.

Geh mal offline!

Feelgood macht man mit seinem Gehirn. Jede Sekunde. Machen aber nur die wenigsten. Funktioniert nämlich nicht, wenn man an die Steuer denkt. Oder an die keifende Kollegin oder an den Platten im Fahrrad. An den Vortrag morgen. Oder an das Loch im Geldbeutel oder an die Geliebte des Verflossenen … Heißt: funktioniert nie. Weil wir dauernd denken. Also wird's Zeit, mal offline zu gehen!

Nix denken heißt: Glück machen –

Wir müssten dringend ab und zu unser Gehirn dort oben abstellen. Mal offline gehen von der Vergangenheit, von der Zukunft, vom Handy. Schon alleine als Burn-out-Prophylaxe.
Es lohnt sich, einen Off-Knopf zu finden für dieses Geschnatter von der negativen Vergangenheit und der furchterregenden Zukunft. Denn das macht uns krank. Stress pur. Das wäre es doch: einfach mal nix denken!
Nix ist ja so wenig, da könnte man schon meinen, das wäre einfach. Ehrlich gesagt: Andere brauchen Jahrzehnte, um es zu lernen, und viele geben nicht zu, dass sie es eigentlich immer noch nicht können.
Nix denken heißt: meditieren. Dem Himmel sei Dank funktioniert das nicht nur bewegungslos auf einem Kissen – sondern wunderbar in den Laufschuhen.

Glück ist ansteckend wie ein Virus

Ein zufriedener Mensch macht seine Freunde glücklich – vor allem, wenn sie im engeren Umkreis leben. Der Glücksforscher James Fowler von der University of San Diego fand heraus: Ein glücklicher Freund erhöht die Chance eines Menschen, ebenfalls glücklich zu sein, um 25 Prozent. Hat unser frohgemuter Freund nun weitere muntere Freunde, erhöht das unsere Chance auf Glück wieder um 10 Prozent. Und die Freunde dieser Freunde steigern die Wahrscheinlichkeit noch mal um 6 Prozent: „Jemand, den Sie nicht kennen und noch nie getroffen haben – der Freund eines Freundes eines Freundes – kann einen größeren

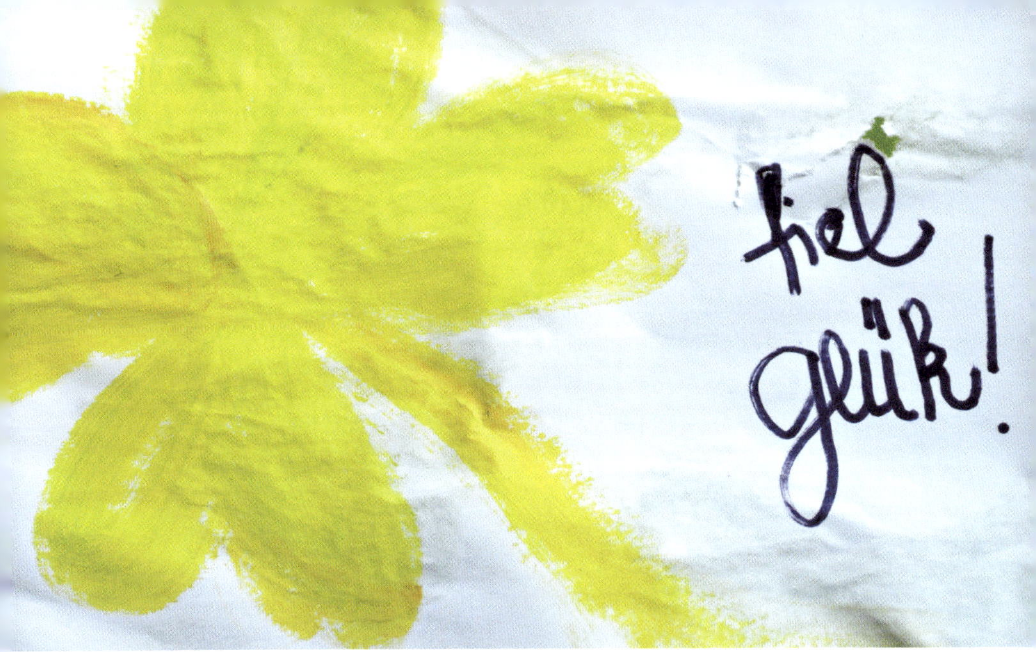

Einfluss auf Sie haben als Hunderte von Geldscheinen in Ihrer Tasche", erklärt Fowler. Denn 5000 Euro erhöhen die Wahrscheinlichkeit auf Glücksgefühle gerade mal um 2 Prozent.

Die Achtsamkeit und ihre Schwester

Gott sei Dank gibt es ganz viele Formen der Meditation. Eine Form heißt schlicht und einfach: Achtsamkeit üben. Dazu sagt Mönch Frater Michael Bauer: „Achtsamkeit ist in allen spirituellen Schulen ein zentraler Bestandteil und wird deshalb gerne und viel zitiert. Die Sehnsucht nach ihr wächst von Tag zu Tag. Denn der Alltag wird immer atemloser und somit unachtsamer. Für mich ist Achtsamkeit das Sein im Hier und Jetzt. Mensch-sein-Dürfen. Das, was du tust, tu ganz! Gehen, Staunen, Schmecken, Essen, Lachen, Fühlen, Lieben, Sein … Leben. Die Achtsamkeit führt uns die Einzigartigkeit des Augenblicks und unseres Daseins vor Augen. Dabei lernen wir die Zwillingsschwester der Achtsamkeit kennen: die Dank-

barkeit. Ein dankbarer Mensch ist automatisch achtsam, da er nichts als selbstverständlich ansieht. Achtsamkeit macht mitfühlend. Mitfühlende Menschen wollen das Gute, für Mensch, Tier und Natur. Achtsamkeit ist somit der Humus auf dem viel wächst: Freude am Dasein und liebevoller Umgang mit Leben und unserem Planeten."
Ehrlich gesagt: Genau das ist für mich die wahre Glücksformel!

Die wissenschaftliche Glücksformel

Vor 15 Jahren war Meditation für mich nur dann echt, wenn sie von einem Dalai Lama oder einem Tanpai Rinpoche oder einem anderen Mönch praktiziert wurde. Die können das. Die sind damit aufgewachsen. Die sind ehrlich. Aber nicht diese „Ommmmm-Jodler" mit Wochenendseminar-Meditationsausbildung.
Diese Meinung musste ich ändern – wie so viele täglich.
Gut so, denn Meditation verändert den ganzen Menschen. Macht ihm ein neues Hirn.
Das sagt auch Dr. Deepak Chopra, indischer Philosoph und spiritueller Denker. Der ist auch Arzt, also Wissenschaftler. Der lebt seinen ganzheitlichen Ansatz für körperliche Gesundheit, emotionales Gleichgewicht und spirituelles Bewusstsein selbst. Dem traut man. Und von ihm lernen Prominente wie Oprah Winfrey, Demi Moore, Morgan Freeman, Lady Gaga und unsere schönste Kriminalistin Maria Furtwängler Kurzmeditation. Für mehr Spiegelneuronen im Gehirn, für mehr Zufriedenheit im Herzen.
Für mehr wissenschaftlich nachweisbares Glück: h = s + v + c.
Aus dem Amerikanischen übersetzt lautet die Formel folgendermaßen:

**Glücksempfinden =
Glückserwartung (50 %)
+ Lebensumstände (10 %)
+ freiwillige Handlungen (40 %)**

Mein Leben, mein Tun, mein Glück ...(h = s + v + c)

Machen Sie sich gleich mal auf die Suche nach Ihrem Glück!

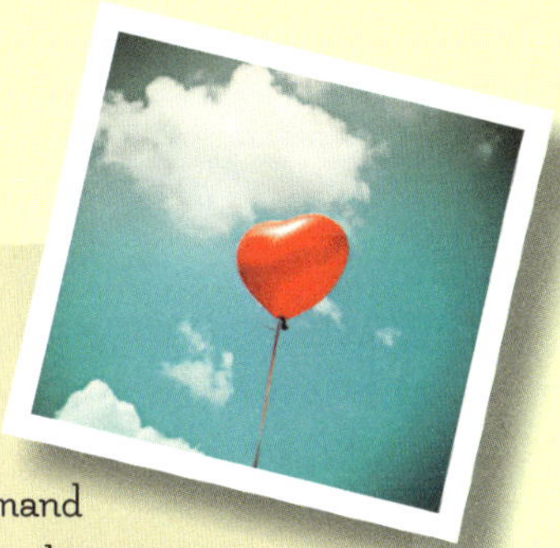

v = Lebensumstände

Fangen wir mit der Glücks-Formel in der Mitte an: Ob jemand reich ist oder arm, einen Unfall hat oder im Lotto gewinnt, das beeinflusst sein Glücksempfinden nur zu etwa 10 Prozent. Ein Jahr nach einem tragischen Verlust oder Millionengewinn pendelt sich das individuelle Glücksempfinden wieder auf dem Niveau von vorher ein. Aber neue Studien zeigen: Glückliche Menschen können leichter reich werden!

Meine Lebensumstände, die 10 Prozent meines Glücks ausmachen:

....

....

....

....

....

c = freiwillige Handlungen

40 Prozent unseres Glücks sind davon abhängig, wie wir uns verhalten. Tun wir Dinge, die uns selbst Freude bereiten, verschaffen wir uns ein Eintags-Glück. Menschen, die jeden Morgen laufen gehen, haben also das ganze Jahr über etwas davon. Länger als einen Tag hält dieses c-Glück an, wenn wir andere Menschen glücklich machen. Und das hängt an den Spiegelneuronen, an unserer Fähigkeit zur Empathie, zum Mitgefühl. Also macht uns jedes Glück, das wir einem anderen schenken, viel länger glücklich, als wenn wir uns selbst was Gutes täten.

Wo, für wen, kann ich hier glückstechnisch noch was tun?

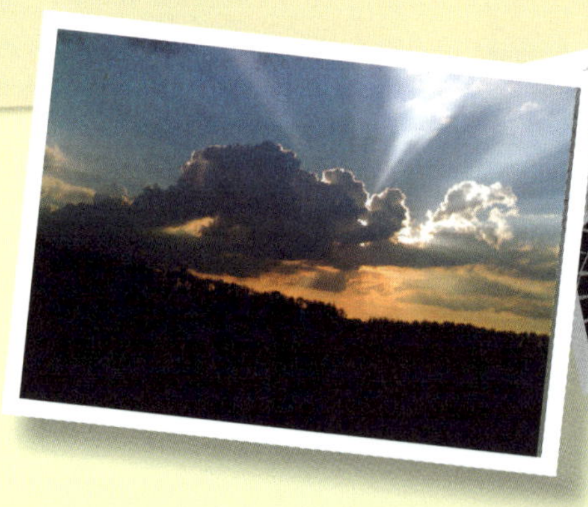

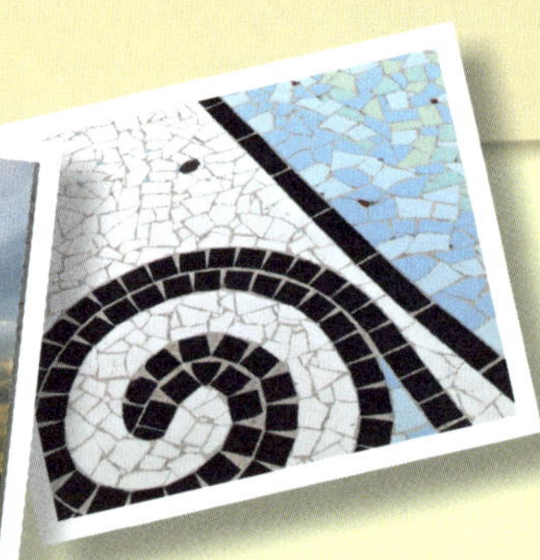

s = Glückserwartung

Das ist der „Setpoint" im Gehirn, verantwortlich für das, was wir in unserem Leben an Glück erwarten. Und das wiederum macht 50 Prozent unseres aktuellen Glücksgefühls aus. Dahinter steckt die einfache Weisheit: Jeder ist seines Glückes Schmied. Anders ausgedrückt: Wie groß schätzen wir unsere Chance, auf etwas Einfluss zu nehmen? Können wir dem Chef den Stinkefinger zeigen und gehen? Haben wir unsere Rückenschmerzen selbst im Griff? Diese Haltung ist genetisch bedingt – und anerzogen. Unsere Fähigkeit zum Glücklichsein wird in unseren ersten drei Lebensjahren in unserem Gehirn angelegt. Das können wir aber verändern. Sagt Dr. Deepak Chopra. Nach vier Wochen Meditation haben wir ein besseres Hirn, ein positiveres, ein fühlenderes – eins, das uns als ganzen Menschen glücklich macht.

Wie viele Kapazitäten habe ich, um an meinem Glück zu schmieden?

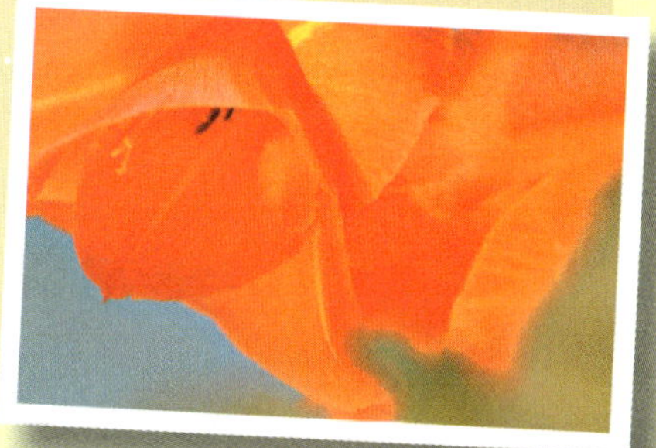

Wie (nicht nur) Mönche zur Erleuchtung kommen

Amerikanische Gehirnforscher legen immer wieder und sehr gerne Mönche in den Magnetresonanztomografen, um zu untersuchen, was in ihren Köpfen sie vom Rest der Welt unterscheidet.
Richard Davidson von der University of Wisconsin-Madison untersuchte vor einigen Jahren die Gehirne von acht tibetischen Mönchen, die der Dalai Lama höchstpersönlich zu ihm geschickt hatte. Davidson machte sich auf die wissenschaftliche Suche nach der Erleuchtung. Im Tomografen konnte der Wissenschaftler sehen, dass die Aktivität des linken Stirnhirns, des Frontalcortex, bei Menschen, die meditieren, viel höher ist. Dort sitzen Heiterkeit, Ausgeglichenheit und Optimismus. Was bedeutet: Oben im Kopf meditierender Menschen sprüht es vor Glück. Nicht nur während des Meditierens. Immer. Folglich kann man Glück trainieren. Man muss einfach nur meditieren.
Wenn die Mönche „Vorbehaltloses Mitgefühl" meditieren, also Liebe und Barmherzigkeit durch den Körper fließen lassen, durchfluten Gammawellen das ganze Gehirn. Die tauchen beim Normalmenschen nur ganz selten auf und ganz, ganz kurz – dann, wenn er sich extrem auf etwas konzentriert. Bei Mönchen ist das anders: Im Moment tiefster Entspannung und höchster Aufmerksamkeit schwingen alle Nervenzellen im Gehirn synchron auf der Gammafrequenz. Man denkt nicht, spürt seinen Kör-

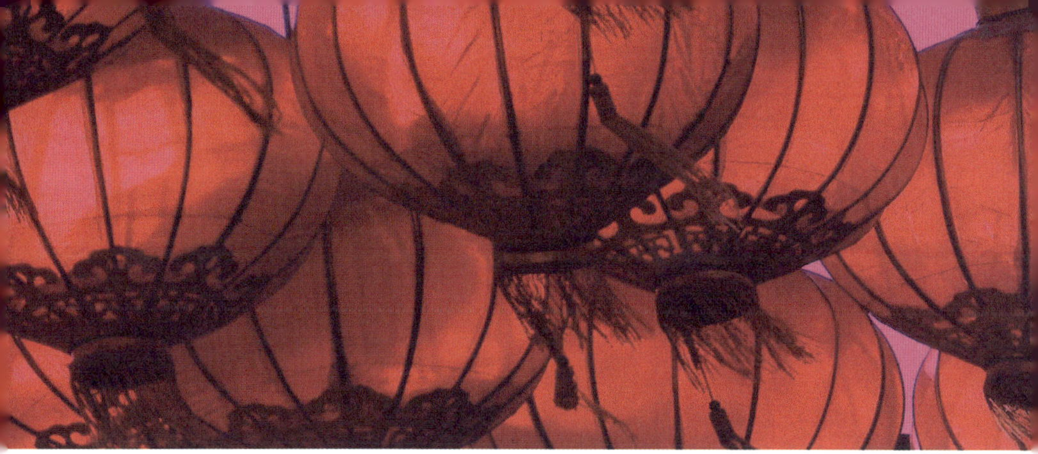

per nicht mehr, alles wird eins: Man ist erleuchtet. Das bedeutet: Die Erleuchtung, das Feuerwerk namens „Gamma-Wellen", das Phänomen, an dem Normalmenschen wie ich noch leise Zweifel hegten, ist wissenschaftlich belegt.
Das ist Achtsamkeit!
Auch Empathie wächst im Kopf – Langzeitmeditierende kreieren Barmherzigkeit in der sogenannten Inselrinde (Inselcortex). Wenn wir den Herzschlag bis in die Fingerspitzen fühlen und starke Empathie für andere empfinden, zeigt sich das in einer aktiven Inselrinde. Und durch Meditation können wir die Aktivitäten vermehren – sprich: Güte lernen.
Die Forscher ziehen aus diesen Erkenntnissen den Schluss: Kein Mensch muss bleiben, wie er ist. Bewusstsein und Persönlichkeit lassen sich durch Meditation gezielt beeinflussen.
Und für die kleine Flucht aus der Vergangenheit und der Zukunft ins Hier und Jetzt gibt es viele Wege. Man muss nur einen gehen.

Eine Reise zu sich selbst

Meditation ist ein Rendezvous mit seinem Unterbewusstsein, seinem Geist. Man liegt nicht auf der Couch des Psychoanalytikers und erzählt, sondern man guckt selber nach, was da innendrin los ist. Vielmehr, man guckt nicht so sehr, sondern es sprudelt ganz von selbst rauf. Und das Schönste: Man lernt das, was ist, zu akzeptieren. Das fällt uns oft schwer, denn wir wollen ja immer etwas anderes sein. Taucht in der Außenwelt irgendwer, irgendwas auf, der oder das uns nicht passt, ändern wir die

äußeren Bedingungen: Wir kämpfen, wir gehen. Wir finden irgendeine Strategie, damit umzugehen.
Mit unserer Innenwelt ist das anders: Steigt ein Gedanke, ein Gefühl, eine Stimmung hoch, dann können wir sie nicht wegschicken. Da gibt es Dinge, die wir gar nicht wissen wollen. Die wir nicht fühlen wollen. Angst, Ärger, Schuldgefühle, Eifersucht, Depressionen. Das mögen wir nicht. Aber wir können es auch nicht einfach rausreißen, genauso wenig wie den Magen, der uns schmerzt. Was also tun? Der buddhistische Weisheitslehrer Rob Nairn sagt, wir müssen eine Haltung des Sich-selbst-Annehmens einnehmen: „Das bin ich in diesem Augenblick. Und mit mir darf ich jetzt ruhig so zurechtkommen."
Meditation wird uns verändern. Aber nicht durch ein Ziel. Wir verändern uns ganz von selbst, wenn wir meditieren – aber nur, wenn wir akzeptieren, dass wir nicht irgendwo ankommen wollen, sondern bereits dort sind. Der Weg ist das Ziel. Haben wir begriffen, dass wir nichts erreichen müssen, nichts wollen müssen, sondern da sind, achtsam sind, dankbar sind, können wir entspannen. Denn dann können wir auch die Angst vor dem Versagen loslassen.
Meditation hilft, den Geist ruhig werden zu lassen. Je ruhiger er ist, desto klarer können wir erkennen: Warum bin ich denn jetzt wütend, ängstlich, traurig? Und was ernten wir durch einen ruhigen Geist? Erst einmal Einsicht. Nicht etwas Wissen von außen, aus der Zeitung, sondern innere Einsicht in das, was wir als Menschen sind. Und daraus erwächst Weisheit.

Meditation heißt: den Geist trainieren ...

... und zwar so, dass wir in der Gegenwart sind. Der eine nennt das „Konzentration". Der andere „Achtsamkeit". Das Gegenteil von Ablenkung. Ablenkung schafft Unruhe. Unser Geist ist ständig in Aufruhr, nicht in der Gegenwart. Das Kind spielt im Sandkasten mit Sand – was tut es? Meditieren. Es ist achtsam. Es denkt nicht an den Steuerberater, sondern spielt mit dem Sand. Geistesruhe steckt also in uns drin, wir haben sie nur im Lauf unseres Lebens verschleiert. Die Buddhisten nennen diese Schleier „Geistesgifte": Gier oder Haben-Wollen, Hass oder Ablehnung, Illusion. Dazu gesellen sich Stolz und Eifersucht. Und die tibetischen Lamas entdeckten in den „Westlern" noch ein sechstes „Geistesgift": Schuldgefühle. Meditation lässt Achtsamkeit wachsen wie Krafttraining die Muskeln. Achtsamkeit macht den Geist ruhig. Je ruhiger, desto klarer. Und so werden auch die Dinge, die sich da im Sumpf des Unterbewusstseins abspielen, durchsichtiger. Meditation hilft, den Geist auf spielerische Weise zu erforschen. Und zwar nicht nur die Dinge, die man gerne sieht: „Mensch, heut' schau' ich aber gut aus, fühl' mich riesig ..." – sondern auch das, was man gewöhnlich unterdrückt, leugnet. Meditation kann Glück sein. Ruhe, Frieden. Es kann aber genauso gut Schmerz hochsteigen oder Angst oder Ärger. Was immer hochkommt, ist okay, wir müssen uns dessen nur bewusst sein. Es ist vielleicht nicht unbedingt das, was wir selbst von uns wollen – aber es ist das, was da ist. Und das nehmen wir an. Und das ist nun mal der Weg zur echten Zufriedenheit, zum echten Glück.

Die Antennen der Empathie

In unserem Gehirn haben wir einen Gefühlsschatz, und der heißt „Spiegelneuronen". Diese Nervenzellen funken Mitgefühl. Sie entstehen vor allem im Kindesalter durch Berührung, Gestik, Mimik, Handlung. Die Spiegelneuronen machen uns zu dem sozialen Wesen, das wir sind. Menschen mit vielen Spiegelneuronen können sich gut in andere einfühlen. Diese Menschen liebt man. Genießt ihr Da-Sein. Teilt gerne den Augenblick mit ihnen. Leider gibt es Menschen, die nicht gerade über viele dieser Gefühlsantennen verfügen. (Das können Sie testen: Gähnen Sie laut. Wer mitgähnt, hat mehr Empathiefunker.) Die gute Nachricht: Es ist nie zu spät. Man kann sich Spiegelneuronen selber heranzüchten. Mit Meditation.

In 3 Minuten ein glückliches Hirn

Grundwissen – wo wirkt was?

Stellt man sich Fragen wie: Warum geht es mir so gut? Welche Geschenke habe ich meinem Leben schon bekommen? Welche Talente habe ich? Welche Menschen machen mich fröhlich? Es reicht, sich diese Fragen zu stellen, man muss sich gar keine Antworten darauf geben ... Und schon aktiviert man den linken präfrontalen Kortex. Bildet neue Neuronen. Und die funken Zufriedenheit.

► Fühlen wir Liebe, Mitgefühl und Freude, aktiviert das unser limbisches System. Zuständig für Wohlbefinden, Heilung und Homöostase, die Balance aller Stoffwechselvorgänge.

► Richtet man seine Aufmerksamkeit auf den Atem oder das Herz oder spricht ein Mantra, schaltet man den Nörgler im Kopf aus, stoppt durch die Konzentration den Gedankenfluss. Das wirkt auf das ganze Gehirn mit Alphawellen, dem Gehirnstrom zwischen 8 und 13 Hertz, der für entspannte Wachheit steht.

Einfach mal ausprobieren

Mini-Medi: Setzen Sie sich hin – bequem, aber mit aufrechter Wirbelsäule. Wer mag, auf den Boden, auf ein Yogakissen, geht aber auch auf dem Schreibtischstuhl, dem Küchenhocker, dem U-Bahn-Sitz. Stellen Sie sich vor, Ihr Scheitel sei an einem Faden aus Licht am Himmel aufgehängt. Kiefer und Schultern entspannen, Wirbelsäule aufrichten. Im Kopfkino Energie-Wurzeln aus den Füßen tief in die Erde hineinwachsen lassen. Beim Einatmen ziehen Sie über das Lichtseil neue Kraft aus dem Himmel und durch die Wurzeln aus der Erde in den Körper. Beim Ausatmen entlassen Sie alles Verbrauchte, Negative und Schwere einfach in die Freiheit. Gedanken, die auftauchen, wertfrei kurz beobachten, wie Wolken am Himmel, und dann die Aufmerksamkeit sanft wieder dem Atem zuwenden.

Dusch-Medi: Imaginieren Sie, dass das warme Wasser auch innen durch Ihren ganzen Körper läuft. Durch alle Organe, durch alle Zellen. Und dass es alles, was Sie belastet, wegspült. Und mit der Bodylotion erhalten Körper und Seele dann noch einen Schutzschild aus Liebe, Freude, Licht, Gold – was immer Ihnen gefällt – für den ganzen Tag.

Geh-Medi: Die schönste, die ich kenne, stammt vom Zen-Meister Thich Nhat Hanh. Er nennt sie „Frieden säen mit jedem Schritt". Einfach bewusst gehen, das Aufsetzen und Abrollen des Fußes bewusst wahrnehmen. Nun stellen Sie sich vor, dass Sie eine Spur hinterlassen, wie in frisch gefallenem Schnee. Und mit jedem Fußabdruck hinterlassen Sie Millionen leuchtende Samenkörnchen aus Frieden, Freude, Mitgefühl … Diese Übung bringt mich in null Komma nix wieder in meine Mitte, ins Jetzt, selbst wenn ich hyperhypergestresst bin. Funktioniert daheim, im Büro, im Flughafen, im Supermarkt, funktioniert überall!

Tanz-Medi: Warum sind Clubs so beliebt? Weil man sich dort mit Technogehämmere herrlich in Trance versetzen kann. Geht auch daheim. Und zu jedem Sound. Lieblingsmusik an, am besten Kopfhörer aufsetzen wegen der Nachbarn, und lostanzen. Wiegen, hüpfen, stampfen, was der Körper will. Macht den Kopf frei und weckt alle Sinne.

Das ist ein Anfang. Wenn Sie mehr über Meditation erfahren wollen, dann lesen Sie Rob Nairns Buch „Auf den Spuren des erleuchteten Drachen".

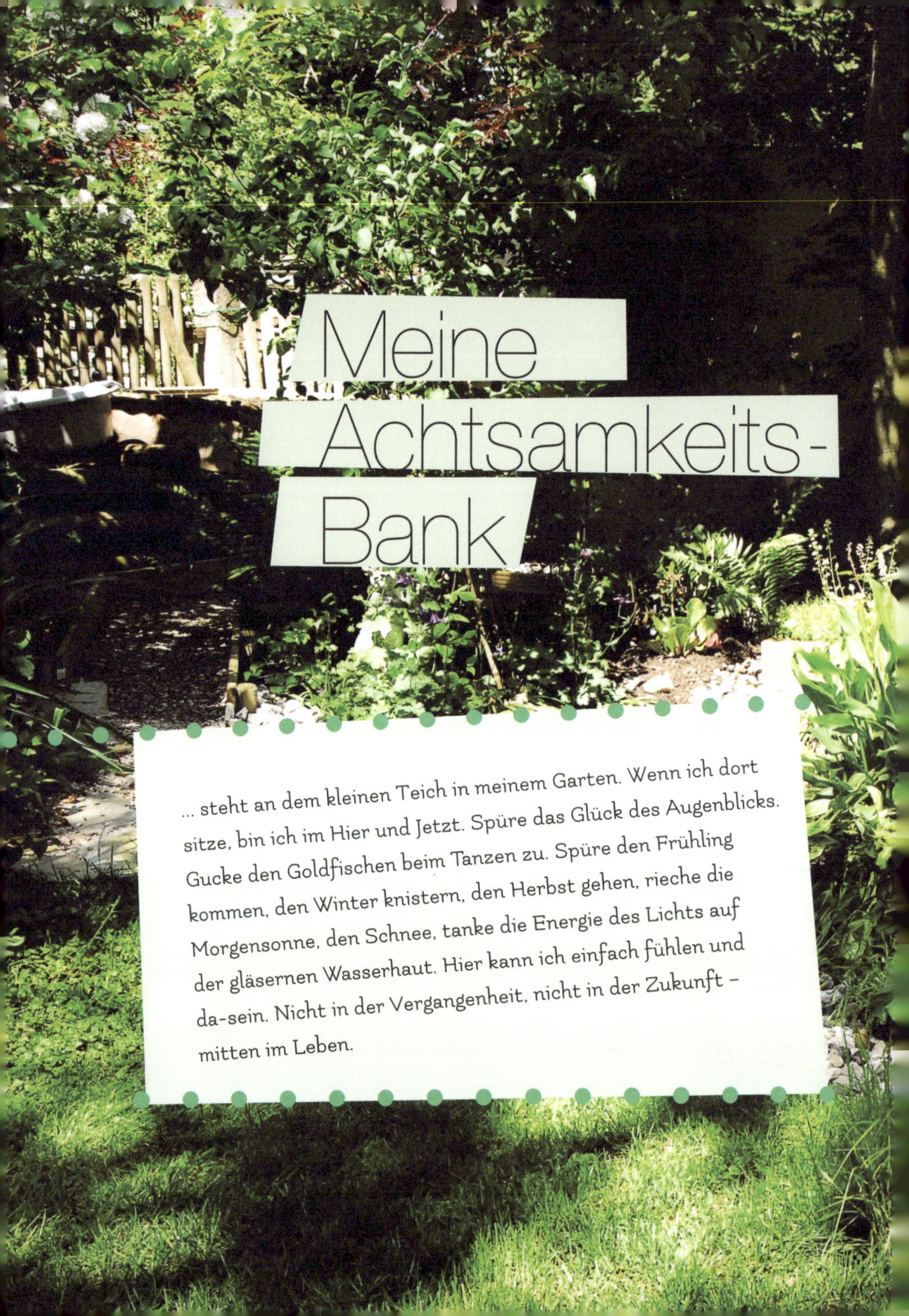

Meine Achtsamkeits-Bank

... steht an dem kleinen Teich in meinem Garten. Wenn ich dort sitze, bin ich im Hier und Jetzt. Spüre das Glück des Augenblicks. Gucke den Goldfischen beim Tanzen zu. Spüre den Frühling kommen, den Winter knistern, den Herbst gehen, rieche die Morgensonne, den Schnee, tanke die Energie des Lichts auf der gläsernen Wasserhaut. Hier kann ich einfach fühlen und da-sein. Nicht in der Vergangenheit, nicht in der Zukunft – mitten im Leben.

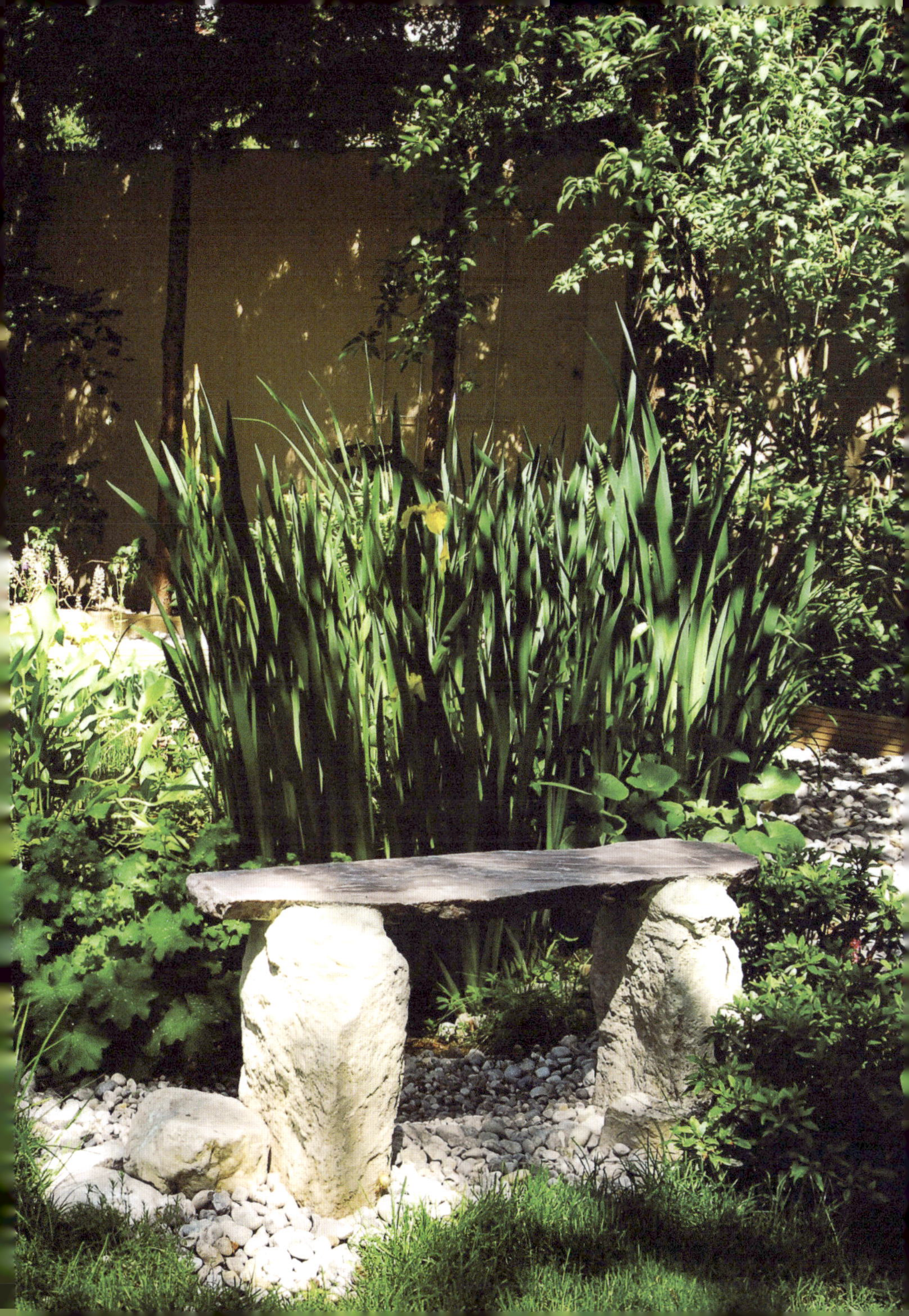

Ein Platz fürs Jetzt

Stresst der Job? Ist die U-Bahnfahrt zu hektisch, sind die Kaufhäuser zu voll? Ist der Tag zu überfrachtet, das Wetter zu nieselig? Sieht man nicht mehr die Sterne in den Kinderaugen, die vom Balkon tropfenden Petunien, das schiefe Lächeln der Dackelhündin … na, dann ist es Zeit für einen kleinen Ausflug ins Hier und Jetzt. Man braucht auch nur einen kleinen Platz dafür.

Fels in der Brandung

Meine Achtsamkeits-Bank erinnert mich daran, dass es auch noch andere Dinge gibt als blinkende Postfächer, vibrierende Handys, Newsletter, Tastaturen, die Terminwünsche diverser Dr. Kämmerers, rebellische Computer … Nämlich Augenblicke, die zu berühren sich lohnt. Bewusst, mit allen Sinnen. „Wer rennt und hetzt, kann nicht achtsam sein. Spürt nicht, dass er atmet, spürt nicht, dass seine Füße den Boden berühren, spürt nicht, dass er lebt," sagt Thich Nhat Hanh, vietnamesischer Mönch und Zen-Meister. Natürlich habe ich nicht nur diese Bank. Ein anderer Achtsamkeitsplatz ist vor meiner Pavoni, der alten italienischen Kaffeemaschine. Hier wird der Cappuccino zum Ritual. Einen weiteren habe ich auf dem Rücken meines Pferdes, noch einen zwei Schritte neben meinem Computer. Da liegt ein Meditationskissen. Wir alle brauchen Plätze, die uns daran erinnern, dass es unter dem ständig denkenden Kopf einen fühlenden Körper gibt. Plätze, die uns innehalten lassen, die uns zur Besinnung kommen lassen – während sich die Welt hektisch weiterdreht. Wie viele solche Plätze haben Sie?

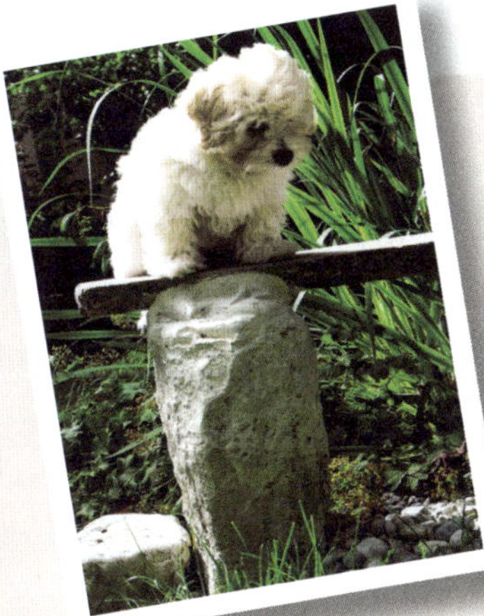

Mein Achtsamkeitsplatz

Machen Sie eine Liste Ihrer Plätze, die Sie ins Hier und Jetzt holen. Und schreiben Sie einmal auf, was Ihnen jeder dieser Plätze bedeutet, was Sie dort fühlen ...

Weniger ist mehr

Ein wunderbarer und ganz einfacher ifeelgood-Tipp: Nehmen Sie sich nicht zu viel auf einmal vor. Denn gut fühlen heißt: achtsam sein, heißt: den Augenblick berühren – das Jetzt sehen, hören, riechen, schmecken, fühlen.
Zu viele Triebe lassen einen Baum verkümmern. So geht es auch uns, wenn wir den Blick für das Wesentliche verlieren, für die Menschen und Dinge, die für uns wichtig und wertvoll sind. Die Basis der Achtsamkeit: annehmen, was da ist – und auch loslassen. Dinge und Menschen.

Glücksbringer

Deutschlands Star-Glücksbringer Dr. Eckart von Hirschhausen rät: Nehmen Sie Ihr Adressbuch und kringeln Sie die Glücksbringer einfach rot ein. Menschen, mit denen Sie lachen, weinen und auch schweigen können. Genau diesen (sicher vernachlässigten, weil verständnisvollen) Menschen bringen Sie dieses Jahr noch die verdiente Achtsamkeit entgegen. Sie können übrigens jedes Gespräch als Achtsamkeitsübung gestalten: Hören Sie zu. Erspüren Sie die Gefühle und Bedürfnisse, die nicht ausgesprochen wurden. Und benutzen Sie das wunderbare Wort „Danke!". Nicht nur für einen Dienst, für ein Geschenk. Sondern einfach dafür, dass es den anderen gibt. ifeelgood heißt übrigens: echte Freunde haben. Und die hat nur, wer achtsam kommuniziert – und sich in Empathie übt. In echter Währung. Der des Herzens.

Herztöne

Es ist so wichtig, achtsam mit Emotionen umzugehen! Achtsam zu kommunizieren. Vor allem, wenn man einen stressigen Alltag hat. Denn Hektik weckt Zorn. Das ist menschlich. Nur sollte man ihn halt nicht nähren. Und negative Gefühle

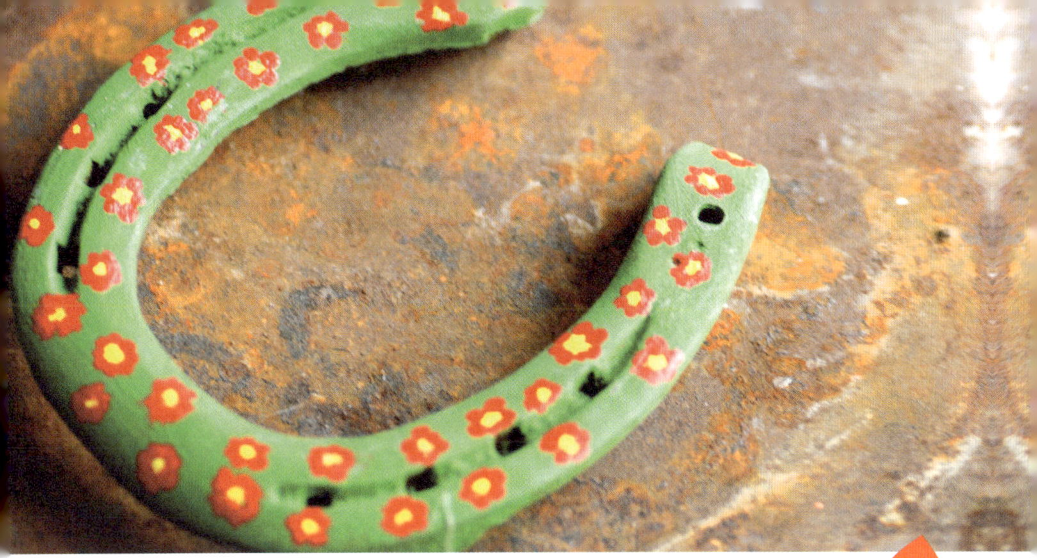

nährt man mit negativen Gedanken. Also: Gedanken loslassen. Bewusst atmen. Einatmen, bis vier zählen, ausatmen, bis vier zählen, Atem anhalten, bis vier zählen. Drei Mal! Und dann erst reagieren auf den nörgelnden Boss, die verbrannte Weihnachtsgans, die fremde Stoßstange im Kotflügel …

Seelisches Krafttraining

Das Leben ist ein stetes Auf und Ab. Spürbar in der Herzfrequenz, dem Atem, der Laune. Wer seine Achtsamkeit trainiert, wird bald erkennen, dass er mehr Gelassenheit ins Leben bringt. Mehr Stärke entwickelt. Mehr Kraft. Mehr Zufriedenheit. Dass uns die Tiefen, die uns das Leben beschert, nicht mehr so beuteln – und wir es dankbar spüren, wenn wir auf einem Gipfel stehen. Übrigens: Bergwandern gehört zu den besten Achtsamkeits-Trainings. Schließlich ist nicht jeder zum Meditieren geboren, man kann den Kopf auch über Bewegung still kriegen. Mehr dazu auf Seite 180.

„Man sieht nur mit dem Herzen gut, das Wesentliche ist für die Augen unsichtbar.“

Antoine de Saint-Exupéry

Achtsam sein heißt: fühlen

Die Hormone tanzen, die Nervenbotenstoffe produzieren Glück. Wir können ein „richtiges Gespür" entwickeln, weil wir das Schnattern im Kopf ein bisschen zum Schweigen bringen. Meditation lässt Achtsamkeit wachsen wie Krafttraining den Muskel.

Achtsamkeit ist die Konzentration auf den Augenblick, das stille Beobachten der eigenen Gefühle und Gedanken, ohne zu werten. Stellen Sie sich Fragen wie: „Was denke, fühle und spüre ich im Moment?" Nehmen Sie alles wahr, was kommt, ohne es zu werten, ohne es verändern zu wollen. Ohne es zu zensieren. Alles darf auftauchen. Alles hat seine Berechtigung. Nehmen Sie sich dafür fünf Minuten Zeit.

Kopfkino ans Universum

Was stresst uns im Alltag am meisten? Lästiges Warten. Sinnloses Nichtstun, nutzlose Pausen. Wir alle verbringen viel Zeit im Nirwana der Lebensfreude. Im Stau. Im Wartezimmer. In der Schlange. Auf dem Amt. Warum ärgern? Man muss diese Lücken nur sinnvoll füllen.

Was passt in die Leerminuten? Das Hörbuch auf dem iPhone. Das geknüpfte Lederbändchen, eine Bleistiftskizze – oder das fröhlich machende Kopfkino. Gleich mal ausprobieren: Sie sind der Regisseur Ihres Lebens. Drehen Sie einen bunten Wunschfilm. Träumen Sie sich in die Zukunft – schlank, erfolgreich, glücklich, sportlich, gesund … in allen Farben, in Düften, in Bildern. Fühlen Sie, wie Sie dieser kleine Film fröhlich macht. Und das Beste daran: Das ist nichts anderes als ein Wunsch ans Universum. Er wird in Erfüllung gehen. Nehmen Sie dieses Rezept mit in Ihren Alltag.

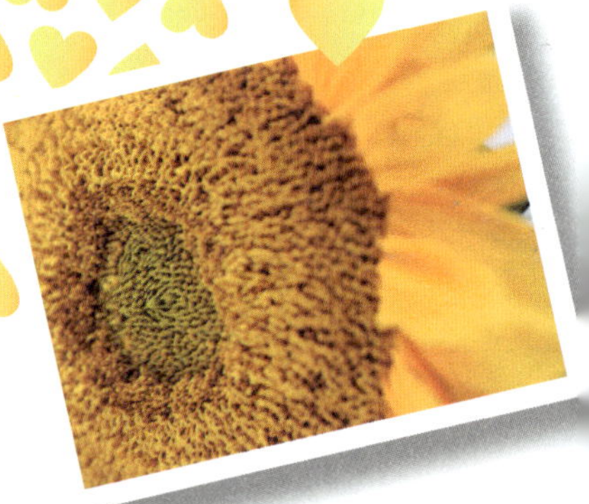

I feel good Aktion

Meditation für andere und für mich

Meditation für andere

Setzen Sie sich ruhig hin. Denken Sie an Augenblicke, die Sie glücklich gemacht haben. An Menschen, die Sie lieben. Fühlen Sie einfach in sich Liebe, Mitgefühl und Freude aufsteigen. Das aktiviert das limbische System in unserem Gehirn. Zuständig für Wohlbefinden, Heilung und Homöostase, die Balance aller Stoffwechselvorgänge. Und wenn wir Mitgefühl meditieren, dann ist die Inselrinde aktiv. Wir bilden mehr Spiegelneuronen, und die sorgen für mehr Empathie.

Meditation für mich

Immer wieder mal innehalten, gucken. Im Hier und Jetzt den Körper fühlen. Darum ist sich zu bewegen ein wichtiger Schritt auf dem Weg zu mehr Achtsamkeit und der zweite, sich zu beobachten. Egal, was Sie tun, es ist immer der richtige Augenblick, mal zu beobachten, wie Sie das tun und was Ihr Körper in diesem Moment dazu sagt. Also: Innehalten und Gedanken und Gefühle auf das richten, was im Körper passiert. Welche Gewürze schmecke ich in dem Eintopf? Wie fühlt sich mein Hintern in der neuen Jeans an? Wie fest sind meine Füße mit dem Boden verwurzelt? Wo fließt denn mein Atem hin? Und – gleich mal ausprobieren – das ist ein Lebens-Rezept: Egal, was Sie tun, vom Hunde-Sstreicheln übers Einkaufstüten-Tragen, Am-Computer-Sitzen ... Spüren Sie auf, wo sich Muskeln verspannen, vom Nacken bis zu den Zehen. Wir können alles leichter machen – wenn wir unseren Körper benutzen wie ein Kind das tut, wenn wir unnötige Anspannungen loslassen. Und dann geht es uns soooo viel besser ...

Lastenausgleich und Kraftspender

Anderen ihr Glück zu gönnen, ist ein schöner Charakterzug – anderen dazu zu verhelfen, ein noch viel schönerer.

„Ein Pfund Federn wiegt so viel wie ein Pfund Blei" heißt es in einem Sprichwort. Komisch nur, dass wir oft meinen, das schwerere Pfund zu schleppen. Sagt uns der Verstand. Sagt uns das Gehirn: Dein Los ist das schwerste. Versuchspersonen am University College in London dachten genauso: Sie bekamen jeder ein Paket in die Hand gedrückt, liefen damit umher und beobachteten dabei andere, die ebenfalls jeder ein Paket trugen. Was sie nicht wussten: Die fremden Pakete wogen alle genauso viel wie ihre eigenen. Trotzdem schätzte jeder die fremden Pakete als leichter ein – wenn seines schwer war. Nur wer selbst federleicht zu tragen hatte, dem erschien die Last der anderen schwerer. Was lernen wir daraus? Wenn wir uns mit anderen vergleichen, spielt uns unser Urteilsvermögen einen Streich. Wir glauben viel zu schnell, dass andere weniger leisten müssten, es im Leben viel leichter hätten, es ihnen besser ginge als uns. Nur wenn wir selbst mit Leichtigkeit durchs Leben gehen, haben wir ein Auge für die Sorgen, die andere schultern müssen. Und schätzen unser Leben, unser Dasein, unser Glück mehr wert.

Nehmen Sie immer, wenn Ihnen solche schweren Gedanken kommen, einen Lastenausgleich im Kopf vor: „Wer hat wirklich viel zu tragen?" Und dort packen wir's an.

In meinem kleinen goldenen Amulett steht eingraviert: **Liebe und Mitgefühl.** Das muss ich nur festhalten, und es hat die Kraft, mir diese Gefühle zu schenken. Wir alle sollten so ein Amulett (= Kraftspender) haben. Es verkörperlicht unseren Glauben. Es schenkt uns ein kleines Stückchen Spiritualität. Das tut so gut in der kühlen Welt des Verstandes. Und es ist immer greifbar, wenn wir ein bisschen Glück brauchen, Gesundheit, Liebe, Kraft oder Energie.

Wertschätzen und Augenblicke sammeln

Auch Dinge haben es verdient, dass man sie mit allen Sinnen wahrnimmt. Egal, ob die Grapefruit, die Rose, der Stuhl, die Münze, die Jeans, das Foto, die alte Kommode. Jedes hat seine Geschichte zu erzählen. Je mehr wir lernen, dem einzelnen Ding wieder unsere Aufmerksamkeit zu schenken, es wahrzunehmen, wertzuschätzen, es bewusst zwischen den Fingern zu fühlen – desto weniger Masse brauchen wir. Wertschätzen hilft loslassen. Und wer Dingen gegenüber achtsam ist, ist es auch sich selbst gegenüber.

Den genialen Gehirnforscher Prof. Gerald Hüther habe ich einmal gefragt: „Benutzen Sie eine Achtsamkeitstechnik?" Seine Antwort: „Nein. Ich versuche, mit dieser Haltung den ganzen Tag unterwegs zu sein. Manche Menschen brauchen Methoden – doch mit diesen strengen sie sich an. Und das widerspricht dem, was ‚achtsam sein' meint." Achtsam sein, immer und überall, heißt: Augenblicke sehen.

Wir wissen alle: Das Leben vergeht schneller, wenn man älter wird. Schaut man mit weisen 51 Jahren auf sein Leben zurück, erinnert man sich an das, was man mit 15, mit 20, mit 25 … gemacht hat. Dann kommt ein Loch. Es heißt: „das Tal der Erinnerung". Man weiß eigentlich gar nicht mehr so genau, was da passiert ist. Außer: Das Leben flog nur so vorbei. Das hat einen einfachen Grund: Man macht kaum mehr etwas zum ersten Mal.

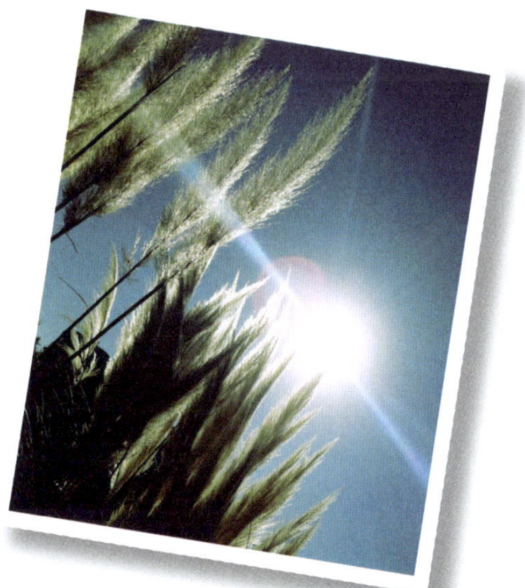

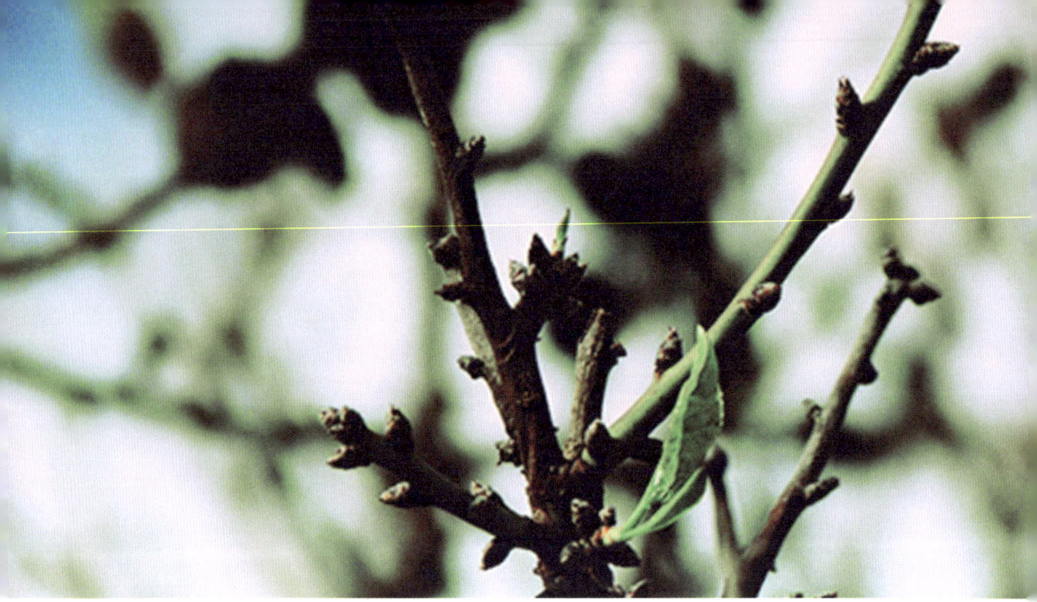

Weder reisen noch lieben noch Tintenfisch essen. Und weil man die Dinge des Lebens nur wiederholt, erlebt man sie weniger intensiv, sie speichern sich nicht mehr als Erinnerungen ab. Die Folge: Routine lässt die Zeit schrumpfen.

Nun könnte man ja in seinem Tal der Erinnerung mal hingehen und sich sagen: „Liebes Gedächtnis, diesen Augenblick prägst du dir jetzt aber ein. Ich möchte das mit 70 schon noch wissen!" Tja, geht leider nicht … Denn erstens ist das Gedächtnis unberechenbar, zweitens liebt es Katastrophen. Die eine Erinnerung wird man nicht los, weil sie schrecklich genug ist. Mit Gefühlen vollgepumpt. Mit Angst, Ärger, Zorn, Neid … Die andere können wir nicht behalten, weil die damit verbundenen Emotionen nicht stark genug sind. Das gilt für Sonnenuntergänge, Mondscheinsonaten und Gerüche. Den Ritt auf dem Elefanten in Chiang Mai werde ich nie vergessen, weil ich mir auf dem blöden Holzsitz lauter blaue Flecken geholt habe. Doch das Wüstenabenteuer auf dem Kamel in Indien kriege ich einfach nicht mehr abgerufen. War wohl zu bequem.
Also, ich möchte weder, dass meine Lebenszeit wie im Flug vergeht, noch dass ich mich mit 70 nicht mehr daran erinnere, wie es war, als mein Neffe Xaver das erste Mal auf der Bühne stand.

Täglich etwas Neues tun

I feel good Aktion

Um nicht im Tal der Erinnerung zu versauern, gibt es zwei Auswege: 1. Täglich etwas Neues tun. Etwas, das man zum ersten Mal erlebt. Man muss ja nicht unbedingt Fallschirmspringen, könnte aber wenigstens mal die Käsesorte wechseln. 2. Fotografieren und notieren. Täglich mit der Winz-Digi wenigstens einen oder zwei Augenblicke festhalten. Und darüber schreiben.

Und was haben Sie heute Neues gesehen:

...

... *und welche Gedanken und Gefühle hatten Sie dabei?*

Kleine Gesten wandern ins Herz

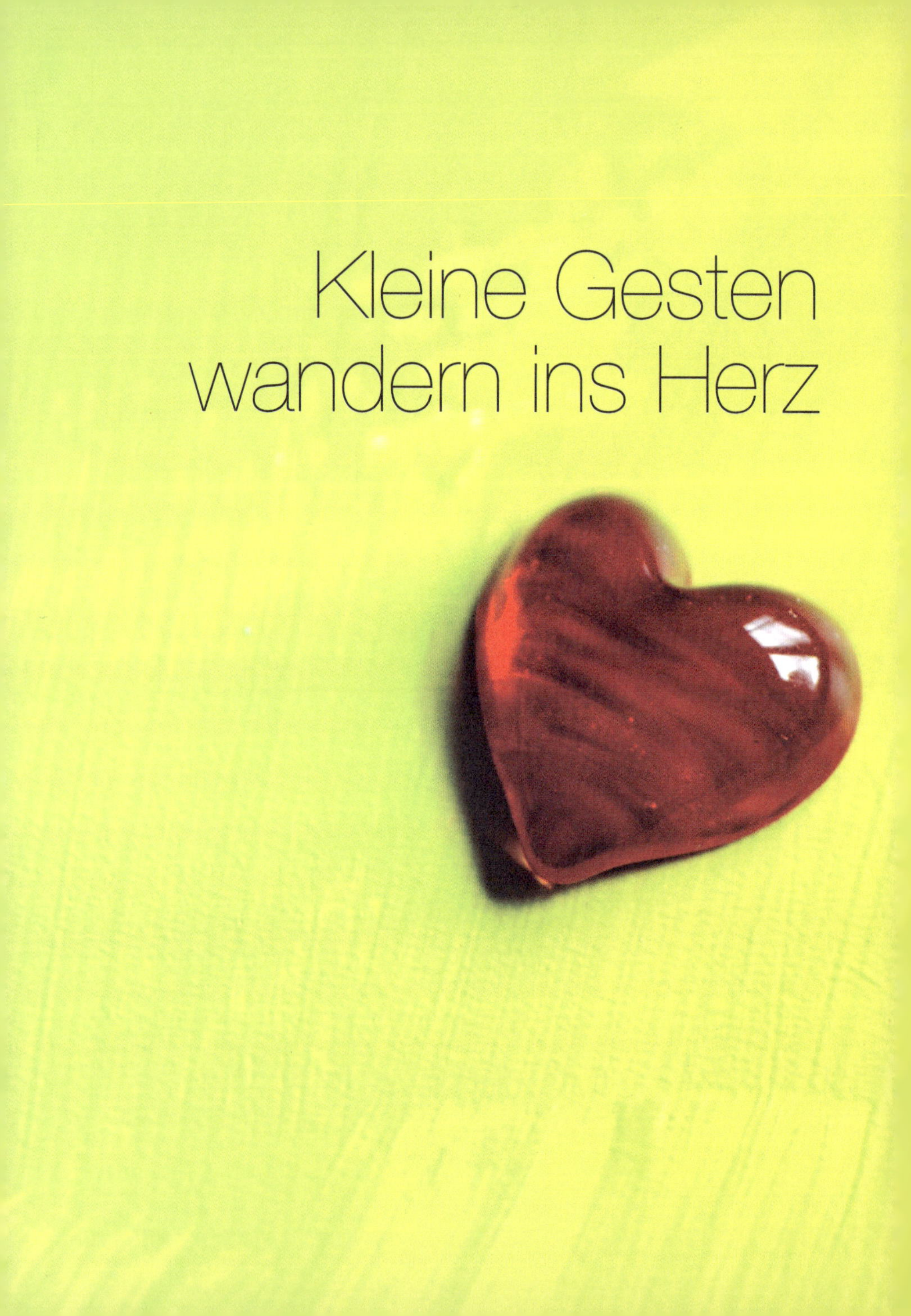

Der wertvollste Picasso ist eine Kinderzeichnung. Und der wahre Diamant ist eine Scherbe. Müde stelle ich die Reisetasche ab. Und wandere erst einmal durchs Haus. Während meiner Abwesenheit war meine Schwester mit Xaver und Lina auf Urlaub hier. Überall finde ich kleine bunt bemalte Zettel mit krakeliger Kinderschrift. Am Spiegel bunte Striche: „Kein Regen!", auf der Liege eine lachende Mata Hari: „Viel Sonne!", auf dem Küchentisch ein Herz mit: „Grazias", am Nachtisch: „Schlaft gut!" An der Terrasse hängt ein selbst gebasteltes Windspiel aus Steinen und bunten Holzperlen, am Boden liegen Blumentopfscherben. Ich dreh' daran, und aus den Tonscherben gluckst Kinderlachen – und kullert in Tränen die Wangen hinunter. Es sind die kleinen Gesten, die direkt ins Herz treffen.

Bestellung beim Universum

Wir sind Meister darin, uns mit Gedanken das Leben schwer zu machen, à la: Wenn ich das Tiramisu jetzt esse, wiege ich morgen ein Kilo mehr. Oder: Die Triefnase in der U-Bahn hat mich bestimmt mit seiner Erkältung angesteckt. Oder: Den Job krieg' ich doch nie … Wirklich dumm! So bestellen wir all das, was wir nicht wollen, beim Universum – oder ohne Umwege gleich im Unterbewusstsein. Kann man aber ganz anders machen: Es gibt Menschen, die bestellen sich beim Anschnallen im Auto schon mal den Parkplatz vor dem Restaurant. Sie ordern eine Gehaltserhöhung, einen Traumprinzen, Sonnenschein für den Tag … Mit einem einfachen Trick – und der heißt:

Priming

Priming ist eine kleine Technik, mit der man sein Unterbewusstes vorbereitet und einschwingt auf das, was da auf einen zukommt. Das Vorbereiten, Anbahnen bzw. Einschwingen des Unterbewussten auf ein kommendes Ereignis. Auf den Tag, auf das Leben. Es handelt sich um eine der wenigen Techniken, mit denen man sein Unterbewusstsein ziemlich gut beeinflussen kann kann. Ungewollt negativ – gewollt positiv. Sogar Bilder, Wörter und Begriffe, die nur blitzartig auftauchen, können die Wahrnehmung beeinflussen – und auch unser Verhalten. Lesen wir einen Text mit negativen Adjektiven drin, wie „alt", „deprimiert", „müde" … dann laufen wir danach tatsächlich um 20 Prozent langsamer. Was stand denn heute Morgen in Ihrer Zeitung?

Schütteln wir den Kopf, lehnen wir die Vorschläge unseres Gegenübers viel eher ab, als wenn wir vorher ein wenig nicken. Ein Zimmermädchen, das erzählt be-

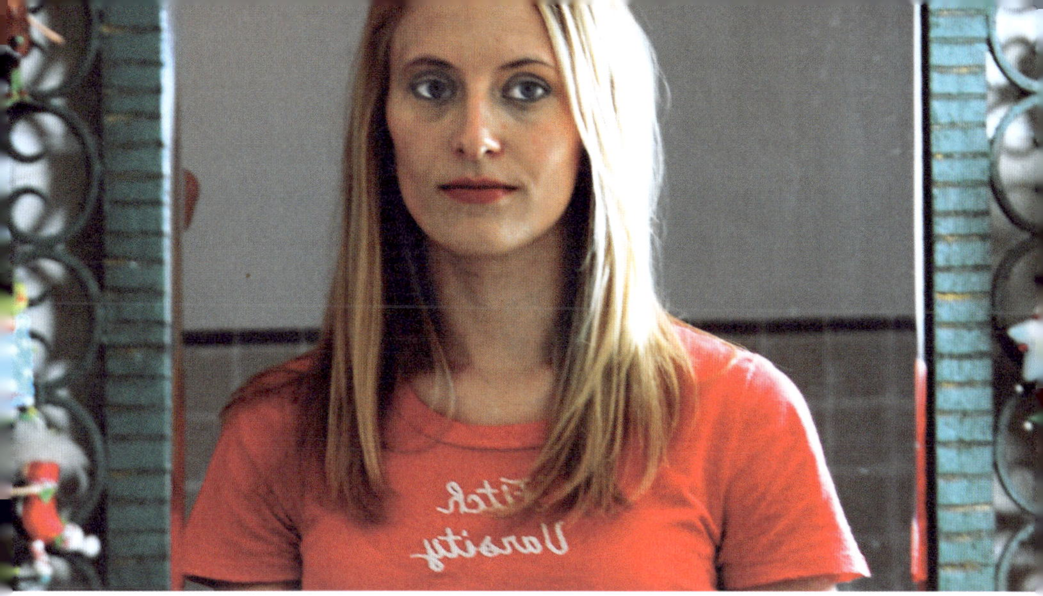

kommt, sein Job sei gleichzeitig ein Fitnesstraining, nimmt ab und hat wesentlich bessere Blutwerte als die weniger wunderbar geprimten Kolleginnen.

Seine Wünsche muss man fühlen

Wer sich hässlich und einsam fühlt, kann diese machtvolle Überzeugung nicht einfach durch mantraartiges Herunterleiern von: „Ich bin wunderschön und habe meinen Traumprinzen!" löschen. Dieses positive Denken, mit dem man angeblich Unangenehmes in Angenehmes verwandeln kann, indem man es einfach umformuliert, funktioniert nicht. Man kann so einen Haufen Mist zwar außen vergolden, aber drunter bleibt halt immer noch der Mist! Unsere Emotionen sind stärker als unsere Gedanken und werden sich verwirklichen.
Das Unterbewusstsein hilft uns nur, wenn wir das Gewünschte auch wirklich in der Vorstellung erleben und so richtig fühlen können. Mit allen Sinnen, in jeder Zelle des Körpers. Am leichtesten geht das über Dankbarkeit. Danke sagen fürs Aufwachen, den wundervollen Körper, die Augen, die sehen … und für das Badezimmer, die warme Dusche … die Küche, den

heißen Kaffee, den vollen Kühlschrank … Danke sagen für all das, was schon da ist an Gutem, an Schönem. Aus diesem Gefühl heraus formuliert man ebenfalls als Dankeschön, was man haben möchte. Und zwar so, als sei es bereits Realität wie die Tasse mit dem dampfenden Kaffee in der Hand. Also: Danke für meinen wunderbaren Partner! Danke für meine Gesundheit! Danke für meinen tollen Job! Danke für meinen fitten Body! Danke für meinen Reichtum! Und fühlen. Richtig spüren, wie pures Glück durch den ganzen Körper bizzelt. Dazu Neale Donald Walsch: „Was die Meister verstanden haben, ist, dass alles, das sie jemals wählen, besitzen oder erfahren könnten, bereits da ist. Alles was sie tun müssen, ist, es anzunehmen. Das ist der Grund, warum Gebete des Danks im Vorhinein so machtvoll sind."

Glück à la carte

„Alles, was wir jetzt sind, ist das Resultat unserer Gedanken", sagt Buddha. Primen, so die Forschung, funktioniert wunderbar positiv. Man denkt nicht über eine schwere Last nach, sondern über eine leichte: über Federn, über Luftballons, über das Fliegen auf dem Trampolin. (Nun ahnen Sie, warum ich dieses Teil für mehr als genial halte!) Man kann sich in der Küche bei der morgendlichen Tasse Kaffee über ein Wand-Tatoo freuen: „Carpe diem". Oder man schreibt sich ein persönliches wunderbares, leichtes Lebensmotto an den Spiegel. Eines, das einen lächeln lässt. Morgens – und das wirkt dann auch wirklich den ganzen Tag.

Starten Sie voller Energie und guter Laune in den Tag. Geben Sie sich jeden Morgen ein Motto à la carte! Auf einen Zettel schreiben, an den Spiegel pinnen. So senden Sie eine Gute-Laune-Botschaft an Ihr Unterbewusstsein.

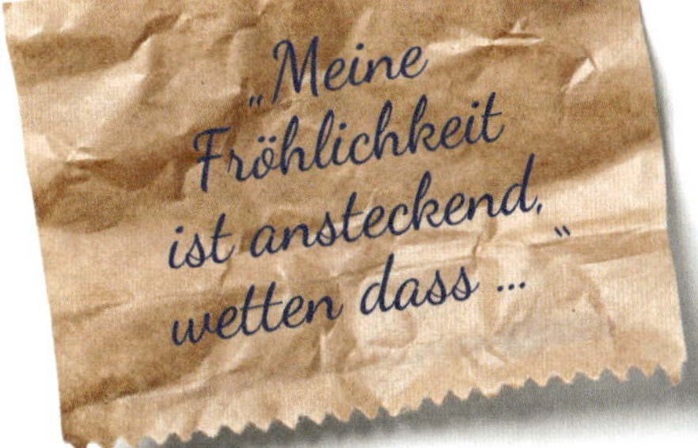

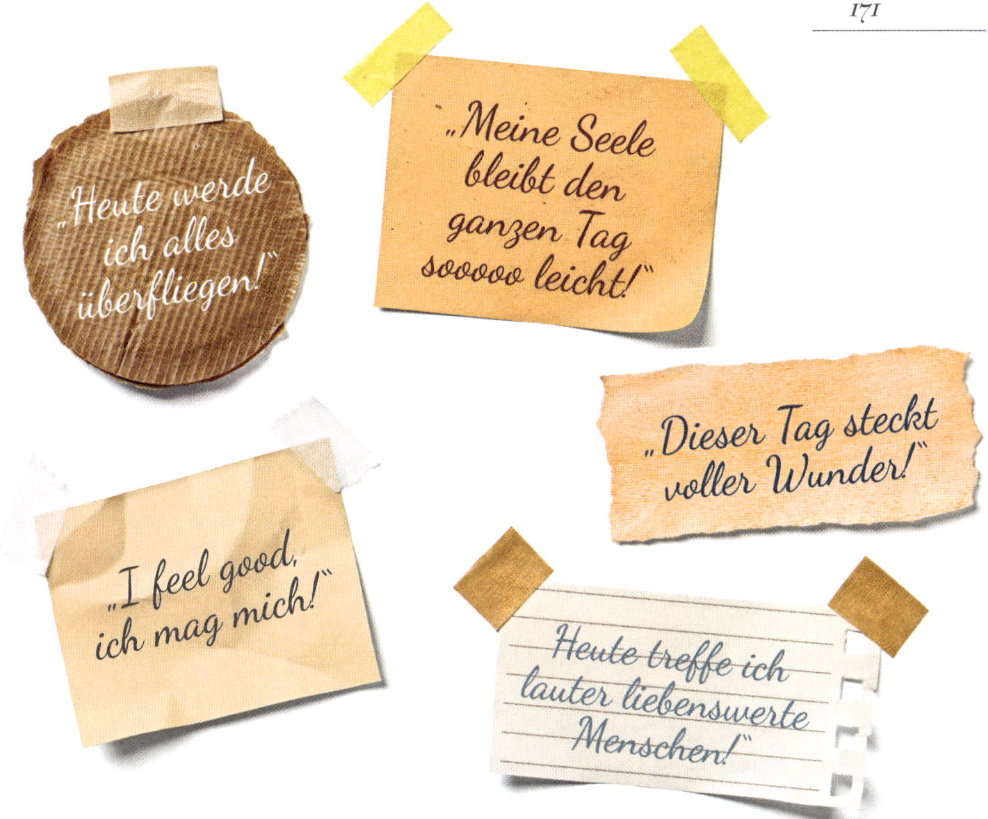
„Heute werde ich alles überfliegen!"
„Meine Seele bleibt den ganzen Tag sooooo leicht!"
„Dieser Tag steckt voller Wunder!"
„I feel good, ich mag mich!"
„Heute treffe ich lauter liebenswerte Menschen!"

Erwartungen abbestellen, einfach gut drauf sein

Irgendwann in unserem Leben haben wir aus einem Life-Discounter einen ganzen Einkaufswagen voller Erwartungs-Sonderangebote mitgenommen. Und die verderben uns immer noch das Leben. Erwartungen sind die falschen Messlatten. Denn sie hindern einen daran, eigene, echte Erfahrungen zu sammeln. Das sieht dann so aus: Angenommen, Sie sind in ein Restaurant zum Essen eingeladen. Kurz bevor Sie lostraben, erzählt Ihnen ein Kollege: „Der Wirt hatte aber schlechte Kritiken." Nun gehen Sie mit der Erwartung hin: Das kann gar nicht schmecken. Die Vorfreude ist versaut. Merkwürdigerweise schmeckt das Lammragout wunderbar, der Wein ist eine Wonne, der Kellner zuckersüß …

Aber Sie realisieren das gar nicht, sondern mampfen lustlos Ihr Mahl in sich hinein und sehen nur diese winzige Spinnwebe an der Lampe über dem Tisch. Was ist passiert? Ihre negative Erwartung wurde erfüllt!

Nun das Ganze andersherum: Der Kollege erzählt Ihnen, das Restaurant habe supergute Kritiken bekommen. Ihre Erwartungen schnellen in die Höhe. Dann sitzen Sie dort: Das Lammragout schmeckt mittelmäßig, der Wein ist eine Spur zu fruchtig, der Kellner ein wenig zu schleimig, die Lampe etwas zu staubig. Sie sind enttäuscht. Ihre Erwartung war zu hoch angesetzt. Und: Sie erleben den Abend nicht, erfahren ihn nicht, sondern messen ihn nur an den Erwartungen, die Sie im Kopf künstlich vorformuliert haben.

Anders, wenn Sie gar keine Erwartungen hegen: Sie betreten das Lokal, gucken, tasten die Leinenservietten ab, fühlen sich durch das Menü, erschnuppern sich den Wein, erobern die Gunst des Kellners … Dann sind Sie offen, aufgeschlossen, verständnisvoll. Sie erleben den Abend mit Ihren Sinnen, ganz lebendig, ohne den Stempel Ihres Geistes. So ist das mit einer neuen Person, die Sie kennenlernen, mit dem Urlaub, in den Sie fahren, mit dem Film, den Sie sich angucken.
Einfach merken: Jede Erwartung im Kopf bremst Sie beim wahren Erleben, hält Sie davon ab, eine echte, nämlich Ihre eigene Erfahrung zu machen.

Enttäuschung programmiert

Erwartungen lenken das Leben in Richtung Enttäuschung. Denn egal, wie positiv oder negativ sie sind, sie werden selten erfüllt. Vor allem die Erwartungen, die andere Ihrer Meinung nach an Sie richten. Was machen die nur mit Ihnen?! Sie rufen Schuldgefühle hervor, schmälern Ihr Selbstbewusstsein. Erwartungen kann man nicht so einfach abstellen. Aber man kann sie sich bewusst machen. Immer wieder. Und irgendwann verblassen sie.

I feel good
Aktion

Falscher Soll-sein-Schein

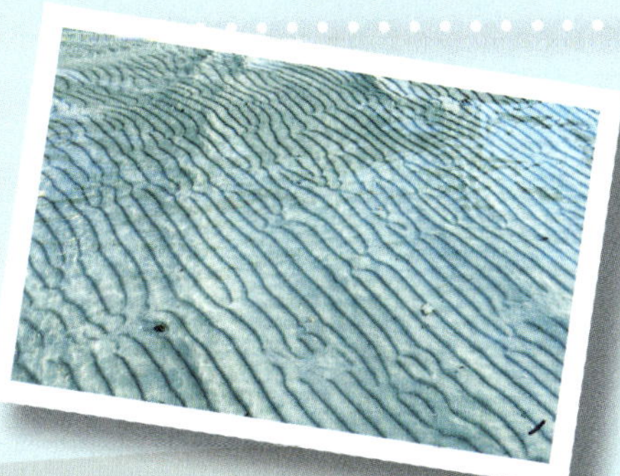

Welche Erwartungen richten andere – meiner Meinung nach – an mich?

Zählen Sie eine Handvoll Menschen auf – und die Erwartungen, die diese vermeintlich an Sie haben. Und als Erstes stellen Sie diese Erwartungen in Ihrem Kopf ab.

Sieben magische Quickies für mehr Glück im Kopf

1) Weitblick

Unsere kleine Welt misst nicht mehr als fünf Meter um uns herum. Dort haben wir alles im Blick. „Magier hingegen blicken in die Ferne", sagt Paulo Coelho in seinem Roman „Schutzengel". Laden Sie den Horizont, die Wellen, die Wolken, in Ihre Welt ein – und spüren Sie, wie Ihre Seele wächst.

2) Spielen

Wer spielt, begreift, wie tierisch ernst er das Leben nimmt. Wie wenig risikobereit man mit den Jahren wird. Wie routiniert, kontrolliert, abgesichert und geregelt alles ist. Wie erwartet wird. Wie langweilig … Das Leben ist ein Spiel.

3) Kopfstand

Wer sich nach dem Aufstehen eine Minute in Yoga-Manier auf den Kopf stellt, kurbelt seinen Kreislauf an und setzt Glückshormone frei. Für Nicht-Yogis: Ellenbogenstand. Beine schulterbreit auseinanderstellen. Hände am Boden etwa einen Meter vor den Füßen ablegen, sodass der Körper eine Brücke bildet. Unterarme am Boden ablegen, Hände falten. Ellenbogen sind schulterbreit gespreizt. Den Kopf einfach nach unten hängen lassen. Die Fußspitzen bleiben am Boden.

4) Pausen lieben

Jedes Warten-Müssen ist geschenkte Zeit. Egal, ob im Stau, am Bahnhof, in der Schlange an der Kasse. Überall geschenkte Augenblicke, um Menschen anzuschauen, die Welt anzuschauen, nach Innen zu schauen … den Körper zu fühlen … den Atem zu spüren … ganz lebendig zu sein.

5) Lächeln

Auch wenn einem nicht nach Lachen ist: Mundwinkel rauf! Fühlt sich komisch an – anfangs. Und sieht auch seltsam aus. Aber bald passiert etwas Erstaunliches. Das Gehirn kriegt mit: Der lächelt ja. Also muss es ihm gut gehen. Und es sagt dem Körper, dass er gefälligst die entsprechenden Glückshormone produzieren soll. Der tut das auch brav – und wir fühlen uns plötzlich tatsächlich gut.

6) Staunen

Wir nehmen alles für selbstverständlich. Dass unsere Haare wachsen, unser Herz schlägt. Dass aus einem Apfelkern ein Apfelbaum wächst. Dass Fliegen fliegen und Flugzeuge auch. Dass wir eine Familie und Freunde haben. Dass in einem kleinen Kasterl eine Foto- und Filmkamera, ein Adressbuch, ein Notizblock, ein Computer, eine Spielkonsole, ein Fernseher, ein Weltempfänger, eine Musikbox und Tausende Bücher stecken. Und dass man mit diesem Ding auch noch telefonieren kann. Unsere ganze Welt ist voller Wunder. Das sieht man, wenn man wieder – neugierig wie ein Kind – genau hinschaut. Staunt. Staunen macht glücklich!

7) Kopf hoch

Wer erhobenen Hauptes durchs Leben geht, ist ein Sieger. Ist erfolgreich. Und gut drauf. Mit Blick zum Himmel haben düsterprognostische Gedankenkreisel keine Chance zum Weitertanzen. Daher bei trüber Stimmung: Kopf hoch, und die Sonne zieht wieder in Hirn und Herz ein. Noch effizienter wird's, wenn man auch noch die Arme nach oben reckt. Wie beim Marathon im Zieleinlauf. Da rauschen die körpereigenen Glücksdrogen noch schneller ins Blut. Und wer sich wie ein überglücklicher Sieger fühlt, der wird auch einer – in allen Lebenslagen!

6
Beweg dich!

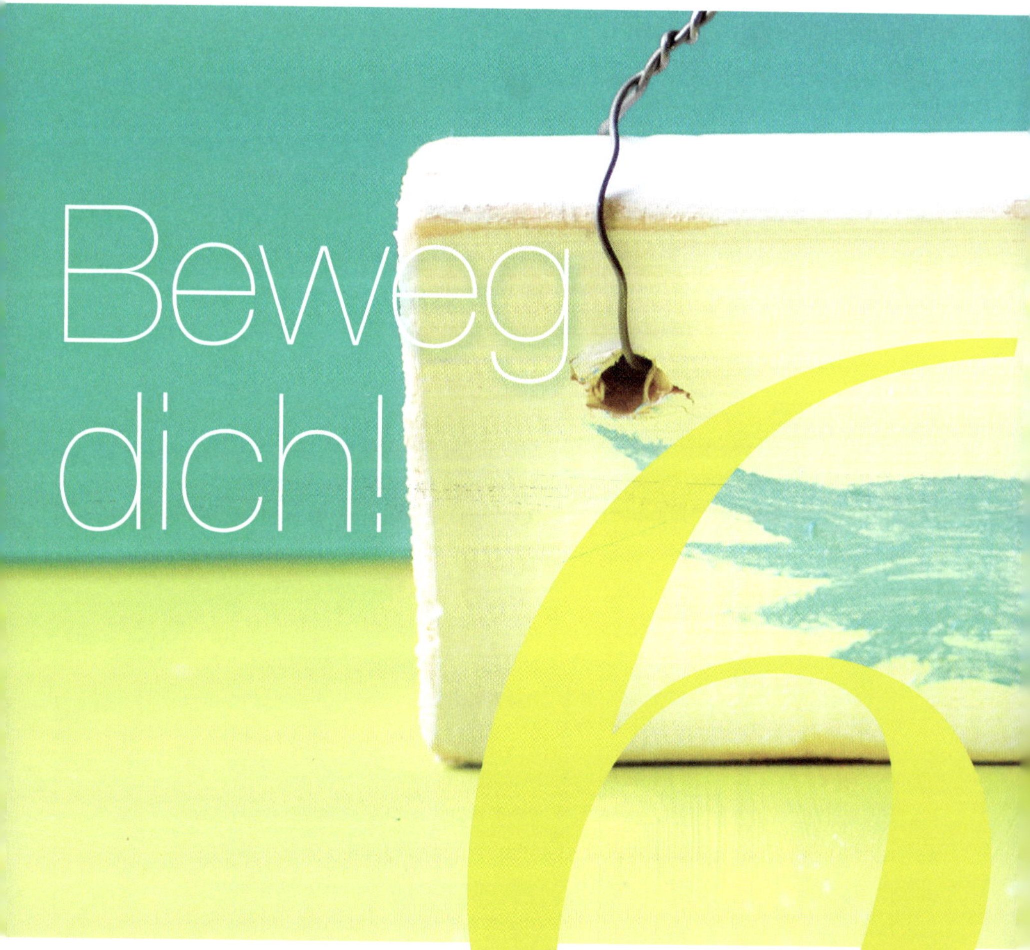

Mach es selbst!

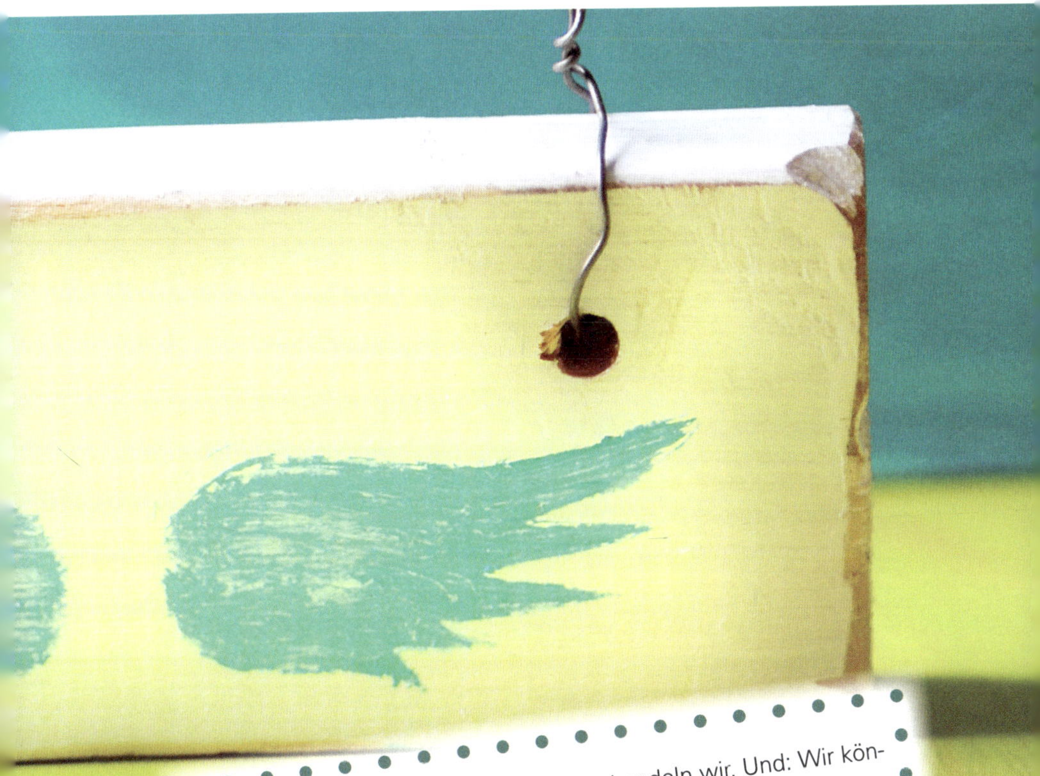

Über den Körper denken, fühlen, handeln wir. Und: Wir können uns unsere Gefühle machen. Wir können uns Energie machen. Wir können uns Fröhlichkeit machen, Glück, Traurigkeit … Der Körper ist wie ein Koffer voller Überraschungen – für unsere Reise namens „Leben“ haben wir alles dabei. Vor allem unsere Muskeln …

Das Glück wohnt im Muskel

Wenn wir uns fragen, wo das Glück wohnt, dann gibt es darauf eine klare Antwort: nicht im Kopf, nicht im Verstand. Es lebt im Herzen. Und was ist das Herz? Genau: ein Muskel. Und wir sollten lernen, mit diesem Muskel zu kommunizieren. Auf der Herzensebene. Das Herz hat keine Worte. Dort wohnt das Gefühl. Und das entdecken wir nicht am Schreibtisch. Sondern auf den Beinen. Idealerweise im Rhythmus, im Rhythmus unseres Herzschlags. Ja, das ist ein wenig viel, aber unterm Strich ganz einfach: Beweg dich! Und deine Muskeln produzieren Glück für dich. Weil dein Verstand dann gerne ein wenig stillschweigt. Hunderttausend chemische Reaktionen finden jede Sekunde in jeder einzelnen Zelle statt. Das ist Leben. Unendlich viele kleine Prozesse. Und genau diese Prozesse in jeder einzelnen Körperzelle halten Bewegung in Gang. Schon alleine deshalb, weil Bewegung den Sauerstoff zu den Zellen liefert, jedes Organ optimal mit Blut versorgt. Natürlich ist auch die „Müllabfuhr" des Körpers abhängig von jedem Schritt, den wir gehen. Denn die Lymphe entsorgt belastenden Stoffwechselmüll nur, wenn sich der Mensch bewegt.

Bewegung ist Leben

Unsere Muskeln arbeiten rund um die Uhr. Bewegung ist Leben. Und die ständige aktive Bewegung reguliert und steuert jeden einzelnen Lebensprozess, die Vitalität der Organe, das Interagieren unserer Sinnesorgane mit der Welt, das Atmen und Verdauen, das Hören und Schmecken, das Funktionieren jeder einzelnen Zelle. Und je kompetenter die Bewegung, je ökonomischer, graziler, desto lebendiger

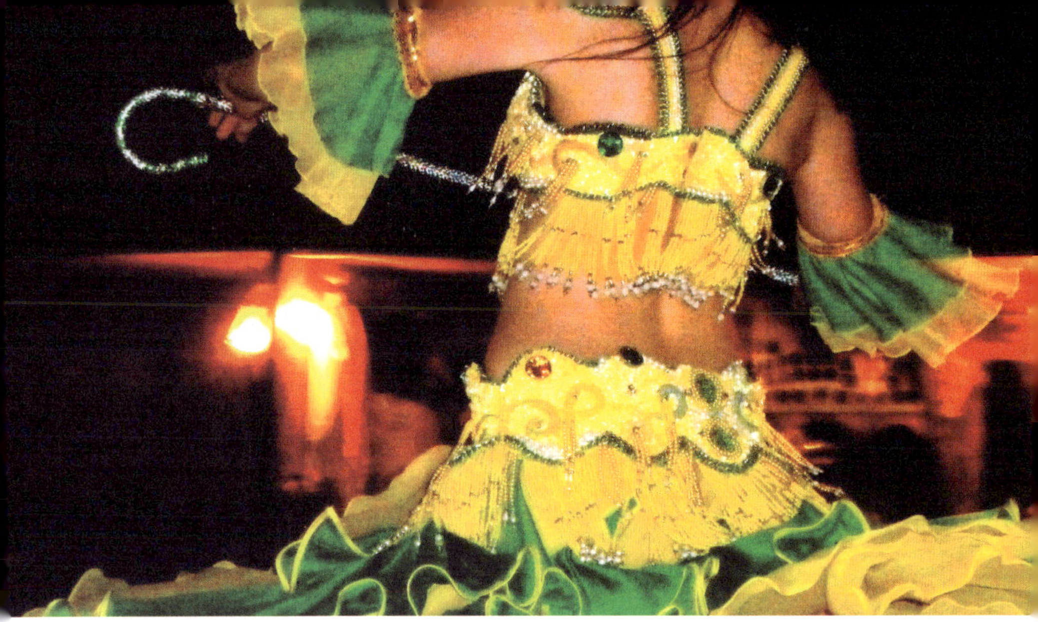

sind wir. Desto fröhlicher, desto sinnlicher, desto gesünder … Und jedes Einrosten der Bewegung lässt uns altern, sorgt dafür, dass wir uns weniger wohlfühlen – und es lädt Krankheiten ein. Der Mensch ist nicht zum Sitzen geboren. Alles, was Sie nicht benutzen, geht verloren. Knochen erweichen, Muskeln schwinden, die Immunkräfte auch. Darum heißt die Medizin des 21. Jahrhunderts schlicht und einfach: Bewegung. Auch für unsere Seele. Bewegte Muskeln produzieren Stimmungsaufheller, wie Serotonin und körpereigene Opiate, die Endorphine.

Der Rhythmus, das Hirn und die Trance

Das Gefühl der Trance kennt jeder. Jeder von uns kommt mehrmals täglich in einen Bewusstseinszustand, wo im Gehirn die Alpha-Wellen dominieren und anzeigen, dass sich Körper und Geist entspannen. Während des Joggens, auf einer eintönigen Autobahnfahrt, Gemüse schnipselnd … Kreative Menschen setzen Trance spontan ein, wenn sie eine Aufgabe intuitiv lösen wollen. Sie atmen ruhig, konzentrieren sich auf den Augenblick: Emotionale Intelligenz steigt hoch, Bilder, Visionen. Schon als Baby wiegen uns rhythmischer Herzschlag und Atem der Mutter in Sicherheit. Trommeln und Tanzen, eine der ältesten Formen des Miteinanders, bilden ein Kraftritual mit Tiefenwirkung, dem sich kaum jemand entziehen kann. Der Rhythmus wirkt auf das Zentralnervensystem, die Herzfrequenz, die Durchblutung, das Gehirn …

Friedensstifter des Alltags

Wenn wir aufgeregt sind, uns ärgern, nervös sind, finden wir keine Lösungen für Probleme. Nachdenken führt dann nur im Kreis herum und zu keinem Ergebnis. „Eine der effektivsten und schnellsten Möglichkeiten, sich zu beruhigen, ist sich zu bewegen. Und zwar rhythmisch." Das sagt der Hirnforscher und Neurobiologe Professor Gerald Hüther. Wir müssen erst unser Hirn beruhigen, die Erregungszustände in den Nervenzellen abbauen, dann finden wir eine Lösung. Dabei helfen uns Rhythmen. Rhythmische, gleichmäßige Bewegungen wurden und werden in allen Kulturen, in allen Epochen angewandt, wenn es darum geht, Erregungszustände unter Kontrolle zu bekommen. Singen, gemeinsames Umherspringen, meditatives Tanzen, Mantras aufsagen oder den Rosenkranz beten sind Friedensstifter des Alltags. Genauso wie moderne Bewegungs-Kulte, etwa Jogging oder Nordic Walking. Das Gehirn nimmt den Bewegungsrhythmus auf. Die sich in alle Hirnareale ausbreitende Welle führt zur Synchronisation der Gehirnströme, bewirkt, dass alles im Kopf im selben Rhythmus schwingt. Diese Harmonie im Kopf kann zu rauschartigen Zuständen führen – wie dem Laufrausch „Runner's High". Die gute Nachricht: Dieser Zustand wird bereits nach etwa 15 Minuten erreicht. Wir müssen also nur eine Viertelstunde im gleichmäßigen Rhythmus laufen, gehen, tanzen oder unseren Körper in rhythmische Schwingungen versetzen – schon schwingt unser Hirn rhythmisch mit, und wir können viel klarer denken.

„Sie alle haben ein Kokainkästchen im Bauch. Sie müssen es nur aufmachen, laufen Sie."

Dr. Ulrich Strunz, Internist, „Fitnesspapst"

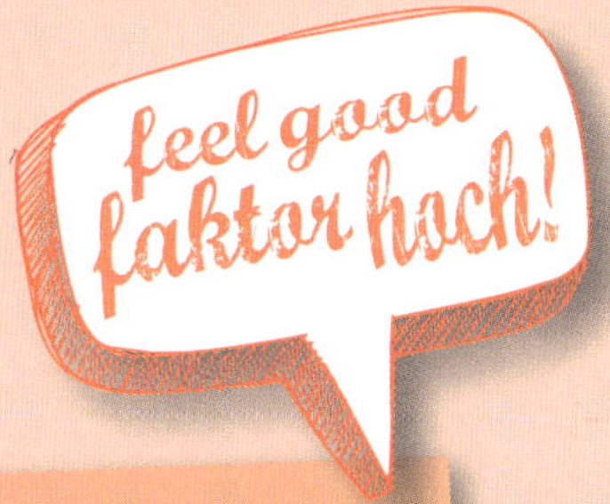

Die Mimik auf dem Mini-Trampolin

Wenn wir aufs Mini-Trampolin steigen, verändert sich sofort unsere Mimik. Wir müssen lächeln und uns freuen. Plötzlich fühlen wir uns federleicht, beschwingt und glücklich. Wer zum ersten Mal die elastische Matte erlebt, spürt: Hey, so hab' ich mich doch früher als kleines Kind gefühlt. Der Körper reist in die Kindheit, und jede Körperzelle lächelt mit. Das Trampolin trainiert den ganzen Körper, während Sie hinauf zu den Sternen fliegen. Von Kopf bis Fuß – Ausdauer und Kraft. Das Geheimnis dahinter: Die Schwerkraft hilft mit. Das bedeutet, der gesamte Körper wird trainiert, egal, ob Gesichtsmuskeln, Bindegewebe oder Organe. Jede Zelle wird massiert, denn beim Richtungswechsel muss auch jede Zelle die Richtung wechseln. Das schult nicht nur die Balance, sondern verbessert auch das Körpergefühl.

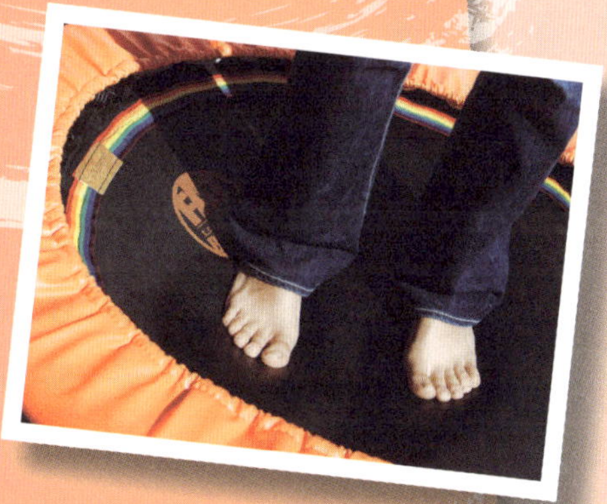

Eine Studie der Arizona State University bescheinigt dem Trampolin seinen Status als gesunder Gute-Laune-Macher, denn nach dem Walken, Joggen, Twisten auf der Matte hatten die Probanden mehr Energie, waren fröhlicher und resistenter gegen Stress. Zudem wird der Lymphfluss angeregt. Das entgiftet den Körper. Wer auf dem Trampolin trainiert, kombiniert Kraft- mit Ausdauertraining – eine super Zeitersparnis. 20 Minuten vor der Arbeit reichen. Und wenn die Kollegen dann nach dem Namen der neuen Liebe fragen, können Sie grinsend „mein Mini-Tramp" antworten.
(Bezugsquelle siehe Seite 234).

Legales Muskeldoping

Machen Sie Ihre Muskeln glücklich, dann machen die das auch für Sie.

1. Der Muskel mag Lachs: Essen Sie abwechselnd täglich eine Portion Fisch, Geflügel oder Fleisch (das nur zwei Mal die Woche). So kriegt der Muskel neben hochwertigem Eiweiß auch Kreatin, das die Muskeln schneller wachsen lässt. Aber nur dann, wenn man sie bewegt. Ideal ist Lachs: Er liefert Protein und Omega-3-Fettsäuren, die den Abbau von Muskeln bremsen.

2. Zwei Mal hohes C: Kombinieren Sie Lamm & Co. mit Zitrone. Der Eiweißstoff L-Carnitin (steckt in tierischen Lebensmitteln) lockt Fettmoleküle aus den Fettzellen und transportiert sie zu den Energiekraftwerken (Mitochondrien) in den Muskelzellen. Carnitin fördert den Fettabbau und verhindert zugleich den Muskelabbau. Der Körper stellt übrigens sein Carnitin auch selbst her, dazu braucht er Vitamin C aus viel frischem Obst und Gemüse.

3. Nach dem Workout einen Joghurt: Konjugierte Linolsäure (CLA) bremst das Stresshormon Cortisol. Sportler, die täglich 1 Teelöffel reines CLA-Öl schlucken, vermehren – so Studien – ihre Muskelmasse, nicht aber ihr Körperfett. Von Natur aus steckt die Fettsäure in Joghurt, Milch und Fleisch.

4. Sprossen wachsen für mehr Muskeln: Sprossen liefern Saponine, die als Vorstufe für das männliche Hormon Testosteron dienen, und Beta-Hydroxy-Beta-Methylbutyrat (HBM). HBM wirkt einem Muskelabbau entgegen und hemmt das Kraft raubende Stresshormon Cortisol.

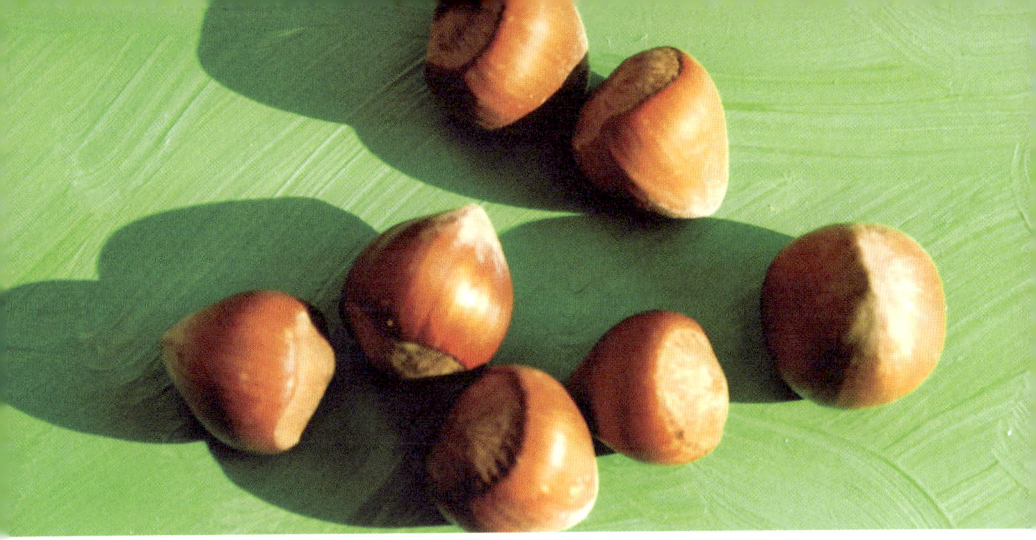

5. Nussknacker-Workout: Täglich eine kleine Handvoll Mandeln, Nüsse oder Kerne liefern Vitamin E in Form von Alpha-Tocopherol. Das Antioxidans beugt Zellschäden nach dem Workout vor. Hilft, dass sich der Muskel schneller regeneriert, dass er besser wächst.

6. Der Wasser-Fall: Was haben Sie rausgeschwitzt? Doppelte Menge nachfüllen! Der Muskel besteht zu 80 Prozent aus Wasser. Verlieren Sie auch nur 1 Prozent, büßen Sie an Leistungskraft ein.

7. Jeden Tag ein Ei, sonntags sogar zwei: Sie liefern das beste Eiweiß, viel wertvoller als ein kleines Steak. Genau das Aminosäureprofil für hungrige Muskeln. B12 hilft beim Aufbau von Carnitin für bessere Fettverbrennung.

8. Des Muskels Süßhunger: Eine große Portion Beilagen-Kohlenhydrate aus Nudeln, Brot, Kartoffeln, Fitnessriegel und -drinks verträgt nur der Leistungssportler. Der Freizeitsportler füllt sein Zuckerdepot (Glykogen) ganz leicht mit etwas Müsli, Vollkornbrot, Obst und Gemüse. Zu viel Kohlenhydrate machen keine Muskeln, sondern Fett.

9. Ein gutes Eiweißpulver … erleichtert stark übergewichtigen Menschen den Muskelauf- und Fettabbau, weil sie es schwer haben, den Tagesbedarf von 1,5 bis 2 Gramm pro Kilo Körpergewicht mit Quark, Fisch und Co. zu decken.

Die Kunst der artgerechten Haltung

Machen Sie sich gleich mal krumm. Ja, richtig krumm. Schultern vor. Brustkorb einklemmen. Rücken runden. Arme schlaff hängen lassen. Kopf senken. Und? Wie fühlen Sie sich? Ich weiß, das ist schon so etwas wie Körperverletzung …
Sorry! Wenn Sie die Stirn runzeln, bereiten Sie den Nährboden für negative Gedanken. Wenn Sie die Schultern hängen lassen, lastet der Alltag viel schwerer auf eben diesen, als wenn Sie sie zurücknehmen. Wenn Sie den Kopf hängen lassen, lassen Sie die Traurigkeit einziehen.
Forscher aus Maryland/USA haben festgestellt, dass das gesichtslähmende Gift Botox nicht nur Sorgenfalten auf der Stirn glättet, sondern gleichzeitig auch die Depression dahinter lindert. Dass Botox als kosmetisches Antidepressivum einsetzbar wäre, lässt wiederum viele Wissenschaftler die Stirn runzeln. Es ist ja wirklich nicht besonders lustig, Menschen das Gesicht zu lähmen, damit sie nicht mehr traurig schauen können.

Sich dem Glück entgegenstrecken

So jetzt reicht es mit den negativen Dingen! Zeit für ein Stück Körperglück. Stellen Sie sich breitbeinig hin, gehen Sie auf die Zehenspitzen. Nehmen Sie Ihre beiden ausgestreckten Arme seitwärts hoch, ein Stück über Schulterhöhe. Strecken Sie sich aus der Wirbelsäule heraus – so als würde Ihr Hinterkopf von einem imaginären Seil sanft in Richtung Himmel gezogen. Nun heben Sie das Kinn leicht an, strecken die Brust raus. Zehn Sekunden strecken. Dabei tief und regelmäßig atmen. Und alles locker

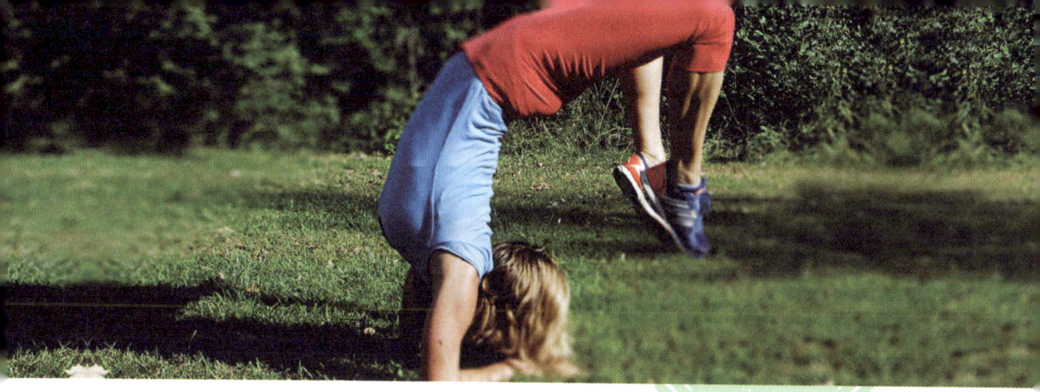

lassen. Wie fühlen Sie sich? Frisch? Frei? Selbstbewusster? Mit dieser kleinen Übung hat jede Ihrer Körperzellen Drogen in Form von Neuropeptiden und Hormonen freigesetzt, die uns ein gutes Gefühl vermitteln.
Ihr Körper ist ein sagenhaftes Geschenk. Er verkörpert Ihr Ich. Ihre Gefühle. Ihr Selbstbewusstsein. Das alles können Sie fühlen, wenn Sie eins sind mit ihm. Und mehr in ihm sehen als den Träger Ihres Kopfs.

Es könnte natürlich aber auch sein, dass Sie bei dieser Übung nichts gespürt haben. Dann seien Sie nicht verärgert, nicht traurig! Im Gegenteil, das ist doch wunderbar: Sie haben eine Entdeckungsreise vor sich. Ein Abenteuer. Nämlich das, Ihren Körper wieder neu zu entdecken. Ihn wieder so wahrzunehmen und wertzuschätzen wie als Kind.

Charisma heißt: mit dem Körper sprechen

Charisma entsteht, wenn wir eins sind mit unserem Körper. Wenn der Körper das ausdrückt, was wir gerade fühlen. Wenn wir unseren Körper Liebe sprechen lassen, Glück sprechen lassen, Freude sprechen lassen, Mitgefühl sprechen lassen, Traurigkeit sprechen lassen. Sicher, charismatische Menschen schreien auch mal vor Wut oder weinen, wenn sie traurig sind. Doch sie nörgeln nicht. Sie motzen nicht. Sie lästern nicht über andere. Charisma heißt Bewegung. Aufgestaute Wut, Frust in der Leber, Ärger in den Knochen, Neid in der Haut, Trägheit in den Muskeln, all das macht uns unbeweglich, mit etwas Glück unauffällig – in der Regel unsympathisch. Es ist Zeit, mal in den Spiegel zu gucken. Was erzählt er denn über unsere

Gefühle? Nicht resigniert die Schultern hängen lassen. Mit ein bisschen Geduld können wir über den Körper Schicht für Schicht Trägheit abstreifen, Missgunst ablegen, Neid … Und in ein bisschen Fröhlichkeit schlüpfen, Beweglichkeit anziehen, Mitgefühl lernen, Authentizität zeigen. Das funktioniert über Embodiment.

Bio-Selbstbewusstseins-Kurs

Wir richten uns auf, nehmen die Schultern zurück, weiten die Brust, wachsen … Da tut sich was im Körper. Biochemisch. Das kann man messen. Die Sozialpsychologin Dana Carney von der Columbia University in New York hat beispielsweise gemessen, dass eine aufrechte Haltung den Testosteronspiegel ansteigen lässt – unser Hormon der Dynamik und des Antriebs. Und jedes fröhliche Aufrichten drosselt zudem das Stresshormon Cortisol. Beides fördert Mut, Willenskraft und Beharrlichkeit – und stärkt das Immunsystem. Wer hingegen mit hängenden Schultern, hängendem Kopf – also in gebeugter Körperhaltung – durchs Leben geht, verliert immer mehr Energie. Und so hat auch das Immunsystem keine Power, was einen sehr leicht kränkeln lässt. Jede Haltung, die wir einnehmen, öffnet eine Schublade in unserem „Drogenköfferchen Körper". Eine, die uns selbstbewusst macht, entspannen lässt oder Freude bringt.

Mit Embodiment den leibhaftigen Geist wecken

Aufrichten, Brust raus, Kopf hoch … Wer sich traurig fühlt, sackt in sich zusammen. Wer sich aufrichtet, atmet erst mal so richtig durch. Mit der richtigen Körperhaltung beeindrucken wir nicht nur die anderen Menschen, sondern auch uns selbst. Eine gekrümmte Haltung ruft im Kopf Depression, Aufgeben, Mutlosigkeit hervor. Eine aufrechte Haltung weckt Mut, Lust auf Leistung. Was bedeutet das? Wir können mit unseren Muskeln etwas, das wir mit unserem Willen nicht können: Emotionen beeinflussen. Und damit beschäftigt sich Embodiment. „Embodiment" kann man übersetzen mit „der leibhaftige Geist". Im Ernst, „embodied" bedeutet „verkörperlicht" und meint: Wir können, dürfen, sollen den Körper nicht mehr getrennt vom Geist sehen. Shaun Gallagher, Philosoph an der University of Central Florida und einer der Vordenker der Embodiment-Idee, begründet das so: Die Gestalt unseres Körpers bestimmt die Erfahrungen, die wir mit ihm überhaupt machen können. Wenn wir einen anderen Körper hätten, nähmen wir die Welt auch ganz anders wahr. Hätten wir Flügel, was würden wir aus der Vorgelperspektive wohl denken über die dort unten herumsitzenden Körper, die debil ein Stück Plastik vor einem Bildschirm hin und her schieben?

Muskeln machen stolz und mächtig

Unser Körper ist unser wichtigstes Erfahrungsinstrument. Der Körper verrät unsere wirklichen Gefühle, wer wir sind und was wir eigentlich wollen – sagt die Psychotherapeutin Dr. Maja Storch von der Universität Zürich, Autorin des spannenden Buchs „Embodiment". Nehmen wir doch einfach das Gefühl „Stolz". Kaum krabbelt es hoch, schon plustert das zufriedene, vor Kraft strotzende Gehirn per Hormonbotschaft jene Muskeln auf, die den Körper straffen und groß wirken lassen. Wegen der Evolutions-Regel „Survival of the Fittest" müssen wir Stärke einfach zeigen. Das schüchtert nicht nur den Feind ein, sondern lockt auch fortpflanzungsbereite mögliche Partner an. Funktioniert das denn auch anders herum? Machen die Muskeln, die einen straff und groß erscheinen lassen, auch stolz und mächtig, wenn wir sie anspannen? „Ja", sagt Dr. Maja Storch und rät dazu, im Alltag erst einmal auf die Haltung zu achten, bevor wir etwas aufgeben, die Prüfung, das Kreuzworträtsel. Vielleicht ist nicht die Aufgabe zu schwer – sondern die Mutlosigkeit hausgemacht?

„Um ein böses Gesicht zu machen, musst du 65 Muskeln anstrengen. Um zu lächeln, brauchst du nur 10. Überanstrenge dich nicht."

Cyril N. Parkinson (1909-1993), britischer Historiker

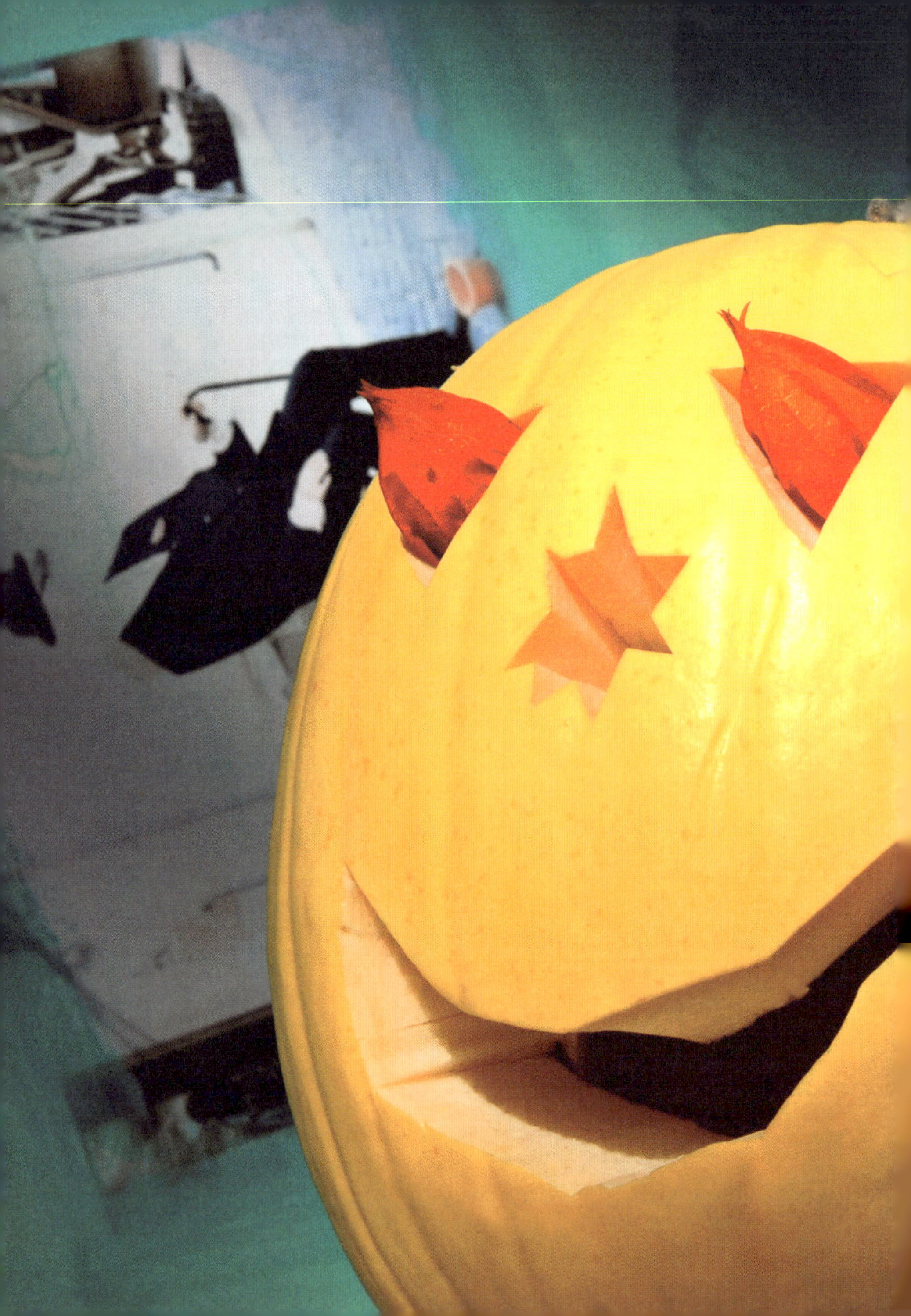

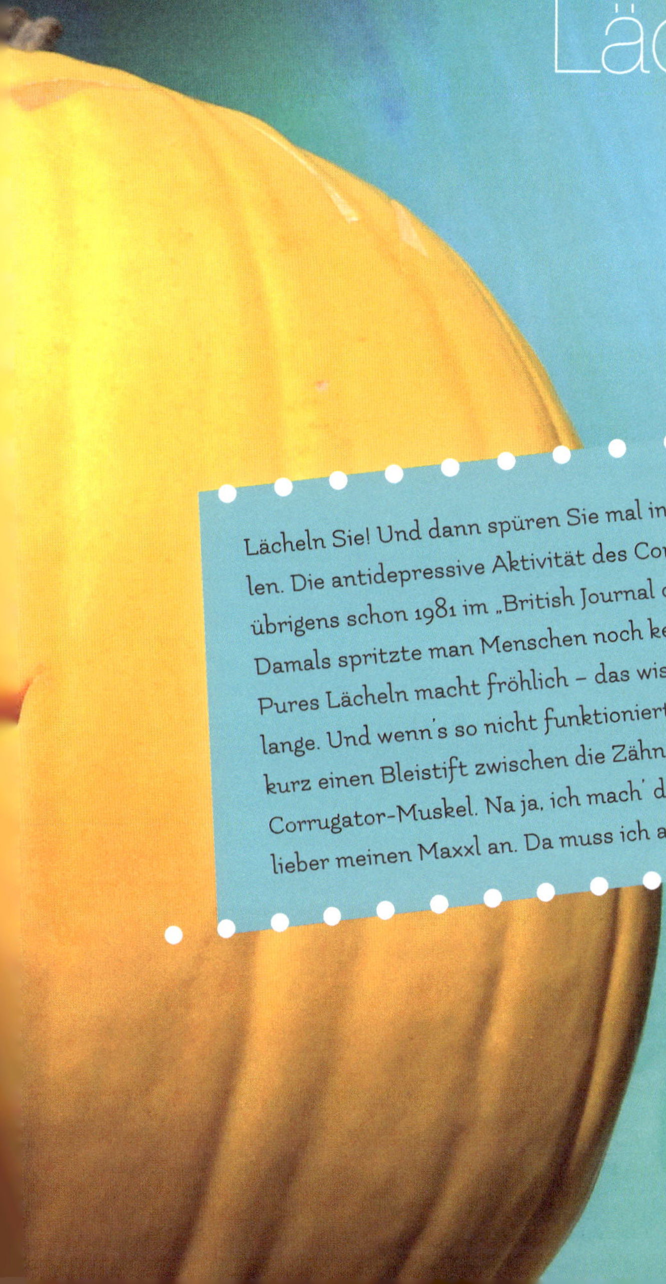

Lächeln

Lächeln Sie! Und dann spüren Sie mal in sich hinein, was Sie fühlen. Die antidepressive Aktivität des Corrugator-Muskels wurde übrigens schon 1981 im „British Journal of Psychiatry“ beschrieben. Damals spritzte man Menschen noch kein Botox in die Gesichter. Pures Lächeln macht fröhlich – das wissen die Psychologen schon lange. Und wenn's so nicht funktioniert, dann schiebt man sich mal kurz einen Bleistift zwischen die Zähne. Auch das aktiviert den Corrugator-Muskel. Na ja, ich mach' das nicht so gerne. Ich guck' lieber meinen Maxxl an. Da muss ich auch lächeln.

Seelenmuskel-Training

Was passiert denn, wenn jemand den Raum betritt, den wir nicht leiden können? Alle Muskeln spannen sich an. Jede Bewegung friert ein. Und was passiert, wenn wir Musik hören, die uns glücklich macht? Das Gegenteil von Erstarrung: fließendes Leben. Wir wiegen uns im Raum, bewegen die Beine, tanzen.

Der Mensch ist entspannt an seinem Skelett aufgespannt. Kein Knochen, kein Gelenk stört das andere. Stets ist der natürlich leichte Körper bereit, mit hundertprozentigem Muskeleinsatz zu reagieren. Diese Haltung ist ein Geschenk der Natur. Wir haben sie. Zumindest bis wir drei sind. Irgendwann heißt es dann: „Wipp nicht so rum, sitz still!" Die Leichtigkeit friert ein. Gefühle werden unterdrückt, andere aufgeplustert – die Muskeln verspannen sich durch diese Anstrengung. Verkürzen sich. Machen dem ganzen Körper Probleme.

Unser Leben formt uns, wir formen uns selbst

Ein nervöser Mensch atmet häufiger. Und das tut er jeden Tag immer mal wieder ein paar Minuten lang. Und im Lauf eines Monats, eines Jahres, eines Lebens macht er ein Brust- und Bauchmuskeltraining daraus, das für eine typische Haltung sorgt. Mit all ihren Verspannungen und Blockaden. Jede Emotion, die häufig auftaucht, trainiert bestimmte Muskeln, lässt sie wachsen und unsere Haltung formen. Angst lässt die Schultern ein

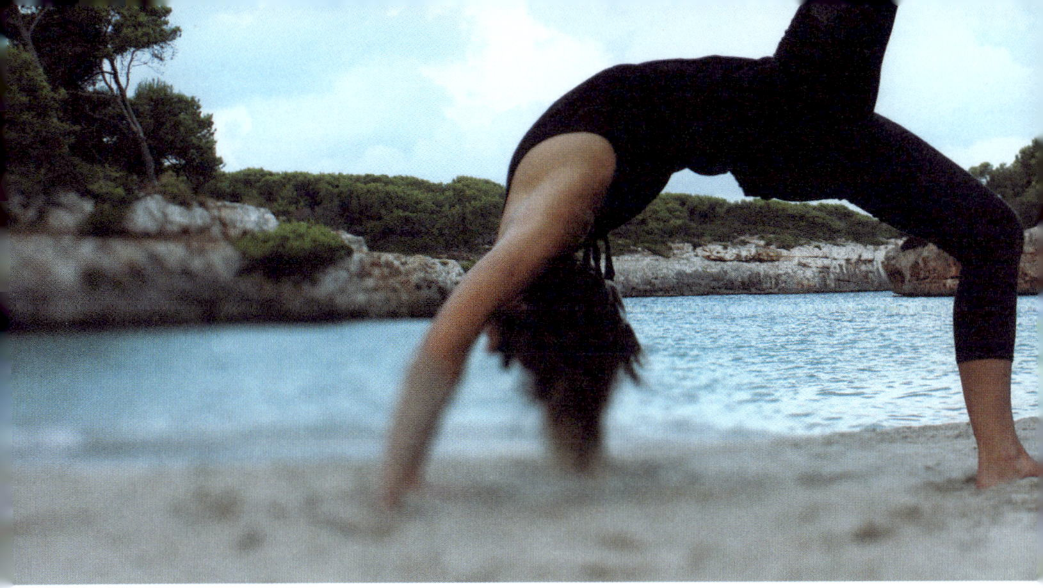

Stück höher wandern. Trauer die Brust einsacken. Wut lässt schnauben, dehnt den Brustkorb. Träumer, die oft abheben wollen, bewegen sich viel auf den Zehenspitzen. Dicke Schultern deuten auf ein dickes Ego hin, ein Stiernacken auf Hartnäckigkeit und Aggressivität. Ein vor dem Körper gehaltener Kopf zeigt ein Wesen, das sich nur auf seinen Verstand verlassen kann und den Kopf als Späher vorweggeschickt in die Welt. Wer mehr wissen will über Seelen-Haltungen, der liest das wunderbare, wenn auch etwas ältere Werk von Ken Dychtwald: „Körperbewusstsein".

Haltung schenkt uns Mut und Zuversicht

Ein Forscherteam der Northwestern University im US-amerikanischen Illinois ließ 77 Studenten einen Führungskräfte-Tauglichkeitstest machen. Ergebnis: Die Studenten, die zuversichtlicher, stolzer, mutiger waren, hatten zuvor auf einem großen Bürostuhl herumlümmeln dürfen. Die anderen mussten nach vorne gebeugt kauern. Folglich beeinflusst die Körperhaltung das Gefühl von Dominanz und Stärke. Krumme Haltung führt schneller zur Mutlosigkeit.

„Wer gewinnen will im Leben, setzt sich bequem und raumgreifend hin!"

Muskeln verändern unsere Einstellung

Psychologen, die die Phänomene der Körperwahrnehmung studieren, sagen sogar: „Muskeln verändern unsere Einstellung." So ließen Forscher in einer Studie Studenten sechs Minuten lang mit dem Kopf nicken oder den Kopf schütteln. Danach wurden sie gefragt, ob die Universitäten die Studiengebühren erhöhen dürften. Kopfnicker hatten nichts dagegen, während Kopfschüttler sie sogar senken wollten. Das finde ich unglaublich. Und äußerst praktisch.
Sie wollen irgendwas? Dann lassen Sie Ihren Partner erst mal ein paar Minuten lang nicken. Sagen Sie einfach, das sei eine Übung für mehr Kreativität. Stimmt ja auch. Und dann erst fragen Sie nach dem, was Sie wollen ...

Die guten Komm-her!-Bewegungen

Machen Sie gleich noch eine Übung: Setzen Sie sich an einen Tisch, die Handflächen legen Sie von unten an die Tischplatte. Und nun drücken Sie mit beiden Handflächen von unten nach oben. Bis Sie eine Spannung in den Armen spüren. 15 Sekunden halten. Lockerlassen. Noch ein paar Mal. Was fühlen Sie? Sie haben Muskeln aktiviert, die einer positiven Körpersprache dienen: der Komm-her!-Bewegung. Und fühlen sich jetzt auch offener, freier, selbstbewusster.
Nun machen Sie das Gleiche noch einmal, drücken Sie jetzt allerdings von oben auf den Tisch. Das entspricht einer negativen Körpersprache: Geh weg! Wie fühlen Sie sich?

Schon spannend, was der Körper Ihnen alles erzählt?! Das können Sie bei anderen Menschen einsetzen: Wenn Sie vor dem Körper Ihres Gegenübers mit beiden Händen die Luft nach unten drücken, setzen Sie sein System unter Stress. Er fühlt sich unwohl. Wenn Sie das Ganze von unten nach oben machen, dann geht es Ihrem Gegenüber gut. Damit arbeitet die Energie-Medizin.

Jede Haltung ist veränderbar ...

... im Lauf des Lebens. Oft haben wir sie von den Eltern abgeguckt. Und mit dieser Haltung nehmen wir auch unsere geistige Grundhaltung ein. Und diese bestimmt unser Leben. Ängstlich, risikobereit. Scheu, draufgängerisch. Aufrecht, verdruckst. Hat uns das Leben bereits umgebaut? Die Schultern gesenkt, das Becken vorgeschoben ... Können wir diese Haltung wieder verlassen? Und damit auch unsere geistige Haltung ändern? Freilich! Da uns der Bauplan für die Leichtigkeit eines Wirbelwesens in den Genen sitzt, können wir diesen auch wieder aktivieren. Wir können unsere Haltung verändern, Verspannungen lösen, uns wieder aufrichten – körperlich und damit auch seelisch. Natürlich geht das nicht von jetzt auf gleich. Unsere Muskeln haben alles vergessen. Doch diese Haltung können wir üben und wieder einnehmen. Ins Gehirn einziehen lassen. Die Leichtigkeit wiederfinden.

Meditieren in Bewegung

Stress saugt Energie aus dem Körper. Meditation beruhigt die angespannten Nerven. Lässt uns zu unserer inneren Mitte finden und schont das gestresste Herz. Genau das tut Bewegung auch. Und über Bewegung, über den aktivierten inneren Tastsinn, kommen viele Menschen viel leichter an das „Nichts", an die „Stille", an die „Achtsamkeit" als durch Meditation im Sitzen. Ich meditiere beim Stallausmisten, beim Joggen, beim Wandern – und natürlich auf dem Pferd.

Was ist eigentlich das Nichts?

Dr. Eckart von Hirschhausen meint: „Es gab diese eine kleine Pause im Gequake meiner Gedanken, eine tiefe Ruhe erfasste mich. Ich bekam Gänsehaut, so schön war es. Ein kleines Einmal-eins-Sein. Eine Atempause lang, ein großer leiser Glücksmoment." Und diesem Moment hechten viele hinterher.

Stundenlang im Lotussitz. Ich habe das auch schon probiert. Es ist schon sehr, sehr schwierig für uns Hamsterrad-Kandidaten, uns über den Bruchteil einer Sekunde zu freuen, der sich in das ständige Geschnatter dort oben schleicht. Wie wichtig der Körpersinn für unser Wohlbefinden, unsere Gesundheit, unsere Zufriedenheit ist, entdecken immer mehr Menschen. Denn nicht jeder kann über die Konzentration auf den Augenblick zur Ruhe kommen, viele brauchen Bewegung, um dem Stress zu entfliehen – und auch alte Traumata zu verarbeiten. Körpertherapeuten wissen: Jede körperliche Verspannung entsteht im Geist, durch unsere Gedanken und durch unsere Gefühle. Nur ein entspannter Geist schafft sich einen entspannten Körper. Und jeder, der schon versucht hat zu meditieren, seine Gedanken loszulassen, weiß, wie schwer das ist. Darum verwenden so viele westliche Therapeuten den Körper als „Taxi" zur totalen Entspannung, zur Freiheit von Gedanken und zum Frieden im Kopf. Darum ist Joggen auch mehr als „nur" eine Sportart. Für die Psychologen ist Laufen längst Therapie. Wenn wir in unsere Laufschuhe schlüpfen, langsam, ohne Ziele zu verfolgen, auf weichem Waldboden joggen – verlieren sich die Gedanken. Wenn wir ausdauernd laufen, individuell dosiert, pulskontrolliert, dann ist Laufen eine echte Form der Psychotherapie – macht mit Körper und Geist auch die Seele gesund. Darum gibt es einen Verband der Lauftherapeuten.

Wir können uns das Glück des puren Bewusstseins im Lotussitz holen oder in der Bewegung. Probieren Sie beides! Es gibt für jeden einen Weg. Aber er führt immer über den Körper – niemals über den Verstand.

„Meditation ist deutlich besser als Rumsitzen und Nichtstun! Meditation ist Fitness für die Seele, und man muss danach nicht duschen!"

*Dr. Eckart von Hirschhausen (*1967), deutscher Arzt, Autor und Kabarettist*

Der sexte Tibeter

I feel good Aktion

Im ganzen Buch steht so gut wie nix über Sex. Dabei ist der natürlich mit der wichtigste ifeelgood-Faktor. Er lockt einfach alle Entspannungs- und Junghormone, die wir zum Gut-drauf-Sein brauchen. Sie wollen mehr davon? Der sechste Tibeter – eine Atemübung – weckt die sexuelle Energie, weil er das Sakral-Chakra stimuliert. Es liegt zwischen Bauchnabel und Genitalien, folgende Übung bringt es wieder in die Balance:

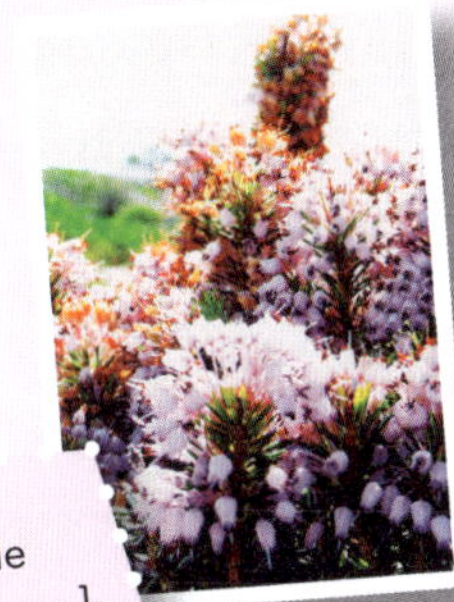

Stellen Sie sich entspannt hüftbreit hin und nehmen Sie eine aufrechte Haltung ein. Nun atmen Sie aus. Die Luft strömt nach außen, indem Sie den Bauch einziehen in Richtung Zwerchfell.

Dann beugen Sie den Oberkörper vor, Spannung halten, und stützen Ihre Hände auf die Knie, neigen Sie das Kinn zur Brust, die Luft strömt weiter raus, pressen Sie Ihre Lunge so richtig leer. Mit leerer Lunge aufrichten. Schultern nach hinten. Hände in die Hüften stemmen. Luft anhalten.

Nun die Bauchdecke anziehen und lockern. Anziehen, lockern ... Und so die Energie vom Unterleib durch den ganzen Körper pumpen. Das wirkt wie ein Sog nach oben. Auch wenn Sie das unangenehme Gefühl haben, dringend nach Luft schnappen zu müssen – tun Sie es nicht!

Dann entspannen Sie den Bauch und atmen Sie jetzt erst wieder tief ein. Die Hände lockern, tief und ruhig weiteratmen. Machen Sie diese Übung bis zu drei Mal. Am besten täglich.

Die Körper-lese-Kunst

Sich mit einem Menschen wohlfühlen, heißt: ihn zu begreifen. Es ist eine faszinierende Lebenskunst, im Gegenüber zu lesen – der Körper lügt nämlich nicht. Worte schon.

Joe Navarro, Jahrgang 1953, entlarvte als FBI-Agent 25 Jahre lang Spione, indem er ihre Körpersprache analysierte. In seinem spannenden Buch „Menschen lesen" beschreibt er, was unser Körper über uns verrät. Hier ein kleiner Exkurs:

Wohlgefühl, Sicherheit: Gekreuzte Beine im Stehen sind ein Anzeichen dafür, dass wir uns wohlfühlen, an diesem Ort, in diesem Gespräch. So instabil stellen wir uns nie hin, wenn wir Fluchtgedanken hegen.

Aufgeschlossenheit: Zeigen wir, indem wir mit überkreuzten Beinen dasitzen und unserem Gegenüber die Oberschenkelinnenseite des oberen Beins zuwenden.

Alles auf Abwehr: Unser limbisches System funkt Verteidigung, wenn der Oberschenkel mit überkreuzten Beinen von außen eine Barriere bildet.

Sympathie: Wer einem sympathisch ist, dem bieten wir die vordere Körperseite dar, frontal, offen, mit unverschränkten Armen. Da diese sehr verletzlich ist, zeigt diese Haltung großes Vertrauen.

Nervosität: Wir beruhigen uns, indem wir unseren Hals und Nacken berühren, reiben, kneten. Dort sitzen besonders viele Tastrezeptoren, die auf diese manuelle Stimulation reagieren: Der Blutdruck sinkt, und der Puls wird langsamer. Wir können natürlich auch den Kopf ein- und die Schultern hochziehen. Dann möchten wir nicht nur verschwindend klein sein, sondern fühlen uns auch so. Kopf hoch, Schultern runter – und schon wirkt das aufmunternde Testosteron.

Argwohn: Eine Portion Argwohn schicken wir mit geneigtem Kopf

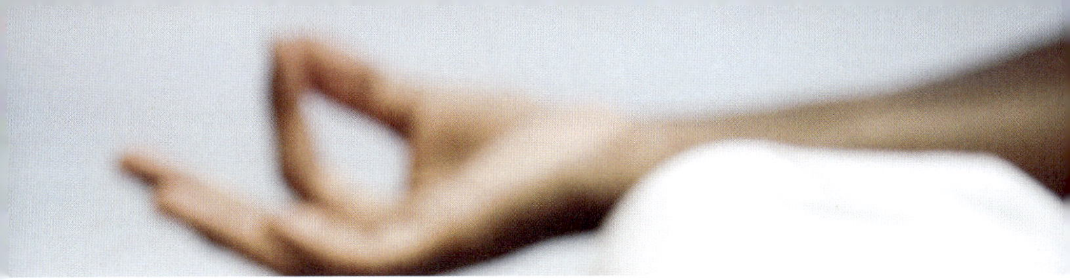

und einem kurzen Seitenblick in die Welt.

Selbstbewusstsein: Unseren Standpunkt vertreten wir, indem wir die Arme in die Hüfte stemmen – und uns so kaum etwas sagen lassen. Die Daumen müssen hinten sein. Vorne signalisieren sie Neugierde, aber lieber abwarten, was da wohl kommt, weil wir ein wenig unsicher sind. Auch der breitbeinige Stand strahlt Sicherheit und Dominanz aus. Das macht stabil – und wirkt Raum einnehmend, mitunter aggressiv. Und im Sitzen? Arme hinter dem Kopf verschränken, zurücklehnen, Fuß auf das Knie legen … So unterstreicht ein Chef seine Dominanz.

Gute Laune: Mit allen Gesten und Bewegungen, bei denen etwas in die Höhe geht, steigt auch unsere Stimmung. Das Überwinden der Schwerkraft ist ein kraftvoller Akt, der zeigt, wie viel Energie in uns steckt. Stärke, Selbstbewusstsein und Freude kommen so zum Ausdruck. Vom starken Signal „Daumen hoch" bis zum leichten Anheben der Fußspitze. Wenn wir Spaß haben, gehen die Hände ganz von alleine in die Höhe. Sei es beim Bejubeln des Tors, beim ausgelassenen Tanzen oder beim freudigen Zuwinken. „High Five" machen die Sportler nach dem Sieg und der Junge mit dem Vater.

Lügen: Wer hat das letzte Stück Kuchen aufgegessen? Eine starke Schulterbewegung rauf und runter bezeugt die Ahnungslosigkeit. Auch hier handelt es sich um ein Verhalten, das gegen die Schwerkraft ausgeführt wird. Es zeigt, dass die betreffende Person mit sich im Reinen ist. Wenn jemand flunkert, gehen seine Schultern nur kurz und ganz leicht nach oben.

Offenheit: Wer einen positiven Eindruck hinterlassen will, zeigt seine sensiblen Körperteile: die Handflächen, den Innenarm, den oberen Körper und das Gesicht. Souverän wirken offene Arme, offene Hände und ein offener Blick. Nicht gerade souverän wirkt, wer sich häufig am Kopf kratzt oder an den Ohren zupft.

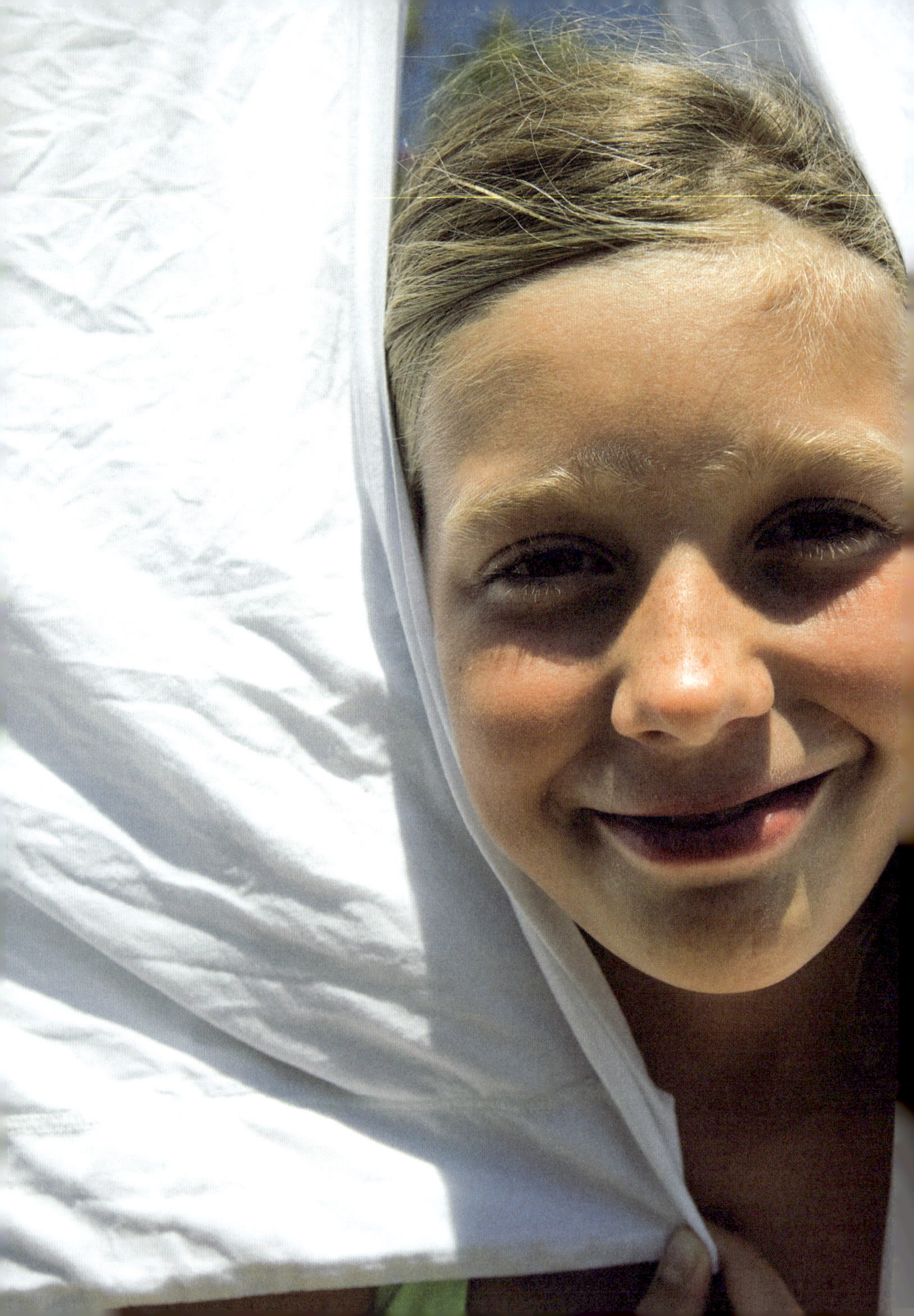

So guckt man aus der Wäsche

Es gibt sieben universelle Mikro-Emotionen, die wir mit unserem Willen kaum unterdrücken können:

Ekel zeigt sich in gerümpfter Nase und hochgezogener Oberlippe.

Freude malt Krähenfüße um die Augen, hebt die Wangen an, weitet die Nasenflügel, entspannt die Stirn und lässt die Muskeln um die Augen tanzen.

Überraschung zieht die Augenbrauen hoch, öffnet leicht den Mund, reißt die Augen auf, damit kommt viel Licht auf die Pupille. So kann das Gehirn die größtmögliche Menge an visuellen Informationen aufnehmen.

Angst holt ebenfalls die Augenbrauen hoch, die oberen Lider sind weit aufgerissen, die unteren Augenlider heruntergezogen. Die Lippen sind leicht geöffnet und seitlich zusammengezogen.

Trauer: Die Augenlider hängen herunter. Der Blick ist in die Weite gerichtet. Die Mundwinkel hängen nach unten.

Verachtung: geschlossener Mund, einseitig hochgezogener Mundwinkel.

Wut: zusammengezogene Augenbrauen, klein zusammengekniffene blitzende Augen, zusammengepresste Lippen.

Welche Bewegung passt zu mir?

Laufen, laufen, laufen ... der Specht: tok, tok, tok ... weicher Boden, Morgensonne. Irgendwann denken wir nicht mehr an die Wurzeln, an die nachtsteifen Muskeln, an Nachbars Gockel ... Angestrengte Gemütlichkeit strömt durch unsere Blutbahnen. Ein zäher Fluss voller Glück. Wir sind mit der Welt – und in uns. Geist und Körper verschmelzen. Kennen Sie das? Solche Momente sind selten – aber immerhin ...

Ein solches Verschmelzen mit dem Augenblick nennt die Wissenschaft „Flow". In diese Momente führen aktive Meditation, Yoga oder auch fernöstliche Kampfsportarten. Wir finden sie aber auch ganz westlich im Tanz, im Klavierspiel – und glückliche Menschen finden sie sogar im ganz normalen alltäglichen Tun. Im Umgraben des Frühjahrsbeets, im Putzen der Fenster, im Rühren der Tomatensauce.

Glück im Spiel, Glück im Leben ...

Jeder weiß, dass wir mit den Händen tasten können. Aber dass unser Tastsinn auch in den Gelenken sitzt, darüber macht sich keiner Gedanken. Auf jedes Fühl-Antennchen auf der Haut kommen hunderttausende im Körperinneren. Wir fühlen mit jeder Faser unseres Körpers. Und wir fühlen viel mehr als nur Berührung.

Bewegung ist Berührung mit dem Leben, mit unserer Welt. Bewegung ist die Verbindung des Ichs mit dem Sein.

Mein Körper schenkt mir täglich immer wieder einen Schwall guter Gefühle. Weil ich ständig mit ihm spiele. Ich spiele Ballerina auf dem Weg zur Kaffeemaschine, werfe die Beine hoch, strecke die Zehen

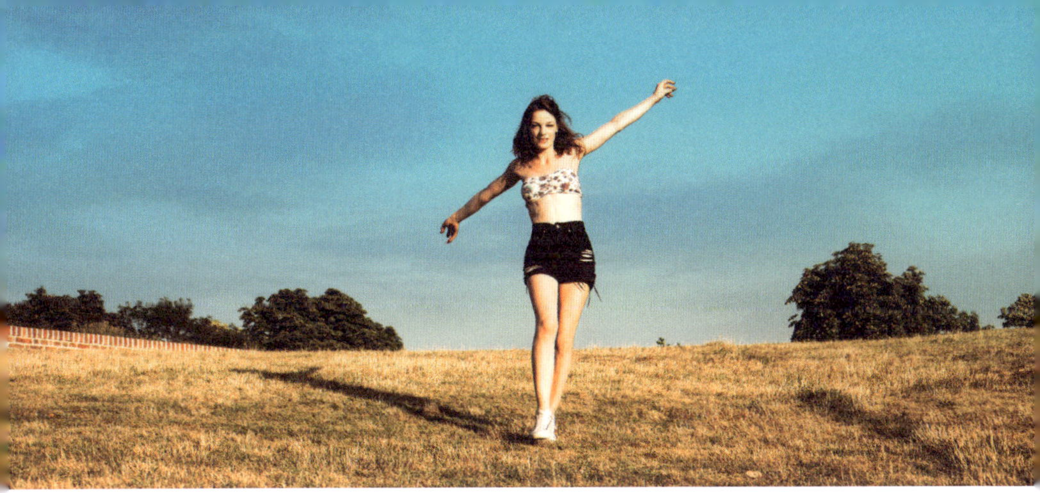

spitzen vor … Während der Kaffee durchläuft, mache ich meinen Yoga-Baum auf einem Bein. Wenn ich auf Wolf warte, drücke ich mit der rechten Hand das Universum weg, mit der linken die Erde – eine Übung aus der Energie-Medizin. Zwischendrin hüpfe ich ein bisschen auf dem Trampolin, dehne mal die Waden, pflücke Sterne vom Himmel. Kindisch, gell? Ja, das finde ich auch. Das bin ich aber wirklich gerne. Weil ich so gefühlte 25 bin. Ich weiß auch, wie sich 50 Jahre anfühlen. In einem „geschonten" Körper nach einer OP. Das möchte ich ehrlich gesagt nicht mehr erleben. Lieber durch den Alltag tanzen. Übrigens: Damit kann jeder sofort anfangen. Den Körper wieder geschmeidig jung werden zu lassen, ihn als „Glücksdrogenköfferchen" zu nutzen – dafür ist es nie zu spät!

Flow für alle

Jeder weiß, 30 Jahre lang beschäftigte den Psychologieprofessor Mihaly Csikszentmihalyi die Frage: „Wie kann man alltägliche Routinearbeit so verwandeln, dass sie genauso aufregend wird wie ein rasanter Abfahrtslauf, so beglückend wie das Singen des Händelschen „Halleluja", so bedeutungsvoll wie die Teilnahme an einem geheiligten Ritual?" Seine Antwort heißt: „Flow". Flow erleben wir mit jedem Sport, wenn wir uns wohlfühlen. Flow sehen wir in den leuchtenden Augen der Freizeitreiter, der Kletterer, der Mountainbiker, der Inliner, der Überland-Jogger, der Slackliner – sobald sie diesen neuen Trendsport einigermaßen beherrschen. Sogar auf dem Gummiseil können wir Flow

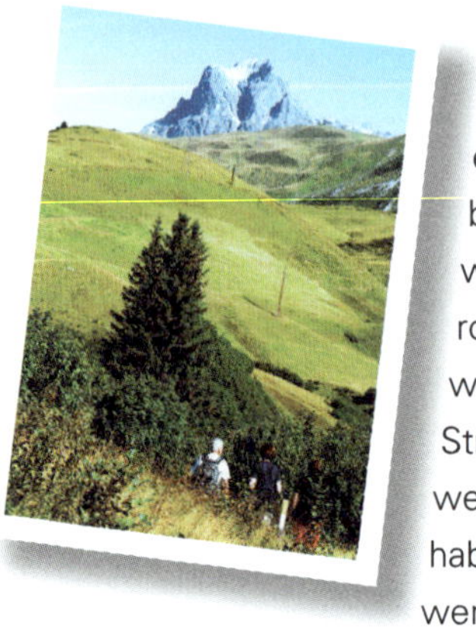

erleben. Wir erleben ihn aber nicht, wenn wir mit hochrotem Kopf joggen, wenn die Gelenke Stress machen, wenn wir null Bock haben. Genauso wenig, wie wenn wir auf der Couch sitzen und Sportschau gucken. Wir erleben ihn mit einer Form der Bewegung, der wir die Chance lassen, uns mit Fröhlichkeits-Botenstoffen vollzupumpen. Und diese Form der Bewegung finden wir nur, wenn wir ausprobieren, ausprobieren, ausprobieren. Beim Klettern hatte ich das Herz in der Hose, beim Standardtanzen meine großen Füße im Weg, beim Schwimmen hab' ich nur gefroren, beim Wasserskifahren hatte ich Todesängste, beim Nordic Walken eine Stock-Aversion … Alles keine guten Voraussetzungen für „ifeelgoodfaktor hoch".
Gut. Ich fand es dann schon noch, das Glück. Im Joggen, im Westernreiten, im Yoga, auf dem Trampolin, beim Wandern …
Es gibt keinen Ort, wo man so viel Kraft tankt, wie auf dem Berg. Jeder, wirklich jeder, sollte im Frühjahr und Herbst wenigstens ein paar Tage auf den Berg gehen. Batterien aufladen. Glück atmen. „Sich g'spiern". Wer spürt sich denn heute noch? Kaum eine Form der Bewegung ist so gesund, passt so gut zu GLYX wie Wandern in der frischen Bergluft: Auf einer 30 Kilometer langen Bergwanderung in mittelschwerem Gelände verbraucht man genauso viel Energie wie bei einem Marathonlauf, ohne dass es auf die Zeit ankommt. Wandern schont die Gelenke, auch wenn man ein paar Pfund zu viel mit sich rumschleppt. Die natürlich in den Bergen schnell verschwinden, weil man wandernd so viel Fett verbrennen kann wie ein olympischer Spitzenathlet. Ohne sich zu verausgaben. Noch wertvoller macht diesen Sport seine meditative Wirkung. Wandern ist Achtsamkeitstraining pur. Walken baut Stress ab. Und wohinauf wandern Sie am Wochenende?

Flow = Wenn Kopf und Körper zueinander sagen: „Schön, dass es dich gibt."

Marion Grillparzer

Aktion

I feel good

Muskeltest

Ein ungestresster Muskel hat Kraft, hält beispielsweise einem Druck entgegen. Ein gestresster Muskel gibt nach. Das Geheimnis dahinter: Stresst uns ein Reiz, ist das Gehirn verwirrt, denn es kann nicht zwei Reize gleichzeitig meistern, dem Druck nicht standhalten. Es lohnt sich zu entdecken, was den Muskel stresst, denn darunter leidet der ganze Körper. Dann können Sie künftig all den Dingen aus dem Weg gehen, die Sie nicht vertragen. Vom Rosenkohl bis zur Schwiegermutter. Per Muskeltest checken Ärzte, Heilpraktiker oder Psychologen durch Druck auf Arm oder Bein oder durch bestimmte Griffe, ob ein Muskel energetisch „angeschaltet“ oder „abgeschaltet“ bleibt, wenn man seinen Besitzer einem Reiz aussetzt – einer Farbe, einem Lebensmittel, einem Medikament, ein paar Worten …

1

Schaffen Sie sich und einer Testperson ein wenig Raum und Ruhe. Legen Sie beide Schmuck, Uhren, Handy ab – und den Alltagsstress. Lassen Sie die Testperson ein großes Glas Wasser trinken.

2

Die Testperson steht vor Ihnen, streckt den linken Arm aus, der andere hängt locker herunter. Nun stellen Sie sich vor die Testperson, legen ihr die linke Hand auf die rechte Schulter und legen die rechte Hand oberhalb des Handgelenks auf den ausgestreckten Arm.

3

Klären Sie Ihre Testperson auf, dass Sie ihren Arm herunterdrücken werden – und dass sie gegenhalten soll. Ganz normal weiteratmen, nicht die Luft anhalten.

4

Nun drücken Sie rasch und fest, aber nicht ruckartig, den Arm der Testperson herunter. Gerade so fest, dass Sie spüren, wo der Muskel noch Haltearbeit verrichtet, aber nicht ermüdet. Drücken Sie drei Sekunden. Diesen Druck kann die Testperson im Grunde immer gegenhalten.

5

Nun machen Sie den gleichen Test, während die Testperson ein Stück Zucker isst. Ein Weizenbrötchen in der Hand hält. Eine Plastiktüte auf dem Kopf hat. An eine unangenehme Situation oder einen schwierigen Menschen denkt … Wetten, dass der Muskel schwach ist? Manchmal fällt der Arm wie von selbst herunter.

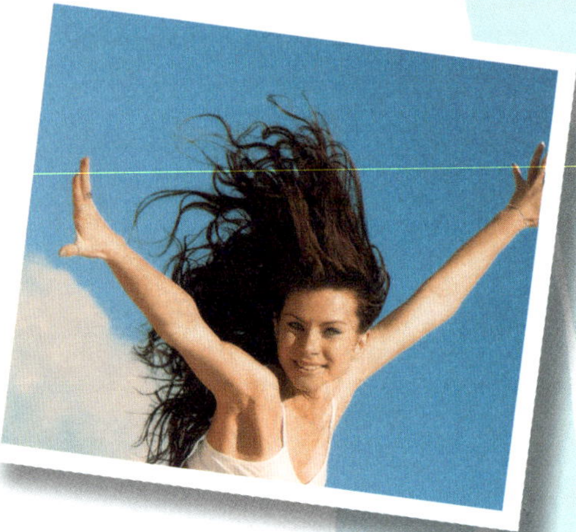

Flow ist Körper-Konzentration. Flow kann jeder erleben: der Fließbandarbeiter wie der Chirurg, die Balletttänzerin wie der Westernreiter – oder die Tennisspielerin. Flow ist Bewegung im Sein. Leichtigkeit, Kreativität, Timing, unendliche Freude strömt durch jede Zelle … Leider endet die Euphorie nur zu bald. Der Verstand holt uns wieder auf den Boden des Mittelmaßes. Zurück bleibt nur die Erinnerung an ein außergewöhnliches Glücksgefühl. Am einfachsten ist es, sich Flow in Form von Bewegung zu holen. Bewegung, die uns Spaß macht, Bewegung, die uns guttut. Und Bewegung wiederum schenkt uns einen Körper, der uns Flow überhaupt erleben lässt. Wenn wir unseren Körper nicht oder zu viel spüren, weil er ständig schmerzt, hört der Flow nur stereotyp: „Kein-Anschluss-unter-dieser-Nummer."

Flow ist Leben pur

Im Flow befinden wir uns in einem optimalen körperlichen Zustand. Herzschlag, Atmung und Blutdruck sind bestmöglich synchronisiert. Flow ist Leben pur. Eine Euphorie, die länger andauert. Den Flow-Zustand können wir uns jeden Tag selbst erschaffen. Wenn wir neben all unserem Wichtigtun und Beschäftigtsein immer wieder auch mal in uns hineinspüren.
Un-sinnlich ist alles, was einseitig und fremdgesteuert ist – schon mal alles an der Kraftmaschine. Damit bauen wir Muskeln auf, aber trainieren weder Ausdruck noch Körperwahrnehmung noch Balance noch Koordination. Wunderbare Bewegungsformen, die unseren Körpersinn schulen und auch unserer westlichen Kultur entsprechen, sind Tanzen – von Ballett bis Zumba, Aerobic, Tae Bo, Jukari, Turnen, Voltigieren, Klettern, Wandern … Es gibt so viel. Nur durch Ausprobieren werden Sie das Richtige für

sich finden. Und wie fühlen wir, welche Form der Bewegung die richtige für uns ist? Ganz einfach: Wenn wir einen Flow erleben.

Wie Bewegungsglück Alltag wird

Lebendigkeit, Gesundheit, Jugend lassen sich trainieren. Durch Bewegungskompetenz. Wie entwickeln wir Bewegungskompetenz? Im Alltag. Indem wir unsere ganz natürlichen Aktivitäten erhöhen. Laufen, hüpfen, springen, bücken, biegen, strecken, drehen, rennen, tanzen … Und wie erhöhen wir diese Aktivitäten? Indem wir dran denken, es zu tun – und es tun. Das heißt: Wir müssen uns einfach ein bisschen mehr so bewegen, wie wir uns als Kinder bewegt haben. Anfangs brauchen wir ein Stimulans, einen Erinnerer. Ein paar Zettel mit einem herzlichen „Beweg dich!" drauf, die dort hängen, wo wir ein Mehr an Bewegung in unser Leben einbauen können. Am Spiegel – für ein paar Kniebeugen extra. Am Telefon – für fröhliche Hüpfeinheiten. Am Fahrstuhl – als Zaunpfahl für die Treppe … An der Kaffeemaschine. Während der Kaffee durchläuft, können wir jeden Tag zehn Minuten unserer Lebenszeit mit Tanzen verbringen. Und unvergleichlich fröhlicher in den Tag starten. Sie wollen etwas ändern? Na, dann tun Sie es am besten gleich …
Stehen Sie gleich auf und brennen Sie sich eine CD mit fünf Ihrer liebsten Songs, die Sie – morgen, übermorgen, überübermorgen, eine ganze Woche lang – tanzend in den Tag schickt. Und dann spüren Sie, was tanzend mit Ihnen passiert. Welche Gefühle steigen in Ihnen hoch? Welche Bilder malen diese Gefühle?

In vier Wochen zum Reflex

Und wenn Sie dauerhaft etwas verändern wollen, dann tun Sie es regelmäßig zur gleichen Zeit, vier Wochen lang. Dann haben Sie einen Reflex. Dann haben sich im Gehirn völlig neue Bahnen angelegt. Und die funken: „Ich beweg' mich, mir geht's gut, ich will mehr!" Na ja, der leichteste Start heißt: Begeisterung.

ifeelgood-Quickies

Fünf Minuten reichen!

„Sie alle haben ein Kokainkästchen im Bauch. Sie müssen es nur aufmachen. Laufen Sie. Wie viel? Egal. Das erzählt Ihnen bald Ihr Körper. Fangen Sie einfach an. Auch fünf Minuten sind gut."
Recht hat er, unser Fitnesspapst Dr. Ulrich Strunz, Internist und selbst Ironman. Er hat Ende der 90iger-Jahre das langsame, lockere, leichte Joggen zur Massenbewegung gemacht. Und ich war mittendrin. Danke!

Schritte zählen

10.000 Schritte am Tag reichen, um Übergewicht und Diabetes vorzubeugen, den Blutdruck zu senken, das Herz zu schützen – um länger und gesünder zu leben. Wie viele Schritte tun Sie? Normalmenschen schaffen 3000 bis 5000. Wie viel sind überhaupt 10.000 Schritte? Finden Sie das heraus!
Zählen oder Schrittzähler umschnallen (den gibt's schon für ein paar Euro) – und raus in die Natur. Übrigens: Schrittzähler motivieren. Mit ihm haben wir mehr Lust, Fitness-Punkte zu sammeln, gehen mehr. Eine Super-Investition in ein längeres, gesünderes, glücklicheres Leben.

Theraband einsetzen

Schlechtes Wetter? Sie wollen nicht raus? Dann ist es Zeit für das kleinste Fitness-Studio der Welt: Das Ganzkörperkrafttraining mit dem Latexband stählt die Muskeln, verbessert Gleichgewicht und Haltung, hilft Stress abzubauen. Gibt's in verschiedenen Stärken ab rund 15 Euro in Sportgeschäften – mit Anleitung. Fünf Übungen stärken den ganzen Menschen.

Feelgood-Füße

Schenken Sie Ihren meist strapazierten Dienstleistern die wohlverdiente Aufmerksamkeit! Raus aus den Schuhen, raus aus den Socken. Zehen spreizen. Mit der flachen Hand von den Sohlen bis zu den Waden streichen. Und nun loswandern. 10 Minuten! Über die Füße tankt der ganze Körper Glück. Auf der Sohle befinden sich Reflexzonen für alle Körperbereiche, alle Organe. Und die erwarten Aufregenderes als stickige Schuhsohlen! Wandern Sie über kühle Fliesen, hölzernes Parkett, flauschige Teppiche, raue Matten. Fühlen Sie, wie Sie das belebt und entspannt. Lässt es das Wetter zu, dann machen Sie die Natur zum Masseur: taunasses Gras, feine Kiesel, Erde, Sand, Asphalt … Nur so lange, bis es die Füße friert.

Die Dazwischens

Immer wieder eine Dosis Testosteron tanken. Heißt: Auch im Alltag Bewegung einbauen. Also beim Kaffeekochen Knie beugen, beim Zähneputzen dehnen, beim Telefonieren durchs Büro laufen. Das macht am Ende des Tages ein Mehr von 350 verbrauchten Kilokalorien. Entspricht 39 Gramm Fett pro Tag, ergibt 7 Kilo Fett über die Monate mit „r". Und das macht vielen so richtig gute Laune.

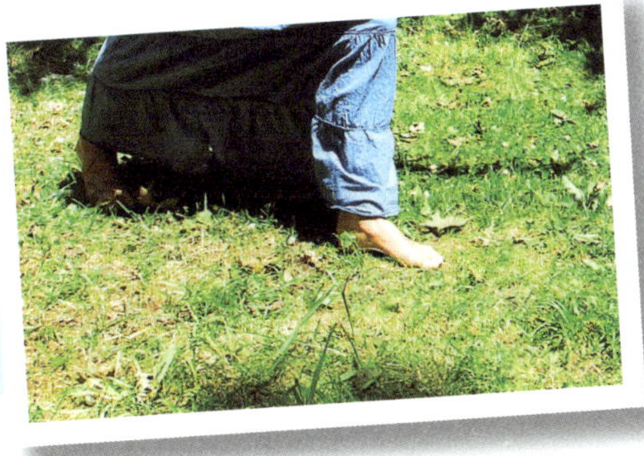

Das Dehnen

Energie fließen lassen, Kraft und Freude tanken – das tun wir seit Jahrtausenden über einfache Körperbewegungen, durch Dehnen. Donna Enden schrieb darüber ein wirklich wunderbares Buch: **„Energie-Medizin für Frauen"** Hier eine Übung, die sie „Himmel und Erde verbinden" nennt. In Schrittstellung hinstellen, rechtes Bein vorne, Gewicht auf vorderes rechtes Bein verlagern. Rechten Arm Richtung Himmel strecken, mit dem Blick folgen, Handfläche nach oben schieben. Den linken Arm hinter dem Po strecken, mit der Handfläche etwas nach unten schieben. Ganzen Körper dehnen! Übung drei Mal wiederholen. Dann Arme wechseln.

Kleine Glück-bleib-da-Strategie

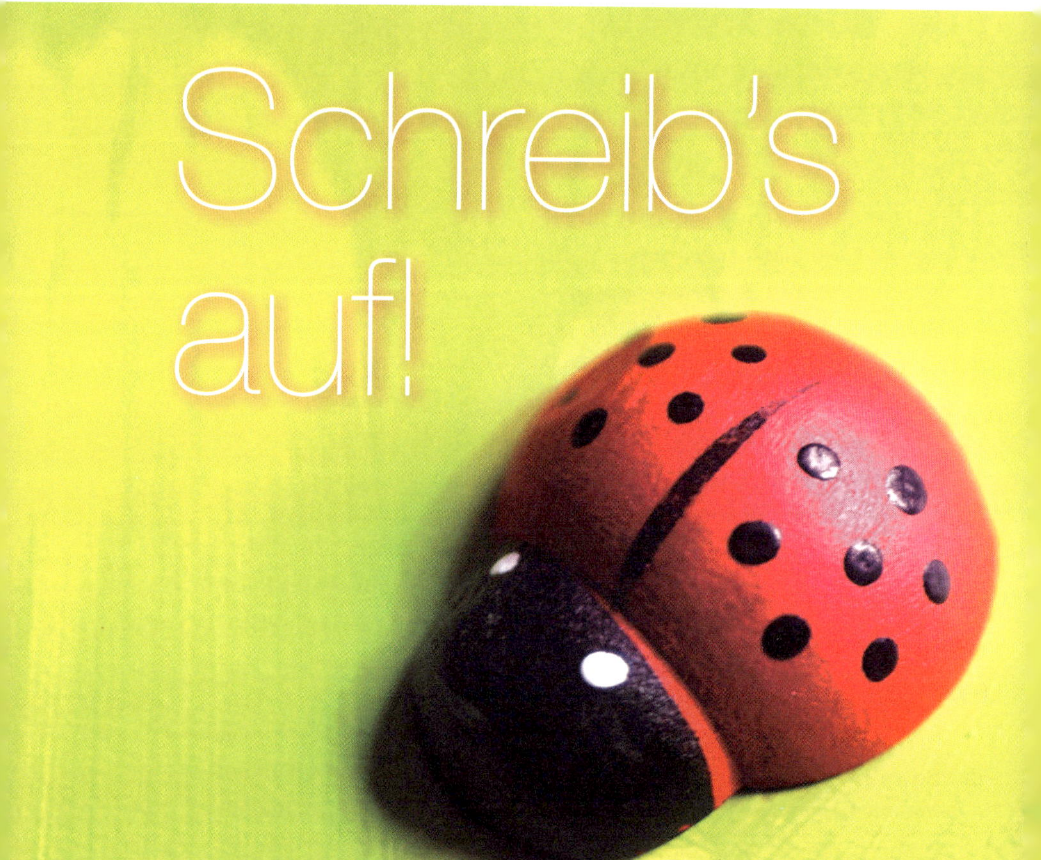

7.

Nun sind wir beim siebten Schritt. Einem sehr, sehr wichtigen: Schreib's auf! Täglich ein bisschen wenigstens. Aufschreiben sorgt für Wohlfühlen, für leichte Gedanken, für ein stärkeres Selbstbewusstsein, für weniger Angst …

Das ifeelgood-Tagebuch

Nehmen Sie sich täglich 15 Minuten Zeit und schreiben Sie einen kleinen Text über eine Sache, die Ihnen am Herzen liegt. Werden Sie zum kleinen Poeten, packen Sie Ihre Gedanken und Gefühle in die nächsten Seiten. Schreiben Sie einfach drauflos. Das hilft dabei, sich auf das wirklich Wesentliche zu konzentrieren, stärkt das Selbstbewusstsein. Kleine Krisen werfen einen nicht mehr aus der Bahn. Gefühle, Erfahrungen und Erlebnisse aufzuschreiben, klärt, hilft sortieren und entlastet. Benennen schafft Distanz. Man dreht nicht eine Bahn um die andere auf der Gedankenschleife. Wenn man täglich aufschreibt, was man tut, dann tut man das auch eher. Tun Sie täglich etwas für Ihr Wohlbefinden. Haken Sie Ihre Turbo-Liste ab … Und wenn man seine Wünsche vom Leben, seine Visionen in Worte fasst, macht man den ersten Schritt auf dem Weg, seine Träume zu realisieren.

Gute Gedanken!

Halten Sie die guten Momente fest. Unser Katastrophengehirn erinnert sich immer nur an das Schlechte. Da kann man gegensteuern. Sagt auch Dr. Eckart von Hirschhausen: „Haben Sie mal ein altes Tagebuch von sich durchgeblättert? Ein Klagebuch. Dass man das überhaupt überlebt hat! Tagebuch schreibt man am ausführlichsten, wenn es einem richtig schlecht geht. Wenn es einem gut geht, hat man nachts etwas Besseres zu tun. Aber einmal angenommen, ein Außerirdischer oder ein Anthropologe findet in 100 Jahren Ihr Tagebuch. Was für ein Bild von Ihrem Leben wird er sich wohl

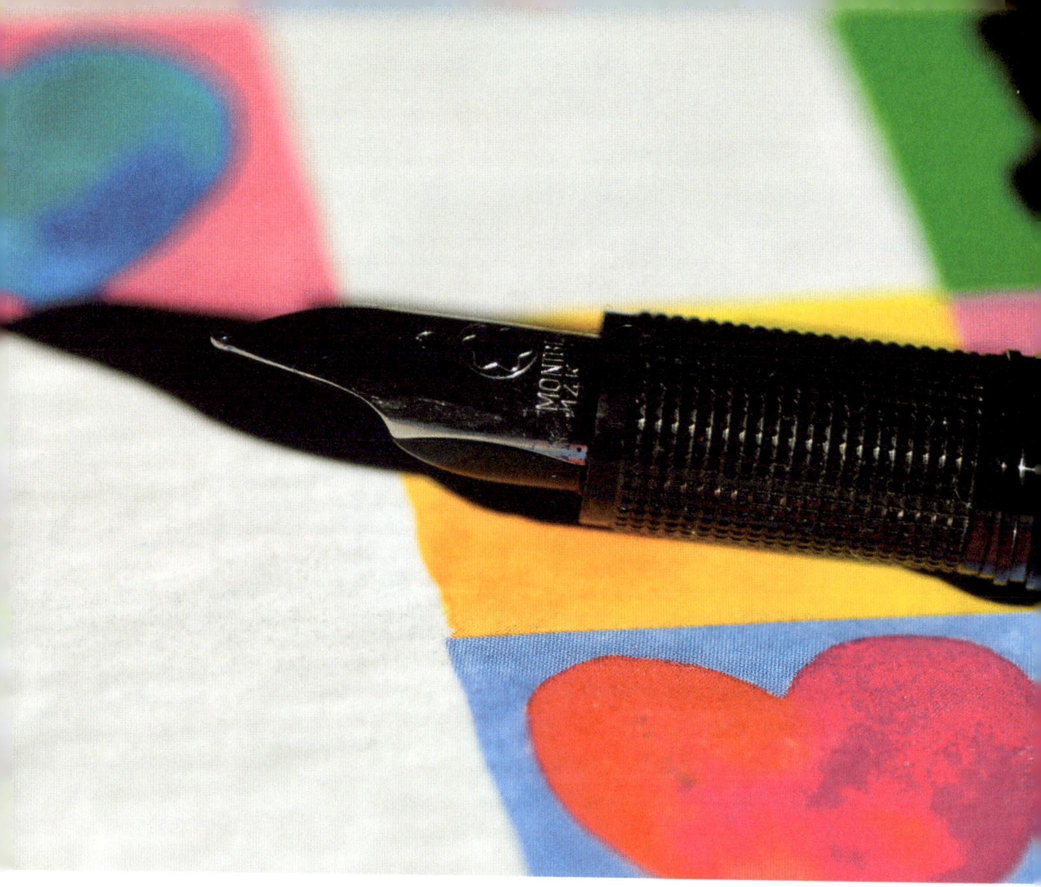

machen? Ziemlich einseitig. Genauso einseitig wird unser eigenes Bild von unserem Leben, wenn wir nicht bewusst gegensteuern."
Also bitte, steuern Sie schreibend dagegen! Machen Sie sich bewusst, wie viel Glück Sie an diesem Tag hatten, wie viele ifeelgood-Momente Sie erlebt haben … und fühlen Sie sich jeden Tag ein kleines Stückchen bunter, größer, besser …

I feel good-Tipp

Schreiben Sie sich ein. Machen Sie das die folgenden zehn Tage mit den ifeelgood-Motti, die Sie auf den Tagebuch-Seiten finden.
Üben Sie – und wenn es Ihnen Freude macht, dann schreiben Sie einfach weiter. Dafür gibt's auch das extra Tagebuch aus der myBooks-Reihe.

Mein ifeelgood-Turbo

Listen sind wunderbare Co-Piloten, die uns das Leben erleichtern. Kanzler oder Kanzlerin kriegen zu jedem Vorgang einen „Turbo" vorgelegt. Also eine Zusammenfassung der Zusammenfassung. Mit der Essenz dessen, was man wissen, beachten und/oder machen muss. Unglaublich hilfreich. Machen Sie sich auch einen Turbo mit dem Wesentlichen. Eine Abhak-Liste mit dem, was Sie aus diesem Buch künftig in Ihren ifeelgood-Tag einbauen wollen. Mit der Liste tun Sie es viel, viel eher!

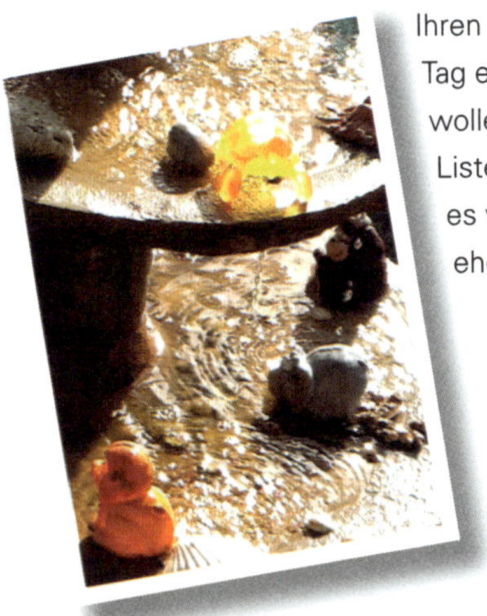

Das lohnt sich täglich:

- **Atemübung**
- **Apfelschnitze essen**
- **Bewegungsrunde**
- **Ingwerwasser trinken**
- **Einen guten Freund anrufen**
- **Ein Mal lange herzlich lachen**
- **Die gute Tat des Tages**
- **Das Glas Gemüsesaft**
- **Sich von einem unnützen Teil trennen**
- **Kurzmeditation**

…

…

Und was steht bei Ihnen sonst noch auf der Liste?

Das lohnt sich täglich ...

I feel good

I feel good Tag 1

„Liebe ist der Wunsch, etwas zu geben, nicht zu erhalten.“

Bertolt Brecht

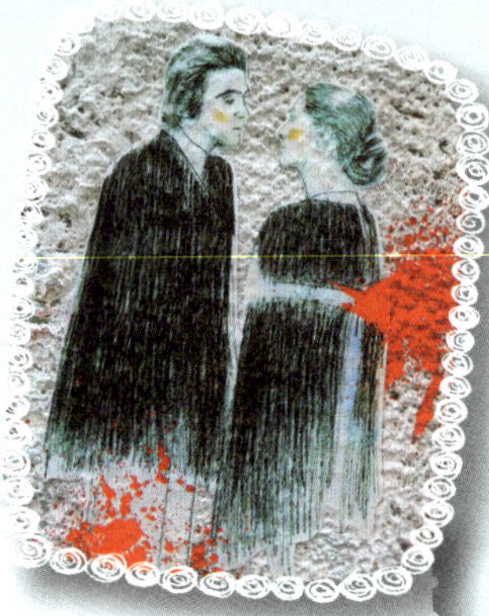

Meine kleinen ifeelgood-Momente

....

....

....

Meine kleinen ifeelgood-Taten

....

....

....

Meine großen Gedanken zur Liebe

....

....

....

....

....

....

....

....

I feel good Tag 2

"Ein Freund ist ein Mensch, der die Melodie deines Herzens kennt und sie dir vorspielt, wenn du sie vergessen hast."

Albert Einstein

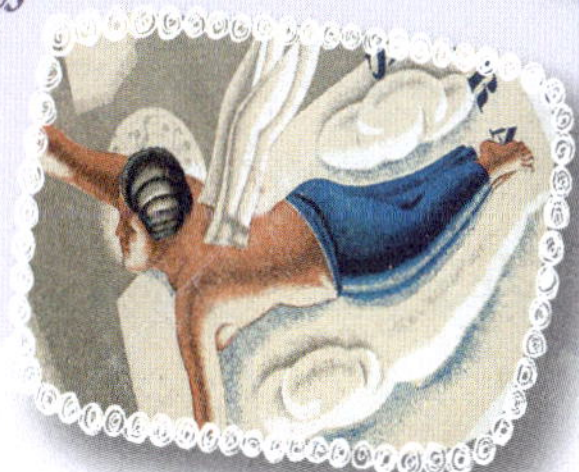

Meine kleinen ifeelgood-Momente

Meine kleinen ifeelgood-Taten

Meine großen Gedanken zur Freundschaft

Ifeel good Tag 3

"Kleine Taten, die man ausführt, sind besser als große, die man plant."
George C. Marshall

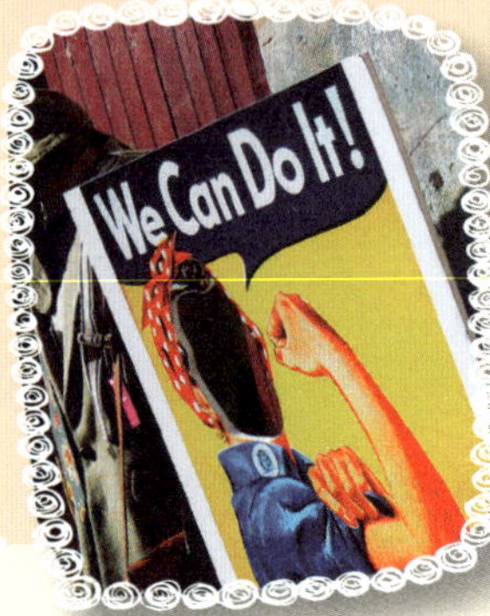

Meine kleinen ifeelgood-Momente

Meine kleinen ifeelgood-Taten

Meine großen Gedanken zu guten Taten

„Der Körper ist der Übersetzer der Seele ins Sichtbare."
Christian Morgenstern

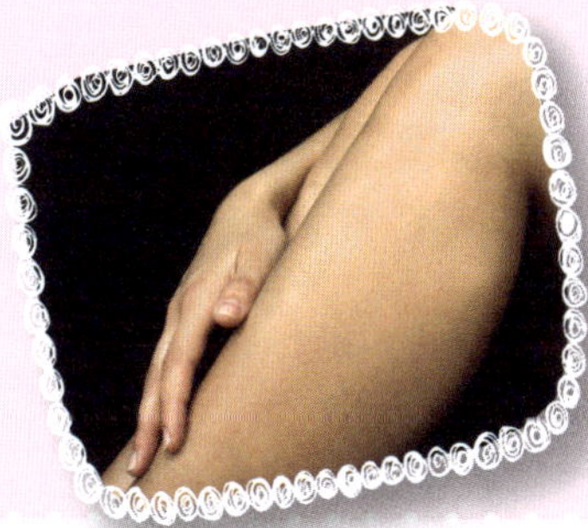

I feel good Tag 4

Meine kleinen ifeelgood-Momente

Meine kleinen ifeelgood-Taten

Meine großen Gedanken zu meinem Körper

I feel good Tag 5

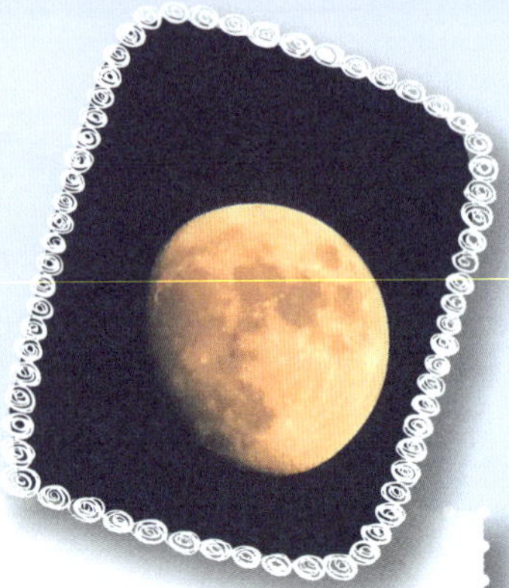

"Achtsamkeit ist die Pause zwischen zwei Gedanken."

Eckhart Tolle

Meine kleinen ifeelgood-Momente

....

....

....

Meine kleinen ifeelgood-Taten

....

....

....

Meine großen Gedanken zur Achtsamkeit

....

....

....

....

....

....

....

....

“Nicht die Glücklichen sind dankbar. Es sind die Dankbaren, die glücklich sind.“
Francis Bacon

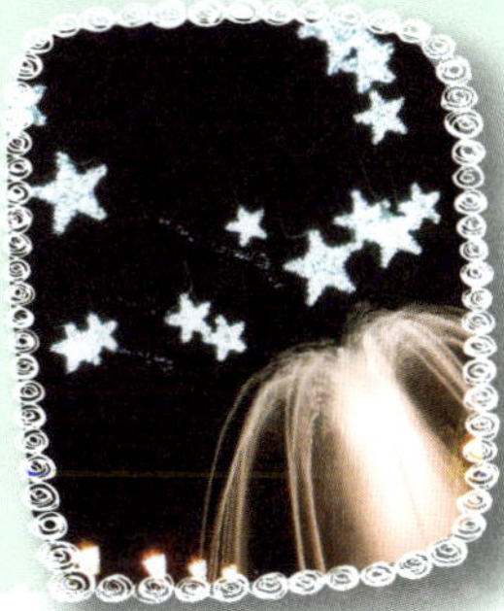

I feel good Tag 6

Meine kleinen ifeelgood-Momente

....

....

....

Meine kleinen ifeelgood-Taten

....

....

....

Meine großen Gedanken zu meinem Körper

....

....

....

....

....

....

....

....

I feel good Tag 7

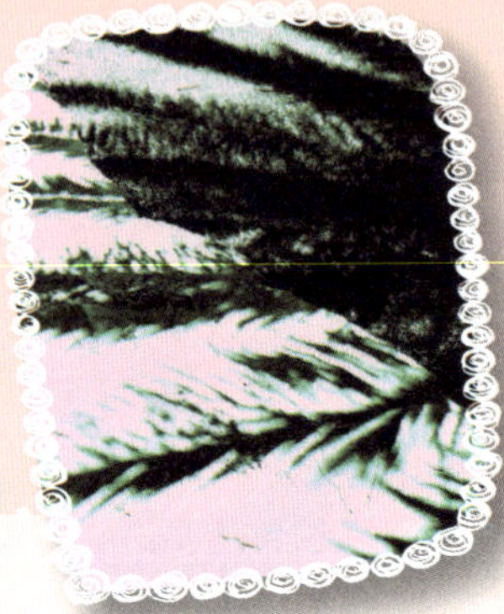

"Krise ist ein produktiver Zustand - man muss ihn nur aus dem Beigeschmack der Katastrophe nehmen."

Bertolt Brecht

Meine kleinen ifeelgood-Momente

....

....

....

Meine kleinen ifeelgood-Taten

....

....

....

Meine großen Gedanken zum Krisenmanagement

....

....

....

....

....

....

....

I feel good Tag 8

“Enthusiasmus ist das schönste Wort der Erde.“
Christian Morgenstern

Meine kleinen ifeelgood-Momente

....

....

....

Meine kleinen ifeelgood-Taten

....

....

....

Meine großen Gedanken zur Begeisterung

....

....

....

....

....

....

....

....

I feel good Tag 9

„Wir haben die Erde nicht von unseren Ahnen geerbt, wir borgen sie uns von unseren Kindern."

Sitting Bull, Häuptling der Sioux

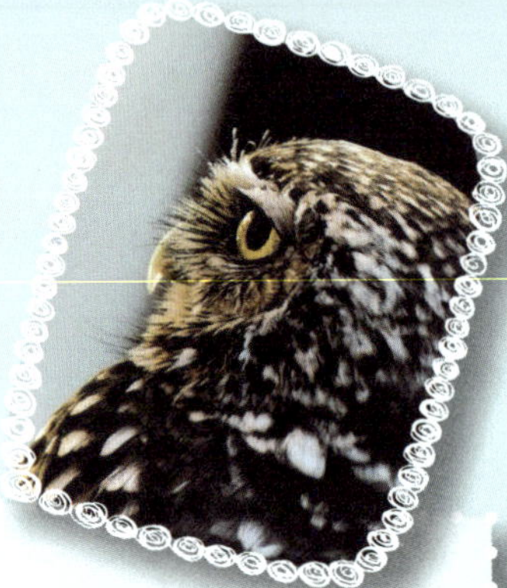

Meine kleinen ifeelgood-Momente

Meine kleinen ifeelgood-Taten

Meine großen Gedanken zur Nachhaltigkeit

„Alles, was du siehst, hat seine Wurzeln in der unsichtbaren Welt."

Dschelal ed-Din Rumi, persischer Mystiker

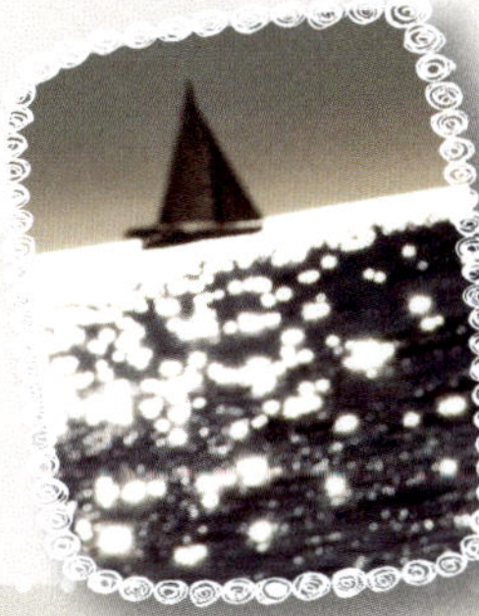

I feel good Tag 10

Meine kleinen ifeelgood-Momente

Meine kleinen ifeelgood-Taten

Meine großen Gedanken zur Spiritualität

I feel good Tag 11

"Mitgefühl ist nie verschwendet, es sei denn, man hat Mitleid mit sich selbst."

Igor Fjodorowitsch Strawinsky

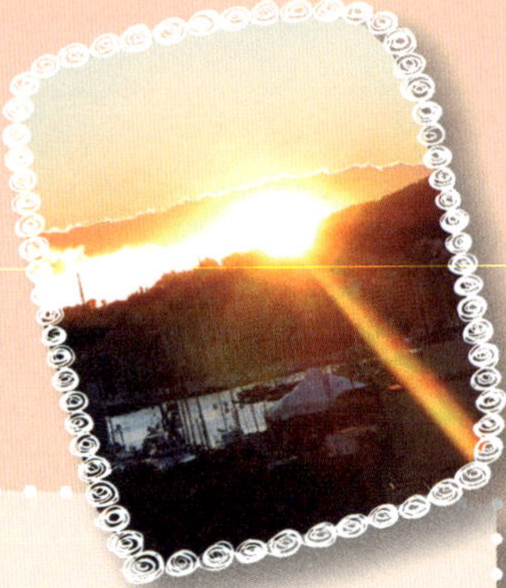

Meine kleinen ifeelgood-Momente

Meine kleinen ifeelgood-Taten

Meine großen Gedanken zum Mitgefühl

„Man muss für andere leben, wenn man für sich selbst leben will."

Römische Lebensweisheit

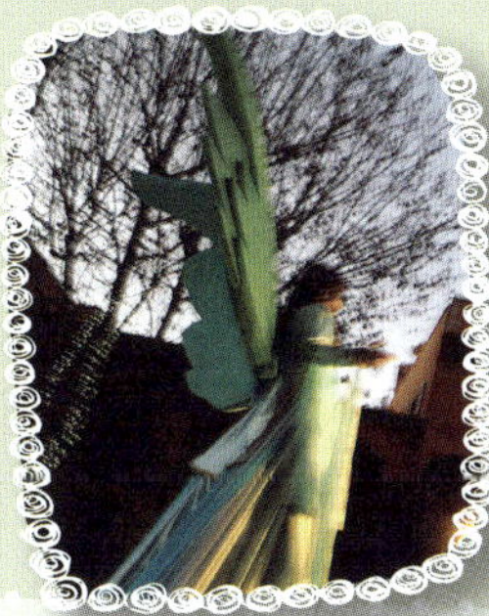

I feel good Tag 12

Meine kleinen ifeelgood-Momente

...

...

...

Meine kleinen ifeelgood-Taten

...

...

...

Meine großen Gedanken zur Nächstenliebe

...

...

...

...

...

...

...

...

I feel good Tag 13

"Das Leben ist eine lange Lehre in Demut."
James Matthew Barrie

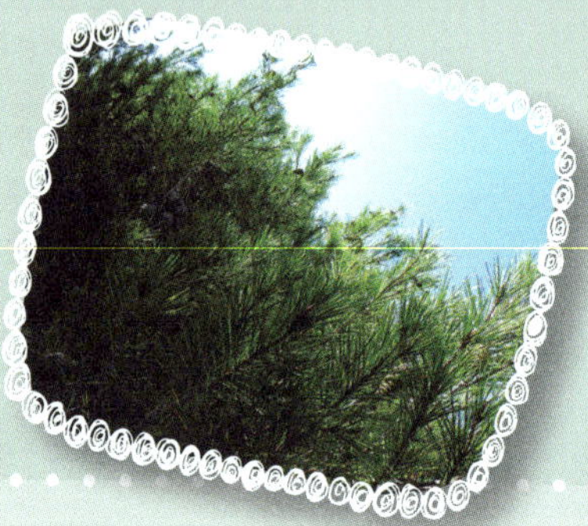

Meine kleinen ifeelgood-Momente

....

....

....

Meine kleinen ifeelgood-Taten

....

....

....

Meine großen Gedanken zur Demut

....

....

....

....

....

....

....

....

I feel good Tag 14

"Gott wird mir verzeihen - es ist ja sein Beruf."
Heinrich Heine

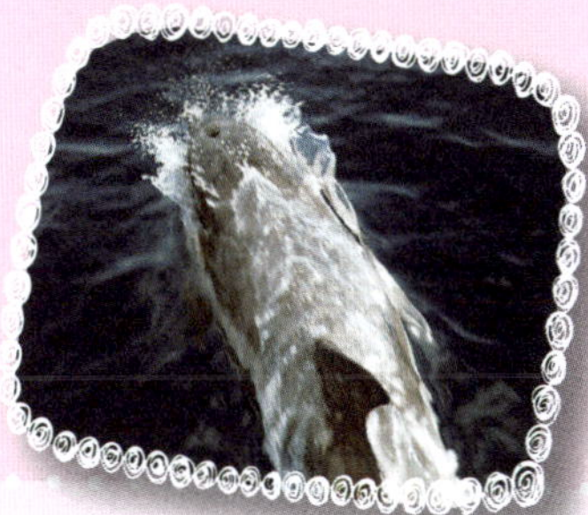

Meine kleinen ifeelgood-Momente

Meine kleinen ifeelgood-Taten

Meine großen Gedanken zum Verzeihen

Anhang

Bücher, die weiterhelfen

Mehr von Marion Grillparzer

*Die neue GLYX-Diät, Abnehmen mit Glücks-Gefühl,*GU Verlag, München 2009.
GLYX-Kompass, Mit über 800 Lebensmitteln, GU Verlag, München 2009.
Fit & schlank mit dem Mini-Trampolin, Südwest Verlag, München 2013.
Der Feelgood Faktor
Der fünfte Sinn – die Weisheit des Körpers nutzen
Marion Grillparzer/Susanne Wendel Südwest Verlag, München 2011.

Mehr über Ernährung

Bode, Thilo: *Die Essensfälscher* S. Fischer Verlag, Frankfurt 2010.
Grimm, Hans-Ulrich: *Die Ernährungsfalle: Wie die Lebensmittelindustrie unser Essen manipuliert,* Heyne Verlag, München 2010.
Kasper, Heinrich: *Ernährungsmedizin und Diätetik,* Urban & Fischer Verlag, München, 2009.
Kraske, Eva-Maria: *Säure-Basen-Balance,* GU Verlag, München 2009.
Peters, Achim: *Das egoistische Gehirn,* Ullstein Verlag, Berlin 2011.
Strunz, Ulrich: *Wieso macht die Tomate dick? Schlank und fit für immer,* Heyne Verlag, München 2011.

Mehr über Körper & Seele

Barral, J.-P. : *Die Botschaften unseres Körpers*, Südwest Verlag, München 2006.
Bauer, Frater M.: *Und die Seele läuft mit*, Heyne Verlag, München 2007.
Chopra, Deepak: *Heilung – Körper und Seele in neuer Ganzheit erfahren,* Nymphenburger Verlag, München 2010.
Eden, Donna: *Energiemedizin für Frauen,* VAK Verlag, Kirchzarten 2009.

Hirschhausen, Dr. Eckart von: *Das Glück kommt selten allein*, Rowohlt Verlag, Reinbek 2009.
Hüther, Gerald: *Was wir sind und was wir sein könnten*, Fischer Verlag, Frankfurt 2012.
Nairn, Rob: *Auf den Spuren des erleuchteten Drachen*, dtv, München 2000.
Petrini, C. (Slowfood): *Terra Madre*, GU Verlag, München 2011.
Rother, R./Rother, G.: *EFT. Klopfakupressur*, GU Verlag, München 2007.
Sommer, Sven: *Der große GU-Kompass Homöopathie. Alltagsbeschwerden selbst behandeln*, GU Verlag, München 2010.
Storch, M./Cantieni, B./Hüther, G./Tschacher, W.: *Embodiment. Die Wechselwirkung zwischen Körper und Psyche*, Huber Verlag, Bern 2010.
Strunz, Ulrich: *Laufend gesund*, Heyne Verlag, München 2012.
Vollmer, Helga: *Hormone und was Frauen darüber wissen müssen*, Ueberreuter Verlag, Berlin 1998.

Infos online

GLYX-Tipps

Der kostenlose GLYX-Letter:
www.mariongrillparzer.de
Blog der Autorin, in dem sie schreibt, was ihr zum Thema Gesundheit durch den Kopf geht:
www.xunt.de
News, aktuelle GLYX-Termine (Seminare, Ausbildung) und das Forum für Fragen und Erfahrungsaustausch:
www.die-glyx-diaet.de

Info & Hilfe – Infos für Verbraucher

www.lebensmittelklarheit.de
www.foodwatch.de
GLYX-Datenbank auf Englisch:
www.glycemicindex.com
Slow Food, Vereinigung für Genießer: **www.slowfood.de**

Wissens-Portale

www.wissenschaft.de
www.eatsmarter.de
www.aerztezeitung.de

Glossar

A

Adrenalin: Stresshormon, das uns kurzfristig leistungsfähig macht, aber auf Dauer Herz und Immunsystem schadet.

Aminosäuren: Die Bausteine, aus denen Eiweiß (auch Körpereiweiß) zusammengesetzt ist. Manche Aminosäuren kann sich der Körper selbst herstellen, andere sind essenziell – sie müssen auf dem Teller liegen.

Arachidonsäure: Eine Omega-6-Fettsäure, die bei zu hoher Zufuhr zu Entzündungen im Körper führen kann (steckt vor allem in Schweineschmalz, Schweineleber und Leberwurst, aber auch im Eigelb).

B

Bifidobakterien: Bewohner unseres Verdauungssystems, die unseren Darm gesund halten. Bei erwachsenen Menschen machen sie etwa 25 Prozent der Darmbakterien aus.

C

Campylobacter: Von diesen Bakterien gibt es nützliche und krankmachende. Die guten helfen unserem Darm beim Verdauen.

Candida: Ein Hefepilz, der uns Probleme bereiten kann, wenn er es sich in unserem Darm bequem gemacht hat.

Chlorophyll: Das grüne Farbpigment (Fotosynthese) der Pflanze entgiftet und stärkt das Immunsystem.

Cortisol: Unser wichtigstes, aber auch gefährlichstes Stresshormon, das unseren Körper schädigt, wenn wir zu viel davon haben.

C-reaktives Protein (CRP): Davon ist bei Entzündungen viel im Blut („Akute-Phase-Protein").

D

Dopamin: Der Belohnungsbotenstoff, der uns zufrieden stimmt.

Docosahexaensäure (DHA): Omega-3-Fettsäure und ein wichtiger Baustoff von Nervenzellen in Gehirn und Netzhaut

Dehydroepiandrosteron (DHEA): Das Hormon DHEA hält das dick machende Cortisol in Schach, hemmt Entzündungen, aktiviert das Immunsystem, fördert den Muskelaufbau und reguliert den Fettstoffwechsel.

E

Eicosapentaensäure (EPA): Diese gesunde mehrfach ungesättigte Omega-3-Fettsäure kann Entzündungsprozesse im Körper mindern.

Endorphine: Diese körpereigenen Opiate lindern Schmerz und stimmen euphorisch.

Empathie: die Fähigkeit, Gedanken, Emotionen und Absichten eines anderen Lebewesens zu erkennen und zu verstehen („Mitgefühl")

Enzyme: unsere kleinen Stoffwechselarbeiter. Sie beschleunigen chemische Reaktionen und steuern fast alles – von der Verdauung bis zum Knochenbau.

Epigenetik: Dieses Spezialgebiet der Biologie untersucht, welche Gene wie aktiv sind und wo die Unterschiede zwischen uns Menschen herkommen.

Escherichia coli: Manche Kolibakterien helfen in unserem Darm. Einige Arten machen aber auch krank, wie z. B. der EHEC-Stamm.

Gamma-Aminobuttersäure (GABA): Unser körpereigenes Baldrian sorgt dafür, dass die Hypophyse Wachstumshormon ausschüttet.

Hormone: Botenstoffe, die über das Blut Signale von einem Organ oder Gewebe zu einem anderen weiterleiten. Sie beeinflussen Stoffwechsel, Fortpflanzung, Wachstum, Hunger, Durst, Schlaf und Psyche.

Laktobakterien: Milchsäurebakterien bauen nicht nur im Joghurt Zucker zu Milchsäure ab, sondern sind auch die wichtigsten Bakterien in unserem Darm.

Limbisches System: Teil des Gehirns, das für die Verarbeitung von Emotionen und Verhalten zuständig ist.

Lymphe: Unsere körpereigene „Müllabfuhr". Bewegung hält sie im Fluss.

Melatonin: Wenn es dunkel wird, macht uns dieses Hormon müde.

Neuropeptide: Botenstoffe des Körpers, die von den Nerven gebildet werden.

Neurotransmitter: Übermitteln Botschaften von Nervenzelle zu Nervenzelle.

Noradrenalin: Dieses fröhlich machende Hormon sorgt dafür, dass wir uns mental gut dem Stress anpassen und leistungsfähig sind.

Östrogen: Name für unsere drei weiblichen Sexualhormone Östradiol, Östron und Östriol.

Oxytocin: Kuschelhormon, das beruhigt, entspannt und uns an unseren Partner bindet.

Prebiotica: Nahrung für die positiven Bakterien in unserem Darm. Ballaststoffe wie Inulin und Oligofruktose schmecken ihnen prima.

Probiotica: Lebende Bakterien in Joghurt oder Kapseln, die unsere Darmbakterien verstärken sollen.

Progesteron: Ein weibliches Sexualhormon, das uns fröhlich und gelassen macht.

Serotonin: Glücksbotenstoff, den sich unser Körper aus dem Eiweißbaustein Tryptophan in Kombi mit Zucker selber bastelt.

Tryptophan: Gehirnaktiver Eiweißbaustein, der fröhlich und wach macht. Und abends genossen als natürliches Schlafmittel wirkt.

Register

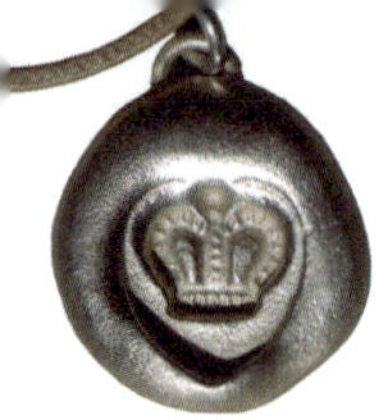

Zu bestellen.

Fidolino bringt alles zu Ihnen nach Hause!

Fatburner-Trampolin Der fröhlichste Hometrainer der Welt wurde von einer renommierten deutschen Firma extra für Marion Grillparzer entwickelt, natürlich TÜV- und GS-geprüft. Das langlebige Fatburner-Trampolin gibt es in 4 Gewichtsklassen von 30 bis 180 Kilogramm Körpergewicht.

Galileo Formen Sie Ihre Wunschfigur mit der Kraft der Vibration. So trainieren Astronauten im All – Profis und Faule auf der Erde: mit dem Minuten-Muskel-High-Tech-Gerät Galileo. 3 Mal 10 Minuten die Woche reichen. Klinisch geprüft!

Meine GLYX-Amine ifeelgood pur! Mehr Energie – weniger Heißhunger. Einzigartiges Granulat mit den Aminosäuren Tryptophan und Glutamin, B-Vitaminen, Biotin, Vitamin D3, Chrom, Carnitin, Grüntee-Extrakt, Hydroxicitarat, OPC und Ballaststoffen für 30 Tage.

Talisman für mehr Energie, mehr Selbstbewusstsein, mehr Glück! Handgefertigt in limitierter Auflage. In Silber und Gold.

Eiweißformel 7 plus Für die Autorin entwickeltes Eiweißkonzentrat (fast) ohne Kohlenhydrate mit hoher biologischer Wertigkeit und niedrigem GLYX, dem Fatburner L-Carnitin und Magnesiumcitrat für den Säure-Basen-Haushalt. Hilft, den täglichen Eiweißbedarf zu decken: 10 g Pulver liefern 8 g Eiweiß. Kommt ohne Farb-, Süß- und synthetische Aromastoffe aus, 560 Gramm.

Kristall-Base-Bittertrunk Eine Basen-Mineralmischung zur Entsäuerung des Körpers. Rein pflanzlich, aus 12 Kräutern-, Blüten- und Samenextrakten (150 g = 30 Portionen.

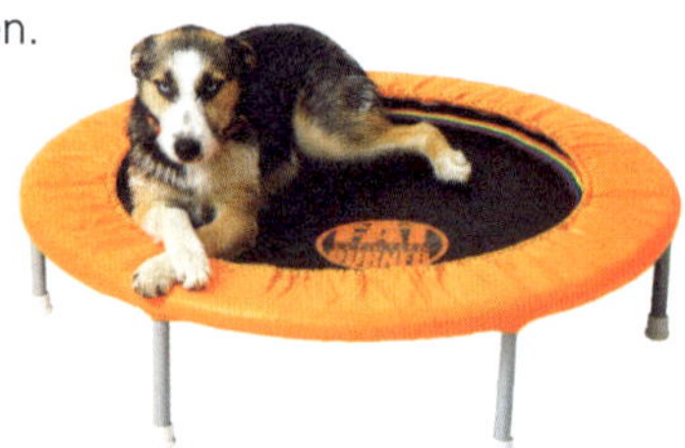

Konzept myBooks
Diese Buchreihe wurde konzipiert von Südwest Verlag und Marion Grillparzer
Gesamtproducing, Einzelseitengestaltung
ESTEFAN DESIGN, Astrid Reinbacher
Grundlayout, Umschlaggestaltung
*zeichenpool unter Verwendung von Bildern von Zeichenpool/Archiv und shutterstock/sabri deniz kizil
Projektleitung
Dr. Harald Kämmerer
Redaktion
Marion Grillparzer, Claudia Fritzsche
Bildredaktion
Astrid Reinbacher, Marion Grillparzer
Bildnachweis
Marion Grillparzer: 13, 14, 22, 27,29, 31, 32, 34, 35, 40, 41, 46, 49, 58, 65, 66, 68,71, 73, ,75, 80, 82, 85, 88, 89, 91, 92, 95, 97, 99, 101, 103, 105, 112, 115, 117, 119-121, 123, 125-127, 129, 130, 132, 135, 139, 140, 143, 146, 147, 154, 157, 159, 160, 166, 169, 176, 179, 181, 183, 185, 188, 207, 208, 211, 234
Astrid Reinbacher: 146, 163,164,175,191,195, 212-227
Moritz Schmid: 13
Shutterstock: 16 (Christian Müller), 16 und 204 (Vibrant Image Studio), 25: (Dmitry Morgan), 48 (benicce), 90 (Sunny studio-Igor Yaruta), 130 (Madlen), 145 (Andreka), 149 (Tatiana Grozetskaya), 171 und 172 (Picsfive), 198 (Kameel4u), 201 (coka)
Fotolia: 38 (kalafoto), 53 (Anterovium), 81 (Schlierner), 90 (Tobif82), 107 (Smileus), 197 (Liv Friis-larsen)
Illustrationen und Hintergründe: Shutterstock und Astrid Reinbacher
Lithografie
JournalMedia, München
Druck und Bindung
G. Canale & C. S.p.A.
Printed in Italy

ISBN 978-3-517-08879-2
9817 2635 4453 6271

MIX
Papier aus verantwortungsvollen Quellen
FSC® C015529
FSC www.fsc.org

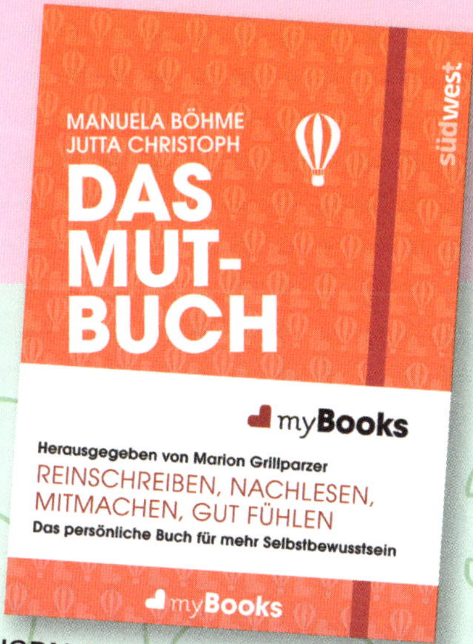

ISBN 978-3-517-08883-9

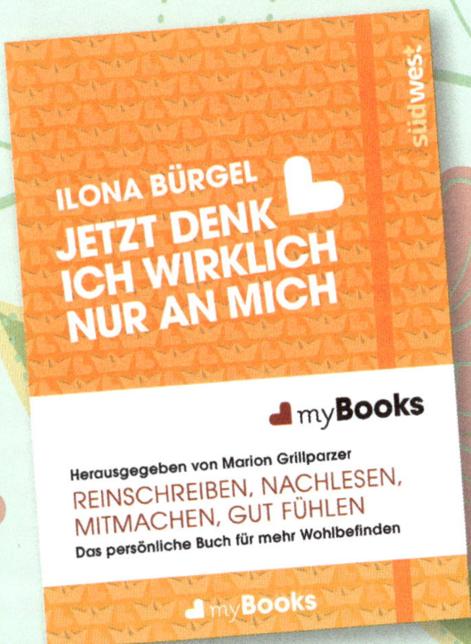

ISBN 978-3-517-08830-3